中山名中医传承系列丛书

中风病中西医
防治康策略

彭慧渊　主　编

全国百佳图书出版单位
中国中医药出版社

图书在版编目（CIP）数据

中风病中西医防治康策略 / 彭慧渊主编 .-- 北京：中国中医药出版社，2025.6.--（中山名中医传承系列丛书）.

ISBN 978-7-5132-9542-0

Ⅰ.R743.305

中国国家版本馆 CIP 数据核字第 20259U699P 号

中国中医药出版社出版

北京经济技术开发区科创十三街 31 号院二区 8 号楼

邮政编码　100176

传真　010-64405721

山东临沂新华印刷物流集团有限责任公司印刷

各地新华书店经销

开本 710×1000　1/16　印张 18.75　字数 279 千字

2025 年 6 月第 1 版　2025 年 6 月第 1 次印刷

书号　ISBN 978-7-5132-9542-0

定价　98.00 元

网址　www.cptcm.com

服 务 热 线　010-64405510

购 书 热 线　010-89535836

维 权 打 假　010-64405753

微信服务号　zgzyycbs

微商城网址　https://kdt.im/LIdUGr

官 方 微 博　http://e.weibo.com/cptcm

天猫旗舰店网址　https://zgzyycbs.tmall.com

如有印装质量问题请与本社出版部联系（010-64405510）

李　新　李大刚　李少华　李晓岚
吴　微　吴宇峰　吴郁锐　吴宗艺
张志强　张振山　陈　亮　陈焕洲
陈彭梦影　陈惠冰　陈新涌　陈嘉怡
陈熙洋　林　帅　林葆睿　周丹丹
周兴茂　郑雨中　郑思睿　郑晓明
郑晓熙　郑景陆　洪慧斯　徐　娟
栾非凡　高　恒　桑莉莉　黄　杏
黄子奇　曹振文　曹浩坤　韩永继
潘　敏　潘紫莹

丛书前言

中医药学，源远流长，博大精深，为中华民族的健康事业作出了巨大贡献。中山市作为岭南医药文化的重要发祥地，中医药文化底蕴深厚，历代名医辈出。民国时期，中山市已有刘蔚楚、程祖培、余子修、周伯姚、缪章宏、李尘等名医享誉四方，当代则涌现出李旭、何训昌、苏培基、缪灿铭等国家级名中医，以及蔡木杨、林棉、李燕林、缪英年、赖海标、李乐愚、杨楠等省级名中医，还有李亮、高大伟等市级名中医，他们共同为中医药的传承与发展注入了不竭的动力。

近年来，随着国家对中医药事业的高度重视与扶持，中山市积极响应，深入推进中医药传承创新发展示范试点项目。中山市中医院在此背景下，勇担重任，成功获批31个多层次中医药师承工作室建设项目，旨在通过名中医药专家的学术传承，推动中医药事业的蓬勃发展。

经过不懈努力，这些工作室已取得了显著成果。20位名中医及工作室以深厚的学术造诣和丰富的临床经验，撰写了一系列高质量学术专著。这些专著中，有名中医从医60年，退休后历经20余年撰写的手稿，凝聚了其毕生心血与智慧；有对中医经典的新释，深入挖掘经典医籍精髓；有理论探讨，阐述中医药的独特魅力；有医案分析，记录临床实践的宝贵经验；有名方验方集萃，传承中医药的实用疗效；还有心得体会，分享名中医的学术感悟与人生智慧。为将这些宝贵财富传承下去，我们特将这些专著纳入中山市"国家中医药传承创新发展示范试点市"防治康系列丛书，命名为《中山名中医传承系列丛书》。

本套丛书覆盖中医内科学、中医全科学、中医外科学、中医骨伤学、老年病学等多个学科领域和中医教育，每册均凝聚了名中医的学术精华——临床经验及学术思想。著作内容结合现代临床实际，提出独到见解与治疗方法。有的图书还配有图片，有助于读者直观理解。

在编纂过程中，我们坚持精益求精，严格审核校对，确保内容准确、表述清晰、格式规范。装帧设计兼具学术价值与艺术美感，旨在为读者提供优质的阅读体验。

展望未来，《中山名中医传承系列丛书》将成为中医药工作者学习交流的重要参考书籍，进一步推动中医药学术的传承与创新。我们期待更多中医药专家加入，共同为中医药事业的发展贡献力量。

衷心感谢参与本套丛书编纂和出版工作的同仁们，是你们的辛勤付出，使这一力作得以问世。愿本套丛书能为中医药文化传承与发展作出更大的贡献！

《中山名中医传承系列丛书》编委会

2025 年 1 月

前　言

中风，亦称脑卒中，是全球范围内一个关键的公共卫生挑战，主要分为缺血性脑卒中和出血性脑卒中两大类型。它以高发病率、高致残率、高死亡率、高复发率以及高经济负担为特征，目前位居全球第二大死亡原因，同时也是我国居民死亡的首要原因，对我国居民的健康构成了严重威胁。此外，中风发病急骤，病情进展迅猛，已成为我国当前最主要的致残原因，可引发肢体瘫痪、语言障碍、吞咽困难、认知障碍、精神抑郁等问题，极大地影响了患者的生活质量，并给家庭和社会带来了沉重的负担。

当前，中风的早期诊断和治疗仍面临诸多挑战，如公众对中风的认识不足，导致再灌注治疗的黄金时间窗口被错过，许多患者在到达医院时已失去最佳治疗时机；二级预防措施执行不力，增加了中风复发和病情加重的风险。尽管自2014年五大突破性研究以来，急性大血管闭塞的介入取栓治疗取得了显著进展，挽救了许多中风患者，但仍然存在许多未解决的问题，包括无效再通、出血转化、颅内动脉狭窄并发症，以及围手术期血压管理等。许多重症中风患者在急性期后会遭受严重的功能障碍，如何实现快速康复并重新融入家庭和社会成为一个亟待解决的问题。

卒中单元作为一种循证医学验证有效的治疗方法，其治疗理念自2001年被首都医科大学附属北京天坛医院的王拥军教授引入国内后，便在实践中不断丰富和发展。特别是与中医药的特色康复技术相结合，为卒中单元赋予了中西医结合的特色。中山市中医院神经内科·康复科自2003年起，在国内率先探索中风病的中西医结合卒中单元，创立了"中西医结合、内外科融合、综合救治与早期康复联合"的"中山模式"，这一模式得到了国内外同行的广泛认同和借鉴。

自 2010 年以来，中山市中医院持续优化急诊绿道建设，每年救治卒中人次在华南地区医院中名列前茅，率先在中山地区开展机械取栓、动静脉桥接溶栓、颅内外支架植入等新技术；建立了独立的中西医结合神经危重症监护病房，对中风病急性期患者进行气道及营养支持、感染防控、并发症处理等综合管理，为急性脑梗死、脑水肿、卒中后肺炎、脑心综合征等严重并发症及围手术期监护提供保障，打破了中医"慢郎中"的传统印象，形成了从院前急救到住院治疗及早期康复治疗的全过程、全方位诊疗体系。这一创新模式成功为中风患者提供了"预防－治疗－康复"一站式、规范化、全生命周期的健康管理新模式，疗效显著，社会反响极好。经过 20 多年的不懈奋斗，科室已发展成为中山市第一家国家临床重点专科，同时也是国家中医药重点专科、国家中医优势专科、广东省高水平临床重点专科、中山市高水平临床重点专科。荣获"国家高级卒中中心"称号，是脑血管病康复技术全国示范基地、国家区域（华南）中医脑病诊疗分中心。

2023 年国家中医药传承创新项目——防治康一体化健康服务模式，由我科牵头中山市高效率提升康复服务能力子项目，构建全市的康复管理四级网络，探索覆盖"全人群、全生命周期"的防治康一体化融合的"中山模式"，以期全国推广。我们深感责任重大，组织各专业方向的专家合作编写此书，本书编写人员都是从事临床一线工作的医生，在中风病的预防、综合救治、介入取栓、功能康复、中医针灸等方面拥有丰富的临床实践经验。在本书撰写过程中，我们将自己的临床经验，结合最新的研究进展、指南共识，毫无保留地展示出来。本书的目的是为从事中风病诊疗的临床医师、研究生提供一本实用的参考书。

本书共分为七章，系统构建了中风病防治康全链条知识体系。深度融合中西医理论，纵贯中风病历史源流与现代流行病学特征，精析中西医病因病机，规范诊断与鉴别标准，创新整合急性期治疗策略与中西医卒中单元建设方案，攻坚危急重症与围术期管理难点，全覆盖各期康复策略，重点呈现中药、针灸等中医特色疗法的临床应用范式。全书以循证医学为根基，兼具学术前瞻性与临床实操性，为中风病全程管理提供兼具传统智慧与现代医学视角的立体化解决方案。

最后，我们衷心感谢所有为本书奉献智慧和努力的专家们，以及中山市中医药传承创新项目提供的宝贵支持。正是大家的不懈努力，使本书的出版成为现实。我们期望本书能成为中风病预防、治疗和康复领域学习与研究的宝贵资料。鉴于作者能力有限，加之成书过程较为紧迫，书中难免存在疏漏和错误，恳请各位专家和读者不吝赐教，批评指正，以便我们再版时能够不断改进和提升。

《中风病中西医防治康策略》编委会

2025 年 4 月

主编简介

彭慧渊，男，主任医师，中山市中医院神经内科·康复科副主任，党支部书记。现任广州中医药大学教授、硕士研究生导师，担任中华中医药学会脑病分会委员、中国研究型医院学会介入神经病学分会委员、广东省中医药学会卒中专业委员会副主任委员、广东省中西医结合学会卒中专业委员会常务委员等。2010年，彭慧渊先后作为中山市中医院优秀中医临床人才培养对象和中山市第二批优秀中医临床人才研修对象、广东省首批名中医师承项目继承人，师承广东省名中医李旭教授和广州中医药大学博士生导师谭吉林教授、彭万年教授，致力于中西医结合急慢性脑血管病的综合救治和康复，具有深厚的中医药理论功底，并掌握最新治疗技术。目前已主刀或参与各类脑血管介入手术3000余例，对急性脑动脉闭塞再灌注治疗、颅内外动脉狭窄闭塞支架植入和中西医结合康复具有丰富经验。2021年获"南粤好医生"称号，2023年被评为中山市首批名中医。

彭慧渊执笔完成了国家中医药管理局项目——中风后肩痛（肩手综合征）中医诊疗方案和临床路径；目前主持广东省中医药局课题1项，中山市中医药传承创新重大专项1项，中山市科技局课题1项；以主要完成人获得中山市科技进步奖一等奖1项（2015年），三等奖1项（2010年）。以第一作者或通讯作者发表SCI和核心期刊学术论文20余篇。主审《神经康复检查手册》，参编《彭万年40年经方实践录》。作为核心骨干参与国家中医药传承创新项目——防治康一体化健康服务模式"高效率提升康复服务能力"，探索构建覆盖"全人群、全生命周期"的中风病康复管理四级网络和防治康一体化融合的"中山模式"。

目　录

第一章　概　述

第一节　中风病的源流

中风是以半身不遂、肌肤不仁、口眼㖞斜、言语不利，甚则突然昏仆、不省人事为主症的疾病。因其发病骤然，变化迅速，与"风性善行而数变"的特点相似，故名中风。历代医家对中风病的描述甚多，各家认识繁杂不一。通过不同时期医家的探索，中医对于中风的认识不断深入，中风病的治疗方法和方药也不断丰富。下面归纳了不同时期医家对中风病的认识。

一、唐宋之前

（一）先秦

有关中风的记载始见于《黄帝内经》（以下简称《内经》），按照不同症状表现和发病的不同阶段而有不同的名称，如伴有神志障碍的称"暴厥""薄厥""大厥""煎厥""击仆"等，如《灵枢·杂病》云"厥，胸满面肿，唇漯漯然，暴言难，甚则不能言"，体现中风病发病突然、昏不识人的特点。伴有肢体偏瘫的称"偏枯""偏风""卒中"等，如《灵枢·九宫八风》云"其有三虚而偏中于邪风，则为击仆偏枯矣"，体现了中风恢复期半身不遂的特点。

《内经》认为，中风的病因与体虚、饮食、情志等因素有关。《素问·阴阳应象大论》云："年四十，而阴气自半也，起居衰矣。年五十，体重，耳目不聪明矣。年六十，阴痿，气大衰，九窍不利，下虚上实，涕泣俱出矣。"说明脏腑日衰，气血渐亏，机体阴阳失衡，尤以肝肾阴虚为其发病基础。下虚上实、阴虚阳亢，导致肝风内动，此乃中风的重要病理基础。饮食不当也可导致中风，《素问·痹论》云："饮食自倍，肠胃乃伤。"肥甘厚味为生痰生湿之品，辛辣烟酒可助湿生热，痰热交阻则气滞血瘀，痰瘀痹阻，血不达四肢筋脉则可见半身不遂等症。中风病的另一主要诱因为五志过极，七情与气血调和有密切关系，其中恼怒与中风的发生尤为相关。正如《素问·生气通天论》所云"阳气者，大怒则形气绝，而血菀于上，使人薄厥"。

《难经》在第五十八难中，对中风有如下论述"伤寒有五，有中风，有伤寒，有湿温，有热病，有温病，其所苦各不同"。将"中风"的概念放在伤寒之下，虽然提出了"中风"之名，但其含义与后世的狭义"中风"不属于同一范畴。

（二）东汉

张仲景在《金匮要略·中风历节病脉证并治》中言："夫风之为病，当半身不遂，或但臂不遂者，此为痹。脉微而数，中风使然。"其将病情按轻重分为中络、中经、入腑、入脏，这成为后世"中风"分型论治的基础。张仲景认为中风是由于正气亏虚，卫外不固，风寒之邪乘虚入中，留滞闭塞经络，使脏腑功能紊乱而导致的疾病，并且揭示了"喎僻不遂""肌肤不仁""重不胜""不识人""舌即难言""口吐涎"等一系列症状之间的内在联系，并将其统一于中风病中。在治疗方面，张仲景强调正气在中风病发病中的作用，以"外风"治病的观点为核心，他还创立了三方：防己地黄汤重用生地黄滋阴息风，侯氏黑散重用菊花凉肝息风，风引汤用介类金石平肝潜阳，开后世治疗"内风"之先河。

二、唐宋及之后

（一）隋唐

隋代医书《诸病源候论》在"风病诸候"篇下设"中风、风癔、风口噤、风舌强不得语、风失音不语、贼风、风痉、风角弓反张、风口喎、柔风、风痹、风腲退、风偏枯、风四肢拘挛不得屈伸、风身体手足不随、风湿痹身体手足不随、风痹手足不随、风半身不随、偏风、风𤺋曳、风不仁、风湿痹、血痹、风惊悸"等诸候。由此可知，隋代仍然延续《内经》以来广义的中风概念体系。

唐代《备急千金要方》中云："中风大法有四，一曰偏枯，二曰风痱，三曰风懿，四曰风痹……偏枯者，半身不遂，肌肉偏不用而痛，言不变，智不乱，病在分腠之间。"孙思邈论中风病因病机仍以"外风"为主，但他注意到了"内风"的存在，提出了根据五脏主证立方的法则。其认为"凡患风人多热""凡中风多由热起"，在治疗上根据发病环境及患者的体质进行辨证，强调祛风与扶正兼顾，在其所用药物中，不仅有祛风药，还有益气养血药。

（二）两宋

宋代陈无择第一次以独立病名来论述中风，《三因极一病证方论·叙中风论》言："人或中邪风……故入脏则难愈，如其经络空虚而中伤者，为半身不遂，手脚瘫痪……所以首论中风也。"其中对中风的症状描述如"半身不遂、手脚瘫痪、涎潮昏塞、口眼㖞斜、肌肤不仁、痹瘃挛僻"等，已接近现在的中风。宋代《圣济总录》中首次提到卒中风一词，《圣济总录·卒中风》云："卒中风之人，由阴阳不调，腑脏久虚，气血衰弱，营卫乏竭，故风之毒邪，尤易乘间而入。卒致仆倒闷乱，语言謇涩，痰涎壅塞。"

唐宋以后对于中风病因的认识有了较大的突破，以"内风"立论。如金元四大家中"寒凉派"的代表人物刘完素，主张"火热论"，其认为"六气皆从火化"，其在《素问玄机原病式·六气为病》中力主"心火暴甚"。"补土派"的代表人物李东垣，他的主要学术观点是"内伤脾胃，百病由生"，其在《医学发明·中风有三》中认为本病由内伤所致，"凡人年逾四旬，气衰者，多有此疾"。

（三）元代

元代朱丹溪为金元四大家中"滋阴派"的代表人物，他的主要观点为"湿热相火为病甚多"，他对于中风病的认识主要体现在《丹溪心法》中，其云："《内经》以下，皆谓外中风邪。然地有南北之殊，不可一途而论……西北二方，亦有真为风所中者，但极少尔。东南之人，多是湿土生痰，痰生热，热生风也。"其主张"痰热生风"。元代王履在《医经溯洄集》中首先提出"真中"与"类中"的病名，其云"因于风者，真中风也；因于火、因于气、因于湿者，类中风而非中风也"，将"风证"划分为"真中风""类中风"两类。这在中风病的认识发展史上是一个具有里程碑意义的关键点。

（四）明清

明代张景岳在《景岳全书》中提出中风"非风"说，其认为中风乃"内伤积损"。明代李中梓在《医宗必读》中根据中风后的两大类不同表现，首次将中风重证分为闭证和脱证。清代叶天士从病因角度明确以"内风"立论，其认为："精血衰耗，水不涵木……肝阳偏亢，内风时起。"提出滋阴息风、滋阴潜阳以及开闭、固脱等法。清代王清任以气虚血瘀立论，认为"元气既虚，必不能达于血管，血管无气，必停留而瘀"，强调中风半身不遂、偏身麻木由气虚血瘀而成，首创中风气虚血瘀之说，对后世有较大影响。其还创立了补阳还五汤治疗半身不遂，至今仍为临床常用方剂。

三、近现代

（一）近代

近代医家张锡纯、张伯龙、张山雷认识到中风的发生主要是肝阳化风、气血上逆、直冲犯脑所致。张锡纯首次将中风分为缺血性中风和出血性中风，《医学衷中参西录》中言："夫人身之血，原随气流行，气之上升者过多，可使脑部充血，排挤脑髓神经……若气之上升者过少，又可使脑部贫血，无以养其脑髓神经，亦可至于昏厥。"张锡纯将中风病机归纳为"气血不足""脑髓空"。张伯龙受西医学启发，提出"血冲脑气筋"，并结合《素问·调经论》之"血之与气并走于上，则为大厥，厥则暴死，气复反则生，不反则死"，认为"盖此证皆由木火内动，肝风上扬，血气并走于上，冲激前后脑气筋，皆不知人"。张山雷指出内风之动，由于肾水虚、肝木旺，

"肾虚肝旺"须分标本缓急，"惟如此之证甚轻，必无痰壅一候，则伯龙所谓养水之法，厚腻滋填，乃可并用。如其有痰，则滋腻即不任受，亦在禁例……所以治此证者，皆当守定镇肝息风、潜阳降逆一法，而佐之以开泄痰浊，方能切合病情，而收捷效"。冉雪峰则主张中风并非单纯的风病而是脑病，他认为古代医家错误地将中风的症状完全归结于外风，而近代医家则倾向于将其统归为内风，误将中风的各种症状视为风病本身的病理，而对于中风的发病区域——脑部，仍缺乏深入理解。冉雪峰应用风药治疗中风，"数千年来暗如长夜，不知枉杀多人"。他一再强调，无论是内风还是外风，都只是导致脑病的因素之一，寒邪、热邪侵袭脑部也可能出现类似症状，甚至脑及神经本体的病变也能引发这些症状。在治疗方面，如果是脑自身病变所致中风，若与外邪无关，则风药、风剂不可妄投；若是善行数变之风邪犯脑，则当从风邪因素着手。"三张"完成了中风三大类型的病机区分，冉雪峰则令世人将中风的重心放在其病位——脑部，使中医对中风的认识进入新的历史时期。

（二）现代

中风病为"风劳臌膈四大证"之首，是临床危重疑难病证。其发病突然，起病急骤，"若暴风之疾速"，又变化多端。近年来，中风病的发病率居高不下，成为临床研究的热点。随着对中风认识的深入，许多医家在临床实践中积累了大量的临床经验，并提出不同的中风病因及病机理论，形成了各具特色的研究流派和学术思想，催生了多种不同的学说和流派。

1. 解毒通络派

王永炎院士提出了"毒损脑络"的中风病机，认为中风发病是由于毒邪损伤脑络，络脉破损，或络脉拘挛瘀闭，气血渗灌失常，致脑神失养、神机失守，形成神昏闭厥、半身不遂的病理状态。王永炎院士认为，从中风的严重病理损害和康复困难的现实来看，"毒损脑络"应当是中风发病和损害的最直接病机。解毒以祛除损害因素，通络以畅通气血的渗灌，从而恢复脑神的正常功能，是治疗中风的核心环节。因此，在临床治疗中风时，不仅要注意平肝息风清火、调畅气血、祛痰化瘀，更要注意祛毒通络这一核心环节。此外，王永炎院士还重视通腑泄热法在中风病急性期的应用，中风病急性期中焦为痰热实邪壅滞，失于升清降浊，影响气血正常运行，对于在中风急性期有痰热腑实之证者，皆可化痰泄热通腑。以高颖、马斌为代表的北京中医药大学东直门医院脑病科深受王永炎院士学术思想的影响，也强调"浊毒损伤脑络"。

2. 痰瘀同治派

全国名中医刘茂才重视"脑为元神之府"，认为瘀血和痰浊是贯穿中风患者证候中最常见的两种类型。刘老对于中风病的防治思想突出体现在辨证的"实""逆""虚"和论治的"通""调""补"六个方面。他认为痰瘀互结、腑实为常候是中风病急性期的共性，主要证候为痰瘀互结证，主张痰瘀同治。因而确定了活血化瘀、痰瘀同治、通腑醒神之治则，制定了活血化瘀、涤痰通络的治疗大法。刘老认为中风病后期以本虚为主，兼以标实，根据"急则治标，缓则治本"的原则，拟定了补益肝肾气血，兼以化痰祛瘀的治法。刘老在治疗出血性中风时尤其重视通腑醒神。

3. 髓虚毒损派

国医大师任继学在《灵枢·经脉》"人始生，先成精，精成而脑髓生"理论的指导下，提出"髓虚毒损"是脑病发生的关键。提出伏邪可通过多途径、多方位导致多种疾病的发生，其致病有逾时而发、迁延难愈、病程长久、反复发作等特征，指出防治缺血性脑卒中需重视伏邪，患者先天不足或后天脾胃虚损，是伏邪隐匿脑髓的根本条件，建议未病时需调控身心，强身健体。任老认为，缺血性脑卒中的反复发作、治疗效果渐差主因是伏痰、伏瘀、伏寒3种伏藏邪气隐匿于脑络，且伏邪致病易损伤脾胃，使患者发病趋于年轻化。而出血性中风急性期病机主要是阴阳失调、气血逆乱、上冲犯脑，因此制定了破血化瘀、泄热醒神、化痰开窍的治疗大法。赵建军教授师从任老，亦认为髓虚毒损是出血性中风的病机核心，基于出血性中风髓虚和毒损的特点，提出了破血化瘀、填精补髓的治疗总则。

4. 综合论治派

王松龄教授认为高血压脑出血后毒性脑损害主要是"瘀、浊、毒"三邪相合所致，急性期多以标实为主，辨证以风痰瘀阻、气虚血瘀、阴虚风动、风痰火亢、风火上扰、痰热腑实、痰湿蒙神为主，病位在心、肝、脾诸脏，治疗上强调早期应用通腑泄浊之法，使邪去正复。在高血压脑出血早期采用破血逐瘀结合微创清除颅内血肿以祛瘀生新，减轻血肿压迫，病情平稳后再辨证采取个体化的康复方案。王新志教授亦重视综合疗法治疗中风，他认为中风有风、火、痰、血、气、虚六端，而气血逆乱、上犯于脑为其基本病机，制订了中医治疗中风10法，即平肝息风、通腑排毒、清热化痰、活血化瘀、益气通络、填精补髓、健脾利湿、养心安神、醒脑开窍、回阳固脱。王新志教授立足辨证论治、整体调节的观念，研制出星蒌承气汤等系列中成药，在溶栓术配合中成药治疗急性脑梗死及微创清除颅内血肿配合中成药治疗大量脑出血方面均有深入的研究和丰富的经验。

5. 调畅气机派

山东省名老中医卢尚岭在《灵枢·五乱》"气……乱于头，则为厥逆，头重眩仆"理论的指导下，提出了"气机升降逆乱是急性中风病病机的关键"这一学术观点。丁元庆师从卢老，亦重视调气法治疗中风急症。丁元庆认为中风邪实主要见于风、火、痰、瘀、毒诸方面，诸邪之根在于肝胃气机失调。肝胃气机失调，气血逆乱，诸邪遂生。治疗上以调气、畅利中焦、祛除邪气为主。调理气机之逆乱是治疗急性中风病的根本大法，而调气之要，重在肝脾。

6. 益气活血派

窦伯清老中医认为中风病的病因虽有先天禀赋不足和后天消耗太过者，但最终均可导致气血不足、肝肾虚衰，在病机方面则强调"虚者气馁，瘀则偏废"，因而主张"气充神自清，血足瘀自消"，强调早期运用益气活血法治疗。夏永潮曾跟随窦伯清老中医学习，继承窦老的学术思想，治疗上以益气活血为大法，在古方佛手散基础上重用当归组成多方治疗中风。

第二节　现代流行病学与防治康

脑卒中（中风）是全球范围内的重要公共卫生问题，主要分为两大类：缺血性脑卒中和出血性脑卒中。脑卒中具有高发病率、高致残率、高死亡率、高复发率、高经济负担五大特点，目前是全球第二大死亡原因。伴随着社会的发展，我国居民生活方式发生了显著变化，尤其是人口老龄化及城镇化进程的加速，使脑血管疾病的危险因素暴露水平上升，脑血管疾病负担日益加重。《中国脑卒中防治报告 2021》指出，2019 年的全球疾病负担研究数据显示，脑卒中是中国伤残调整生命年的第一大病因，高于心脏病、呼吸系统或消化系统肿瘤等疾病，已经成为我国居民死亡和残疾的首位病因。现代流行病学研究可以为脑卒中的发病率、死亡率、危险因素、预防手段和康复方法提供重要依据。

一、全球脑卒中的流行病学数据

1. 发病率和死亡率

根据世界卫生组织（World Health Organization，WHO）的数据，脑卒中是世界上第二大死亡原因，2021 年，全球范围内估计共有 9380 例脑卒中幸存者，新增 1190 万新发脑卒中患者。1990 年～ 2021 年，脑卒中的发病率增加了 70%，脑卒中死亡人数增加了 44%。

2. 年龄

全球范围内，脑卒中的年龄标准化率呈下降趋势，35 岁以下人群发生脑卒中者占脑卒中病例总数的 9.77%，全球每年约有 200

万新发青年脑卒中患者，占整体脑卒中人群的 10% ～ 20%。在 70
岁以下的人群中，年龄特异性脑卒中患病率（22.0%）和发病率
（15.0%）显著增加，而 70 岁以上人群的脑卒中发病率和患病率却明
显下降。

3. 性别

男性与女性间的脑卒中流行病学特征存在一定差异。男性的脑
卒中相关伤残调整寿命年（disability-adjusted life years，DALY）绝
对数值（7700 万）高于女性患者（6640 万），但女性的脑卒中发病
数和患病数高于男性。尽管脑卒中的年龄标准化发病率在男性与女
性之间没有差异，但男性的年龄标准化脑卒中死亡率高于女性。

4. 类型分布

2021 年，全球新增 1190 万例脑卒中患者。其中，65.4% 为缺血
性脑卒中，28.8% 为脑出血，5.8% 为蛛网膜下腔出血。

5. 地域差异

中低收入国家的脑卒中发生率和死亡率往往高于收入较高的国
家，这是由于中低收入国家的慢性病管理、健康教育和医疗资源有
限，卫生条件较差。

二、中国脑卒中的流行病学特征

1. 发病率

据统计，中国缺血性脑卒中的发病率呈现缓慢上升趋势，已
由 2010 年的 129/10 万增至 2019 年的 145/10 万。而出血性脑卒中的
发病率出现了缓慢下降，由 2010 年的 61/10 万降至 2019 年的 45/10
万。脑卒中的年发病率在不同地区差异较大，农村地区通常高于城市
地区。

2. 患病率

全球疾病负担研究（Global Burden of Disease Study，GBD）数

据显示，中国 2010 年缺血性脑卒中的患病率为 1100/10 万，而 2019 年增至 1256/10 万。中国 2010 年出血性脑卒中的患病率为 232/10 万，2019 年降至 215/10 万。

3. 复发率

中国慢性病前瞻性研究（China Kadoorie biobank，CKB）对 2004 至 2008 年纳入的 489586 名 35 ～ 74 岁既往无脑卒中或短暂性脑缺血发作的中国社区居民进行了 9 年随访，其间共 45732 名居民发生了首次脑卒中，其中 10% 的患者在发病 28 天内死亡，而存活的患者发病后 5 年内的脑卒中复发率为 41%（其中缺血性脑卒中复发率为 41%，脑出血复发率为 44%，蛛网膜下腔出血复发率为 22%），存活的患者发病后 1 年内脑卒中复发率为 17%。

4. 死亡率

《中国卫生健康统计年鉴 2020》显示，2019 年我国农村居民脑卒中粗死亡率为 158.63/10 万，城市居民脑卒中粗死亡率为 129.41/10 万。脑卒中现已成为我国农村居民位居第 2 位（占所有死亡病因构成比的 22.94%）、城市居民位居第 3 位（占所有死亡病因构成比的 20.61%）的死亡原因。2010 至 2019 年，农村居民脑卒中粗死亡率呈现波动性上升，并始终高于同期城市居民脑卒中粗死亡率。

三、脑卒中的预防和管理

《灵枢·逆顺》云："上工治未病。"预防和管理脑卒中是保护公众健康的重要措施，涉及对危险因素的早期识别、有效控制和干预，以及综合治疗和康复方案的制定。包括一级预防、二级预防和三级预防。具体包括健康生活方式，高血压、糖尿病等慢性病管理，以及做好健康筛查等。这部分内容将在后面的章节中详细阐述。同时通过"世界卒中日""脑心健康中国行""大型健康讲堂及义诊"等惠民主题活动，建立涵盖"防、治、管、康"的脑卒中健康管理工作模式。结合脑卒中高危人群筛查和干预项目，加大对高血压等脑卒中高危因素的防治和"中风识别"的宣传力度，增强全社会对脑卒中危险因素及"减少百万新发残疾工程"的认知，提高广大群众对脑卒中相关慢性病防治知识的知晓率，增强群众对脑卒中预防的依从性。

四、急性期脑卒中治疗和卒中中心建设

急性期脑卒中的诊疗是一项系统工程，需要多部门、多环节的配合协调，最终实现对脑卒中的有效救治。急性缺血性脑卒中是最常见的脑卒中类型，占我国新发脑卒中的 69.6% ~ 72.8%，由于急性缺血性脑卒中治疗时间窗较窄，及时评估病情和快速诊断至关重要。急性缺血性脑卒中的治疗核心是再灌注治疗，早期目标是恢复缺血区域的血流灌注，静脉溶栓和机械取栓是最有效的恢复脑血流的措施，越早治疗，有效性、安全性越高。近十年来，急性缺血性脑卒中的血管内介入治疗取得重要进展，可显著改善急性大动脉闭塞所致缺血性脑卒中患者的预后。以 MR CLEAN 为首的五大研究证实了发病 6 小时内的前循环大动脉闭塞患者接受血管内治疗的有效性，这是急性缺血性脑卒中早期治疗划时代的里程碑。DAWN 等研究陆续证明取栓的时间窗可延长至 24 小时。目前，大核心梗死、是否桥接、中小血管取栓、后循环取栓等是研究热点。

卒中单元是一套采用多学科协作模式、对脑卒中患者进行规范化救治的病房管理系统，最早于 20 世纪 80 年代在欧洲提出，1991年首个大型试验证实卒中单元相较普通内科病房治疗可显著改善急性脑卒中患者临床结局，其后的系统综述进一步显示卒中单元管理的患者与死亡率的持续降低有关。随着静脉溶栓的应用，在美国衍生出"卒中中心"这一针对脑卒中诊疗的系统性方法，并取得了良好效果。随着技术的发展及脑卒中诊疗循证证据的不断积累，卒中中心建设在脑卒中组织化医疗模式的推进下不断发展。卒中单元的治疗理念 2001 年由首都医科大学附属北京天坛医院王拥军教授率先引入国内后，其内涵也在实践中不断完善，特别是与我国传统中医药特色康复技术相结合，赋予了卒中单元中西医结合的特色。

卒中中心建设通过医疗资源整合、多学科协作，形成了一个集院前识别与转运、急性期救治、早期康复、二级预防、随访宣教、

质量控制及改进于一体的区域组织化脑卒中救治网络，建立了一套标准、高效、规范的脑卒中救治及质量控制体系，目的是将循证治疗理念及成熟技术更快地推广应用于脑卒中救治，降低脑卒中疾病负担。经过 20 余年的发展，我国卒中中心建设及质量控制体系建设发展迅速，对规范和提升医疗机构脑卒中诊疗效率、促进医疗服务质量改进、降低疾病负担起到了重要作用。

2003 年中山市中医院在国内率先探索中风病的中西医结合卒中单元，打造"中西医结合、内外科融合、综合救治与早期康复联合"的中风病治疗"中山模式"，并于 2008 年应邀在北京天坛国际脑血管病会议上进行学术交流，得到国内外同行的广泛认同和借鉴。2010 年以来，我院持续优化急诊绿道建设，每年救治脑卒中溶栓人次位列华南地区医院前列，率先在中山地区开展机械取栓、动静脉桥接溶栓等新技术，显著改善中风患者预后；建设独立中西医结合神经危重症监护病房，对中风病急性期患者开展气道及营养支持、感染防控、并发症处理等综合管理，为急性脑梗死、脑水肿、脑卒中后肺炎、脑心综合征等严重并发症及围手术期监护保驾护航，突破中医"慢郎中"的固化印象。我院成功转化院内制剂 6 个，形成从院前急救到住院治疗及早期康复治疗全过程、全方位诊疗体系，成功为中风患者提供"一站式"规范化中医治疗，疗效突出，社会反响良好。科室经过 20 年的探索研究，建成中山市第一家国家临床重点专科，同时也是国家中医药重点专科、广东省高水平临床重点专科、中山市高水平临床重点专科，荣获国家高级卒中中心称号，是脑血管病康复技术全国示范基地、中山市卒中急救地图管理组长单位、国家区域（华南）中医脑病诊疗分中心。目前建成 1 个神经重症监护单元、2 个卒中单元病区及 1 个面积 4000m² 的康复治疗中心，开放病床 160 张，年收治患者 5000 人次，年门诊量 10 万人次。已形成初具规模的区域性中风防治中心，具备复杂、危重脑血管病的处理能力。在急性中风的综合抢救、介入治疗、重症管理及运动、语言、吞咽及认知功能障碍的中西医康复等方面步入全国前列。2012 年，我院牵头制定了《中风后肩痛中医诊疗方案和临床路径》，后作为行业标准向全国发布并推广。2021 年我院参与编写了行业标准《中西医结合康复指南》等。

五、脑卒中的康复

在存活的脑卒中患者中，75% 的患者有不同程度的工作能力丧失，其中 40% 以上为重度致残。随着脑卒中急性期血流再灌注技术的飞速进展，可以预测脑卒中患者的数量会愈发庞大。如何降低致残率，使脑卒中所引起的机体功能障碍降到最低程度的问题会更加突出。所以，实施规范、系统的康复治疗对患者的恢复至关重要，旨在帮助患者尽可能恢复功能、提高生活质量、减少残疾，并帮助他们重新适应生活。

脑卒中后的康复治疗应在患者生命体征稳定后尽早开始。早期康复治疗包括物理治疗、作业治疗、言语治疗、针灸治疗等。研究显示，脑卒中后早期康复治疗可以显著提高患者的生活质量并促进功能恢复。发病后 3～6 个月是功能快速恢复的时期，也是黄金康复期。脑卒中的康复护理是一个综合的过程，涉及运动、语言、吞咽功能、心理健康、营养等多个方面的管理。通过早期康复介入、制订个体化的康复计划、情感支持与家属参与等措施，可以有效提高脑卒中患者的生活质量并促进功能恢复。

脑卒中最常见及最严重的功能障碍是瘫痪，也最容易被患者及家属重视。但是除了运动功能的康复，实际上，脑卒中患者的语言、吞咽功能，以及近年来越来越受到关注的脑卒中后认知功能、焦虑抑郁、疼痛等均会明显影响患者的生活质量和康复进程。关于脑卒中的康复技术，包括传统的中医中药、针灸推拿和现代康复医学和理疗等，具体内容会在后面的章节中详细介绍。

总之，脑卒中是全球重要的公共健康问题，流行病学研究为我们认识其发病机制、寻找有效的预防与治疗途径提供了重要参考。提高公众对脑卒中及其危险因素的认识，实施有效的预防措施和规范的康复训练，对降低脑卒中的发病率、死亡率和致残率具有重要意义。

第二章　中风病的中西医病因病机

第一节　中风病的中医学病因病机

一、中风病的病因

（一）内因辨析

1. 正气不足

《素问·评热病论》云："邪之所凑，其气必虚。"正气虚弱，犹如城垣不固，外邪易侵。故中风之起，多因正气内虚，无以御邪。中风之病，每因正气内虚，腠理不固，风邪乘虚而入，致气血逆乱，脑脉痹阻而发。《素问·刺法论》云："正气存内，邪不可干。"正气，即人体的抗病能力，其强弱直接关系到疾病的发生与否。正气不足是中风病发生的重要内因。《景岳全书》云："卒倒多由昏愦，本皆内伤积损颓败而然。"正气不足加之过度操劳，会消耗阴精，阴虚则火旺，或阴不制阳，阳气亢进，引发风阳上扰。此时，气火上升，可能夹带痰浊、瘀血，阻塞清窍与脉络。

2. 脏腑功能失调

《灵枢·海论》云："脑为髓之海……髓海有余，则轻劲多力，自过其度；髓海不足，则脑转耳鸣，胫酸眩冒，目无所见，懈怠安卧。"《灵枢·本神》云："五脏主藏精者也，不可伤，伤则失守而阴虚。"脏腑功能失调也是中风病发生的重要内因。脏腑之间相互依存、制约，一旦某脏腑功能失衡，尤其是肝肾阴虚、肝阳上亢，将严重影响气血运行，促使中风发生。肾为先天之本，主骨生髓；肝主疏泄，调畅气机。二者功能失调，则髓海失养，气机不畅，中风由此而生。

3. 气血不和

《素问·调经论》云："血气不和，百病乃变化而生……血之与气并走于上，则为大厥。"气血乃人体生命活动之根本，其和谐流通至关重要。气滞血瘀或气虚血瘀等病理状态，均可导致气血逆乱，上冲于脑，从而诱发中风。

（二）外因探究

1. 风邪侵袭

《素问·生气通天论》云："风者，百病之始也。"《素问·阴阳应象大论》云："风胜则动。"《素问·至真要大论》云："诸风掉眩，皆属于肝……诸暴强直，皆属于风。"《素问·六元正纪大论》云："木郁之发……耳鸣眩转，目不识人，善暴僵仆。"风为百病之长，善行数变，风邪侵袭人体，易致气血逆乱，经络痹阻，从而引发中风。

2. 情志失调

《素问·举痛论》云："怒则气上。"情志不遂，肝气郁结，或暴怒伤肝，皆可导致气机逆乱，气血上冲，诱发中风。《灵枢·口问》云："悲哀愁忧则心动，心动则五脏六腑皆摇。"七情过激伤及肝脏，肝气郁结，气机不畅，血行受阻，瘀滞于脑络。暴怒伤肝，肝阳上亢，或心火旺盛，风火交加，气血逆上冲脑。这些因素均易导致气血逆乱，扰动脑窍，引发中风，常以暴怒为诱因。

3. 饮食不节

《素问·痹论》曰："饮食自倍，肠胃乃伤。"《内经》亦强调饮食有节，以防病邪内侵。长期摄入肥甘厚味，损伤脾胃，导致运化失常、痰浊内生。痰浊郁久化热，与热邪互结，阻塞经络，蒙蔽清窍。或原本肝气旺盛，气机不畅，影响脾胃，易生痰浊；或肝郁化火，煎熬津液成痰，痰郁互结，随风阳之邪侵扰经络，诱发中风。正如《丹溪心法》所述："湿土生痰，痰生热，热生风也。"饮食无度，脾胃受损，气血生化无源，加之情绪波动、过度劳累等因素，气血逆乱，神明失用，导致中风。

（三）不内外因

《素问·生气通天论》云："阳气者，烦劳则张，精绝，辟积于夏，使人煎厥。"《素问·通评虚实论》云："凡治消瘅、仆击、偏枯、痿厥、气满发逆，肥贵人则高粱之疾也。"论述了中风之因，除外感风邪、内伤脏腑外，尚有不内外因。劳倦过度则耗伤阳气，气血逆乱而致"煎厥"；跌仆损伤、饮食厚味则阻滞脉络，发为"仆击""偏枯"。正如《灵枢·刺节真邪》所言"虚邪偏客于身半，其入深，内居荣卫，荣卫稍衰，则真气去，邪气独留，发为偏枯"。这些因素虽非直接外感六淫或内伤七情，却能通过损伤气血、壅滞经络，最终引发中风。其病机核心在于气血运行失常，与《金匮要略》中"络脉空虚，贼邪不泻"的理论互为补充，揭示了中风发病的多元性与复杂性。

二、中风病的病机

1. 风邪入侵与经络痹阻

正气不足，风邪乘虚而入，中于经络，脉络瘀阻，筋脉失养，乃中风发病的基本病机。"正气存内，邪不可干""邪之所凑，其气必虚"。疾病发生的基础是正气亏虚，中风病的发生也不例外。《内经》指出"气虚邪中"是中风病的根源。关于中风病的病因病机学说，唐宋以前多以外风立论。《素问·风论》云："风之伤人也……或为偏枯。"《灵枢·九宫八风》云："风……内舍于小肠，外在于手太阳脉，脉绝则溢，脉闭则结不通，善暴死……其有三虚而偏中于邪风，则为击仆偏枯矣。"《灵枢·刺节真邪》云："虚邪偏客于身半，其入深，内居荣卫，荣卫稍衰，则真气去，邪气独留，发为偏枯。"《素问·风论》云："风中五脏六腑之俞，亦为脏腑之风，各入其门户所中，则为偏风。风气循风府而上，则为脑风。"《金匮要略·中风历节病脉证并治》云："夫风之为病，当半身不遂，或但臂不遂者，此为痹。脉微而数，中风使然。"与今天的出血性脑卒中和缺血性脑卒中的描述颇有相似之处。隋代巢元方在《诸病源候论》中云："风半身不随者，脾胃气弱，血气偏虚，为风邪所乘故也。"强调中风病由气血偏虚，风邪入侵所致。《太平惠民和剂局方》也指出中风皆因风邪中于经络所致。气候突变是中风病的诱因，尤其好发于冬季，在低温的环境中，中风发病率明显增高，正如《素问·调经论》所言"寒独留，则血凝泣，凝则脉不通"。其次，早春骤然转暖之时，正值厥阴风木主令，内应于肝，风阳暗动，也可导致本病发生。风寒外邪是中风发病的主要病因，是诱发中风的重要危险因素。

2. 痰瘀互结与清窍蒙蔽

中风之发，常伴痰浊、瘀血，二者互为因果，共同推动病情进展。痰瘀痹阻，蒙蔽清窍，致神志不清，半身不遂。《诸病源候论》云："诸痰者，此由血脉壅塞，饮水积聚而不消散，故成痰也。"痰作为病理产物和致病因素，在中风发病过程中起着重要作用。《素问·通评虚实论》云："消瘅、仆击、偏枯……则高粱之疾也。"《素问·奇病论》云："此人必数食甘美而多肥也。"指出由于饮食失宜，嗜食肥甘厚味，脾失健运，聚湿生痰，阻滞脉络，一则化热生风，一则闭塞经络，蒙蔽清窍，久则痰瘀互结，经脉不通，发为偏枯。至后世，首先提出痰邪为患的当属朱丹溪，其在《丹溪心法》中云："半身不遂，大率多痰……东南之人，多是湿土生痰，痰生热，热生风也。"其后医家论述痰邪为患，认为脾胃不能运化水湿为其根本原因。明代王纶在《明医杂著》中云："若血浊气滞，则凝聚而为痰。痰乃津液之变，如天之露也。故云痰遍身上下无处不到，盖即津液之在周身者。津液生于脾胃，水谷所乘，浊则为痰，故痰生于脾土也。所以古人论中风偏枯、麻木、酸痛、不举诸症，以血虚、死血、痰饮为言，是论其致病之根源。"张介宾在《景岳全书》中亦云：

"凡非风之多痰者，悉由中虚而然。"张山雷在《中风斠诠》中认为"卒中之证，肝阳上扰，气升火升，无不夹其胸中痰浊，陡然泛滥，壅塞气道，以致灵性蒙蔽，昏瞀无知"。由此可见，痰在中风发病过程中具有十分重要的意义。

3.肝风内动与气血逆乱

《素问·至真要大论》云："诸风掉眩，皆属于肝。"气的正常升降，赖肝木之疏泄条达。肝为阳脏，体阴而用阳，若阳升风动，脏腑气血逆乱，气血闭阻脑络，则可发为中风。《素问·调经论》云："血之与气并走于上，则为大厥，厥则暴死，气复反则生，不反则死。"《素问·脉解》云："肝气当治而未得，故善怒，善怒者名曰煎厥。"肝为风木之脏，体阴而用阳，主升主动，若肝阴暗耗，肝阳偏亢，化风内动，则为掉眩，甚者肝阳暴张于上，血随气逆，蒙蔽清窍，则发为中风。至明代戴原礼之时，该理论得以发扬，其在《证治要诀》中认为"五脏虽皆有风，而犯肝经为多。盖肝属木，风易入之，各从其类"。清代叶天士明确提出"内风，乃身中阳气之变动"的观点，并且进一步阐明其病机关键为"肝为风脏，因精血衰耗，水不涵木，木少滋荣，故肝阳偏亢，内风时起"，阴虚阳亢、肝风内动为中风的主要病机。肝为风木之脏，主疏泄条达。若情志失调，肝阳暴张，则气血逆乱，上冲犯脑，发为中风。

4.气虚血瘀与脉络瘀阻

《医学发明·中风有三》中指出："中风者，非外来风邪，乃本气病也。凡人年逾四旬，气衰者，多有此疾。壮岁之际，无有也。若肥盛，则间有之，亦形盛气衰如此。"明确指出中风因形盛气衰、本气自病。明代张景岳提出"非风"学说，其言："非外感风邪，总由内伤气血也……非风一证，即时人所谓中风证也。此证多见卒倒，卒倒多由昏愦，本皆内伤积损颓败而然，原非外感风寒所致……非风眩运，掉摇惑乱者，总由气虚于上而然……盖气虚则麻，血虚则木，麻木不已，则偏枯痿废渐至日增。"清代沈金鳌认为中风病机"曰火曰痰，总由于虚，虚固为中风之根也"。元代朱丹溪在《丹溪心法》中言"中风大率主血虚"，其认为中风以血虚为患。明代赵献可在《医贯》中认为"学者必须以阴虚阳虚为主",明确了气血之根本为"两肾间动气"。《素问·玉机真脏论》云:"急虚身中卒至,五脏绝闭,脉道不通。"《素问·脉解》云:"内夺而厥,则为喑俳,此肾虚也。"指出患者肾虚,元气亏虚,突发中风,瘀阻络脉,脉道气血不通。清代王清任在《医林改错》中明确提出"半身不遂,亏损元气,是其本源",其病机为"元气既虚,必不能达于血管,血管无气,必停留而瘀"。中老年人气血渐衰,正气不足,脑络瘀阻,易发中风。气虚则血行不畅,瘀血内生,脉络痹阻,终致中风之患。

三、中风病因病机的发展及演变

在历史的长河中,中医对中风的理解自先秦两汉萌芽,历经唐宋之繁荣,直至明清臻于完善,构筑了一套博大精深、体系完备的理法方药学说。跨越两千余载的探究历程,凸显了古代医家对中风病因病机的多维度洞察,其病机可概括为虚(阴虚、气虚)、火(肝火、心火)、风(肝风)、痰(风痰、湿痰)、气(气逆)、血(血瘀)六方面,它们在一定条件下相互影响,共同作用。病性多表现为本虚标实,上盛下虚。本为肝肾阴虚,气血不足;标则为风火交织,痰湿壅盛,瘀血阻滞,气血逆乱。基本病机为气血逆乱,上扰脑窍,导致神明失用。引起六要素的病因多为脏腑功能失调,气血虚弱或痰浊、瘀血内生,加之过度劳累、情绪波动、不良饮食习惯、过度用力、气候变化等诱因,导致瘀血、痰热内蕴,或阳气化风,气血逆乱。这些变化导致脑络痹阻或血溢脉外,引起昏厥、肢体不遂等中风症状。病位虽在脑,但与心、肾、肝、脾等脏腑密切相关。

鉴于此,临证之时,中医医师需秉持严谨细致的态度,深入辨析证候,灵活运用辨证施治的原则,以期精准施药,达到调和阴阳、恢复机体平衡的目的。这一过程,不仅体现了中医的整体观念与动态平衡理论,也是对中医学智慧与现代临床实践相结合的深刻践行。

第二节 中风病的西医学病理机制

中风在西医学中被称为脑卒中，通常分为两大类：缺血性脑卒中和出血性脑卒中。它的病理机制与脑血管的急性损伤密切相关，涉及多个复杂的生理过程。

一、缺血性脑卒中的病理机制

（一）病理改变原因

缺血性脑卒中患者占所有脑卒中患者的85%，其根本原因在于脑部血液供应的骤然中断，进而诱发脑组织缺氧与缺血性损伤，严重时甚至导致脑细胞死亡。

1. 动脉粥样硬化

动脉内膜上的脂质沉积与炎症反应相互交织，导致斑块的形成，这些斑块逐步侵蚀血管腔道，造成狭窄乃至闭塞。这一病理过程减少了流向脑部的血流量，从而导致脑缺血事件的发生。

2. 血栓形成

血管内的斑块破裂或局部血液黏稠度增加，促使血小板聚集形成血栓。当血栓阻塞脑部的供血动脉时，脑组织会发生急性缺血。

3. 栓塞

心源性栓子，如心房颤动诱发的心脏血栓，可随着血流进入脑血管系统，最终堵塞远端小动脉，造成相应脑区的缺血性损害。

4. 缺血半影

在缺血性脑卒中的初期阶段，存在一个特殊的"缺血半影区"，即部分神经细胞虽已受损但尚未达到死亡边缘。及时的再灌注治疗，如溶栓或血管内介入，能够有效挽救这些细胞，从而减轻脑卒中的长远影响。

动脉粥样硬化等因素导致的脑缺血，不仅使缺血中心区域的神经元因血流断绝和能量耗竭而坏死，还波及缺血半暗带。在这里，葡萄糖/能量代谢的紊乱削弱了 Na^+/K^+-ATP 酶的活性，打破了离子的平衡状态，细胞膜的去极化引发了 Ca^{2+} 的大量内流，形成钙超载。这一连串的反应触发了神经递质谷氨酸的过度释放，加剧了兴奋性氨基酸的毒性作用。谷氨酸与谷氨酸受体结合进一步促进了钙离子的内流，导致线粒体功能障碍，最终诱导细胞凋亡。同时，水分子随钙离子涌入细胞，引发了细胞毒性水肿。此外，脑梗死后，巨噬细胞和小胶质细胞被激活，释放血管活性介质和促炎性细胞因子，吸引更多白细胞浸润，引发神经炎症。炎症细胞产生的 ROS（活性氧）和 RNS（活性氮）进一步激活炎症细胞，形成恶性循环。长时间梗死后血流和供氧恢复，ROS 和 RNS 的大量增加触发了氧化应激反应，加重了血脑屏障的损伤，导致血浆成分外渗和炎症反应加剧，最终造成不可逆的脑组织损伤。

（二）病理损伤机制

1. 血脑屏障改变

血脑屏障（Blood-brain barrier，BBB）是由脑微血管内皮细胞、星形胶质细胞和周细胞组成的动态物质交换屏障，能选择性地调节物质进出，对于维持脑微环境稳态至关重要。血脑屏障通透性在脑缺血病理状态下增加，加重脑水肿和脑损伤。

2. 神经胶质细胞损伤

神经细胞研究目前主要集中在小胶质细胞和星形胶质细胞。小胶质细胞是中枢神经系统内的固有免疫细胞。病理状态下，小胶质细胞被迅速激活并表现出 M1 型和 M2 型极化状态。其中，M1 型小胶质细胞通过分泌肿瘤坏死因子-α（TNF-α）、白细胞介素-1β（IL-1β）等因子而发挥促炎作用，M2 型小胶质细胞则通过分泌抗炎因子和多种神经营养因子而发挥脑保护作用。星形胶质细胞是中枢神经系统中分布最广、数量最多的细胞类型，在生理和病理状态下对神经元的保护和大脑结构与功能的维持都发挥着重要调节作用。脑缺血可诱导产生 A1 型和 A2 型反应性星形胶质细胞（Reactive astrocytes，RAs）。A1 型 RAs 丧失了吞噬突触和髓鞘碎片的功能并且可以释放出神经毒性物质，而 A2 型 RAs 则可上调多种神经营养因子的表达水平，促进神经元的存活、生长及突触修复。

3. 线粒体功能障碍

线粒体是机体细胞进行有氧呼吸的主要场所，可以产生 ATP、调节钙信号、调节细胞代谢等。缺血缺氧导致基质 Ca^{2+} 超载，氧化应激水平升高，随后线粒体通透性转换孔开放、通透性增加，水及大分子物质等进入线粒体基质内导致线粒体肿胀，外膜破裂，电子传递链受损，释放出大量活性氧（reactive oxygen species，ROS）。过量 ROS 的产生会导致神经元损伤甚至死亡。同时，线粒体通透性升高又可导致膜电位降低，进一步降低线粒体 ATP 水平和升高细胞内 Ca^{2+} 浓度，加重神经元损伤。

4. 内质网应激

内质网是真核细胞内进行蛋白质合成、脂质生成以及 Ca^{2+} 贮存的主要场所。缺氧、酸中毒等因素刺激细胞引起内质网应激，导致内质网腔内出现错误折叠蛋白或者未折叠蛋白质聚集以及 Ca^{2+} 稳态失衡。另外，内质网应激还能直接诱发线粒体应激，使得线粒体膜电位减少、线粒体碎片化以及线粒体自噬。

5. 溶酶体损伤

溶酶体是存在于真核细胞内的一种酸性细胞器，腔内含有多种可溶性酸性水解酶，能够分解受损细胞成分并加以循环利用。生理条件下，溶酶体膜在膜蛋白糖基化作用的保护下不会被腔内蛋白水解酶破坏，维持溶酶体膜的稳定性。然而，在促凋亡蛋白 Bcl-2 相关 X 蛋白（BCL-associated Xprotein，BAX）、氧自由基等因素刺激下，溶酶体膜完整性丧失、渗透性升高，发生溶酶体膜通透化，导致腔内组织蛋白酶（Cathepsin）、Cathepsin B 和水解酶被释放到细胞质中。

二、出血性脑卒中的病理机制

出血性脑卒中，尽管其发病率相对较低，但其致死率却很高。该病证主要由脑内血管破裂所触发，导致血液异常涌入脑组织内部，进而形成血肿，对周围的脑组织形成压迫并导致神经元损伤乃至死亡。

1.高血压性小动脉病变

长期持续的高血压状态，可导致脑内小动脉发生玻璃样变性，这种病理变化使血管壁变得脆弱，易于破裂。当血压骤然升高时，这些已受损的小动脉无法承受压力，从而发生破裂，最终引发脑出血。

2.脑血管结构异常

脑血管结构异常包括先天性和后天性脑动脉瘤，以及动静脉畸形。这些结构异常在血管压力发生变化时，可能发生破裂，导致大量血液迅速涌入脑组织，形成严重的出血性损伤。

3.淀粉样脑血管病变

淀粉样脑血管病变主要见于老年人，表现为淀粉样物质在脑血管壁上的异常沉积，导致血管壁脆弱性增加，从而加大了脑出血的风险。

4.凝血功能障碍

抗凝药物的过度使用或其他出血性疾病，可能导致凝血机制异常，使脑血管易于发生自发性出血，或在轻微外伤作用下即发生出血。

脑出血对脑组织的影响可分为原发性脑损伤和继发性脑损伤。脑出血的原发性病理损伤包括两个方面：一方面是大量出血导致脑组织直接破坏，使神经组织和纤维的联系中断；另一方面是血肿对周围神经传导束和脑组织的压迫。血肿占位效应可以增加颅内压，压迫脑组织并由此潜在地影响血液流动，甚至导致脑疝形成。研究发现，脑出血的预后主要取决于血肿体积的大小、炎症、神经毒性物质等对脑组织的继发性脑损伤的程度。而脑出血后继发性脑损伤的病理途径包括血脑屏障的破坏及脑水肿形成、氧化应激和炎症反应、自噬与细胞凋亡、小胶质细胞活化、脑内能量代谢及蛋白质组学改变、兴奋性毒性、铁沉积等。这些病理途径相互作用，单一论证脑出血后脑损伤的病机是不充分的。

三、其他相关病理生理机制

1. 自由基损伤与炎症反应

在出血性脑卒中的病理过程中，自由基的产生与炎症反应起到了关键作用。自由基的大量生成可进一步损伤细胞膜和 DNA，同时激活炎症反应，共同促进神经细胞的凋亡。

2. 钙离子超载

缺血或出血事件导致细胞膜离子泵功能障碍，使钙离子大量涌入神经细胞内部。这种钙离子过载现象是神经元死亡的重要诱因之一。

3. 脑水肿的形成

无论是缺血性还是出血性脑卒中，脑组织的损伤均可引发细胞外液或血液成分渗入脑组织内部，导致局部或全脑范围的水肿。脑水肿的加重将进一步增加颅内压，从而加剧脑组织损伤。

四、基因与环境因素的共同作用

遗传因素在脑卒中的发病中扮演着重要角色。某些人由于携带特定的基因变异，更容易发生动脉粥样硬化、血栓形成或出血等病理过程。家族中有脑卒中病史的人群，其发病风险往往更高。同时，不健康的生活方式，如高盐饮食、缺乏锻炼、吸烟和酗酒等，均可增加脑卒中的发生率。这些不良习惯与高血压、糖尿病和心血管疾病等危险因素密切相关，共同构成了脑卒中发病的复杂背景。

　　综上所述，中风的病理机制复杂，涉及多个层面和环节，包括血管损伤、神经元死亡、炎症和代谢失衡等。对这一复杂病理过程的深入研究，不仅有助于更好地理解其发病机制，也为临床上的早期诊断和有效治疗提供坚实的理论基础。

第三章 中风病的诊断与鉴别诊断

第一节 中医诊断及鉴别诊断

中风病作为中医内科急症之一，其发病机制为气血逆乱，横窜经脉，直冲犯脑，导致脑脉痹阻或血溢于脑，以昏仆、半身不遂、肢麻、舌謇等为主要临床表现。其诊断与鉴别诊断应结合中医的辨证论治原则，中医的辨证论治原则是中医治疗的核心，它强调根据患者的具体症状、体征以及体质差异，通过望、闻、问、切四诊合参来确定病因、病位和病性。辨证是识别疾病的本质，论治则是根据辨证结果选择相应的治疗原则和方法。这一原则体现了中医治疗的灵活性和针对性，旨在调和阴阳、气血、脏腑功能，达到治疗疾病、恢复健康的目的。以下是对中风病的中医诊断及鉴别诊断的详细阐述。

一、中医诊断标准

中医诊断标准包括症状体征、发病特点、辅助检查三个方面。

（一）症状体征

1. 主要症状

（1）半身不遂

观察患者肢体活动情况，可判断半身不遂的程度。轻度半身不遂的患者可能仅表现为肢体力量稍减弱，活动稍受限；而严重者则肢体完全不能活动。从中医角度看，半身不遂主要是由于气血运行不畅、脉络瘀阻所致。若患者患侧肢体皮肤温度较低、色泽紫暗，多是瘀血阻滞经络的表现。

（2）口眼㖞斜

观察患者面部表情，让患者做龇牙、鼓腮等动作。正常情况下，面部两侧肌肉是对称的。中风患者会出现一侧口眼㖞斜、口角流涎、鼻唇沟变浅等表现。这是由于风邪中络、气血痹阻、面部经络失于濡养所致。

（3）言语謇涩或不语

与患者交谈，评估其语言功能。言语謇涩表现为说话不流利、吐字不清；不语则是完全不能说话。在中医理论中，心主神明，舌为心之苗窍，若痰瘀等病理因素蒙蔽心窍，或者气血不能上荣于舌，就会导致言语障碍。

（4）偏身麻木

用棉签等轻轻触碰患者肢体，检查是否有麻木感。偏身麻木主要是由于气血不能濡养肌肤、经络失和所致。有的患者会感觉肢体有蚂蚁爬行的感觉，或者感觉迟钝，这也是中风病的常见症状之一。

2. 次要症状

（1）头痛

头痛可发生在头部各个部位，头为"诸阳之会""清阳之府"，又为髓海之所在，凡五脏精华之血、六腑清阳之气，皆上注于头。头部脉络拘急或失养，清窍不利，可引起以头痛为主要临床特征的症状。

（2）眩晕

眩晕是以头晕、目眩为主要症状的疾病。眩指眼花或眼前发黑，晕指头晕或感觉自身或外界景物旋转。轻者闭目即止，重者如坐车船，旋转不定，不能站立，或伴有恶心、呕吐、汗出、耳鸣、听力下降等症状。在中医理论中，眩晕的发生与多种脏腑功能失调、气血阴阳失衡有关。

（3）瞳神变化

瞳神，又名瞳子、瞳仁、金井等。在中医眼科学中，瞳神的主要生理功能是视物，是人体视觉系统的关键部分。瞳神内部藏有先天之精和后天之精，与肾、肝等脏腑关系密切。肾藏精，肝藏血，精能生血，血能化精，肝肾同源，共同维持瞳神的正常生理功能。瞳神的变化程度可以作为判断中风病情轻重的一个重要参考指标。在中风中经络阶段，瞳神变化相对不明显。因为此时风、痰、瘀等病理因素主要侵袭经络，尚未深入影响到与瞳神相关的脏腑功能。患者主要表现为半身不遂、口眼㖞斜、语言不利等症状，瞳神大小、形状和色泽大多正常。如果患者是由于肝阳上扰型中风中经络，因肝开窍于目，长期的肝阳上亢可能会导致轻微的瞳神变化。可能会出现瞳神稍扩大，这是因为肝阳上亢，气血上冲，对瞳神有一定的冲击作用，但这种变化比较细微，需要仔细观察。同时，患者还会伴有头晕、头痛、面红目赤等症状。若瞳神散大在中风脱证中出现，往往提示病情危急，预后不良；而中经络阶段瞳神无明显变化或仅有轻微变化，则表示病情相对较轻。

（4）饮水呛咳

在中医理论中，人体的吞咽动作需要经络的通畅来保证正常的气血运行。当中风发生时，风、痰、瘀等病理因素痹阻经络。手少阴心经、足太阴脾经等经络气血不畅，导致咽喉部肌肉失于气血的濡养和正常的指挥，从而出现吞咽功能障碍，饮水呛咳。

（5）目偏不瞬

中医认为，眼睛的正常转动与多条经络密切相关，如足太阳膀胱经、足少阳胆经等经络都环绕或经过眼部。中风发生时，风、痰、瘀等病理因素痹阻经络。例如，痰瘀阻滞足少阳胆经，使该经络气血不畅，就会导致其循行部位的眼部肌肉失去正常的气血濡养和经气调节。由于气血不能顺利到达眼部肌肉，肌肉的活动就会受到限制，从而出现眼睛偏向一侧且不能灵活转动的情况。

（6）共济失调

共济失调是指在正常情况下能够完成的随意运动，由于中枢神经系统（脑和脊髓）病变而出现的协调障碍。在中医中风病中，共济失调主要表现为肢体运动不协调，如站立不稳、行走摇晃、动作笨拙等。

3. 舌象和脉象

（1）舌象

舌质和舌苔的变化可以提供患者体内湿热、寒湿等状态的重要线索。舌质紫暗或有瘀点瘀斑，提示血瘀的存在；舌苔黄腻可能提示痰热内蕴，而白腻则可能提示痰湿或寒湿。

（2）脉象

脉率的变化可以反映患者的生理状态。例如，脉速加快可能与热病、疼痛或情绪激动有关，而在中风病中，这可能提示肝阳上亢或内热炽盛；脉率缓慢则可能与寒邪、气血不足相关，在中风病中可能意味着阳气不足或气血瘀滞。脉律的规律性或不规律性也能提供线索，如脉律不齐可能与心脏疾病相关，而在中风患者中，脉律不齐可能是心脏病变的一个信号。

脉的强度，即脉搏的力度，可以反映气血的盛衰。脉搏有力通常表示气血旺盛，而脉搏无力则可能意味着气血虚弱。在中风病中，脉搏无力可能提示气虚血瘀的病理状态。脉的宽度和深浅也能提供信息，如脉宽可能与热邪有关，脉细则可能与气血不足相关，滑脉通常与痰湿、食积或妊娠有关，而在中风病中，滑脉可能提示痰湿内阻。涩脉通常与血瘀、气滞有关，在中风病中，涩脉可能提示血液循环不畅或血瘀阻塞。通过综合分析脉象的各种特征，临床可以对中风病的病因、病机和病程有一个大致的判断。例如，如果患者脉象表现为弦滑，可能提示肝风内动，伴有痰湿；如果脉象表现为细涩，可能提示气虚血瘀。

（二）发病特点

1. 大多突然起病

气血逆乱型：在中医理论中，情绪剧烈波动（如大怒、大悲）、过度劳累等因素可能导致气血突然逆乱。例如，一个人在极度愤怒时，气血上冲，就像河水突然泛滥一样，冲破正常的经络通道，引发中风。这种起病方式往往非常突然，患者可能瞬间出现半身不遂、口眼㖞斜等症状。患者发病前可能毫无征兆，前一刻还在正常活动，下一刻就出现严重的中风症状。

肝阳暴亢型：多由于肝肾阴虚，不能涵养肝木，致使肝阳上亢，阳亢化风。当遇到某些诱发因素，如饮酒、紧张等，就会导致肝阳暴张。好比是一堆干柴，遇到一点火星就会熊熊燃烧。此时，风阳之邪上扰清窍，气血逆乱，导致中风突然发作。患者可能在饮酒后不久，突然感觉头晕目眩，紧接着就出现肢体麻木、言语不利等中风症状。

痰热腑实引发闭证型：饮食不节，长期过食肥甘厚味，容易生痰化热，结于肠胃。当痰热积聚到一定程度，或受到外感邪气等因素诱发，就会导致腑气不通，痰热之邪上扰清窍，使气血逆乱而突然发病。例如，有些肥胖患者本身体内痰热较重，在感冒后，体内的热邪与痰热相互勾结，突然引发中风，出现神识昏蒙、半身不遂等症状。

2. 渐进起病

气血不足、脉络瘀阻型：这种起病方式相对缓和。患者可能由于年老体弱、久病体虚等原因，气血逐渐亏虚，气血不足导致血液运行无力、脉络瘀阻，就像河流的水逐渐减少，泥沙开始淤积一样。随着时间的推移，瘀阻的脉络影响脑部的气血供应，进而引发中风。例如，老年人长期患有慢性病，身体气血慢慢损耗，一开始可能只是偶尔感觉头晕、肢体轻微麻木，之后这些症状逐渐加重，经过一段时间后才发展为典型的中风症状，如半身不遂、言语不利等。

肝肾阴虚、虚风内动型：多因先天禀赋不足或者长期劳损，导致肝肾阴虚。阴虚不能制阳，虚风内生。起初，虚风较微弱，可能仅表现为轻微的头晕耳鸣、腰膝酸软等症状。随着肝肾阴虚的程度加深，虚风内动加剧，影响脑部和经络的气血运行，慢慢地引发中风。患者可能在数月甚至数年的时间里，不断出现一些轻微的不适症状，最后发展为中风。

3. 发病年龄大多在中年时期

中年时期，人体的气血运行开始出现一些变化。工作压力大、生活节奏快等因素容易导致气血失调。例如，长期的精神紧张会使肝气郁结，进而影响气血的正常运行。当失调积累到一定程度，就可能引发中风。随着年龄的增长，人体的肝肾逐渐亏虚。肾为先天之本，肝藏血，肝肾同源。老年人肾精不足，不能滋养肝木，导致肝肾阴虚。阴虚则阳亢，虚风内动。就像树木失去了水分的滋养，变得干枯易折一样。这种虚风容易扰乱气血运行，引发中风。

（三）辅助检查

辅助检查包括血压、神经系统、脑脊液及血常规、眼底等检查。结合头部 CT、MRI 等影像学检查有助于明确病变性质（如缺血性脑卒中或出血性脑卒中）和部位，但中医诊断不完全依赖这些检查，主要依据症状体征等临床表现。

二、证候分型诊断标准

（一）中经络

1. 风痰阻络

肌肤不仁，手足麻木，突然发生口眼㖞斜，语言不利，口角流涎，舌强语謇，甚则半身不遂。舌苔薄白，脉浮数。此型主要由于脉络空虚、风痰乘虚入中、气血闭阻所致。

2. 肝阳暴亢

半身不遂，舌强语謇，口舌㖞斜，眩晕头痛，面红目赤，心烦易怒，口苦咽干，便秘尿黄。舌红或绛，苔黄或燥，脉弦有力。此型主要由于肝肾阴虚、肝阳上亢、阳亢化风、夹痰走窜经络所致。

3. 痰热腑实

半身不遂，舌强不语，口舌㖞斜，口黏痰多，腹胀便秘，午后面红烦热。舌红，苔黄腻或灰黑，脉弦滑大。多因饮食不节，过食肥甘厚味、醇酒炙煿，损伤脾胃。脾胃运化功能失常，水湿内停，聚而生痰，痰郁化热，形成痰热，痰热之邪阻滞胃肠，导致腑气不通。大肠传导糟粕的功能失常，出现便秘等症状。痰热上扰清窍，影响气血运行，加重脑部脉络的瘀阻，从而导致中风症状加重。

4. 气虚血瘀

半身不遂，肢体软弱，偏身麻木，舌歪语謇，手足肿胀，面色淡白，气短乏力，心悸自汗。舌质暗淡，苔薄白或白腻，脉细缓或细涩。患者素体虚弱，或者久病之后正气耗伤，导致气虚。气的功能主要包括推动、固摄等，气虚后推动血液运行的力量减弱，血液运行迟缓，容易形成瘀血，瘀血形成后，阻滞脑络和肢体经络，就会出现半身不遂等中风症状。而且瘀血不去，新血不生，会进一步加重气血不足的情况，形成恶性循环。

5. 阴虚风动

头晕耳鸣，腰酸，突然发生口眼喎斜，言语不利，手指瞤动，甚则半身不遂，舌质红，苔腻，脉弦细数。患者平素肝肾阴虚，或在中风病发生过程中，由于病久耗伤阴液，导致体内阴液亏虚。肝肾同源，肾阴亏虚会导致肝阴不足，肝藏血、主筋，肝阴不足则不能濡养筋脉。阴虚则阳亢，阳亢化风，当体内阴液不足时，阳气失去制约，就会变得相对亢盛，进而产生内风。这种内风就像狂风一样，在体内横冲直撞，扰乱气血，窜入经络，导致中风症状加重，出现肢体抽搐等表现。

（二）中脏腑

1. 闭证

（1）风火蔽窍

突然昏倒，不省人事，两目斜视或直视，面红目赤，肢体强直，口燥，项强，两手握紧拘急，甚则抽搐，角弓反张。舌红或绛，苔黄而燥或焦黑，脉弦数。风火相煽，合而向上，蒙蔽脑窍。脑为元神之府，清窍被风火之邪蒙蔽后，神明失司，从而出现突然昏仆、不省人事等症状。而且风火之邪还会影响肢体筋脉，从而出现牙关紧闭、两手握固等肢体拘挛的症状。

（2）痰火闭窍

突然昏倒，昏愦不语，躁扰不宁，肢体强直，痰多喘促，两目直视，鼻鼾身热，大便秘结。舌红，苔黄厚腻，脉滑数有力。痰火之邪上扰清窍，闭阻心窍，心藏神，窍闭则神昏。同时，痰火还会影响气血运行，导致肢体经络气血不畅，出现牙关紧闭、两手握固等症状。

（3）痰湿蒙窍

突然神昏不省，半身不遂，肢体瘫痪不收，面色晦垢，痰涎壅盛，四肢逆冷。舌质暗淡，苔白腻，脉沉滑或缓。痰湿之邪具有重浊、黏滞的特性，容易上蒙清窍。清窍被蒙，神机失用，会出现突然昏仆等症状。同时，痰湿还会阻滞肢体经络，影响气血运行，导致牙关紧闭、肢体强痉等症状。

2. 脱证

突然昏仆，不省人事，目合口张，鼻鼾息微，手撒肢冷，汗多，大小便自遗，肢体软瘫，舌痿，脉细弱或脉微欲绝。此为正不胜邪、元气衰微、阴阳欲绝之象。

三、中医鉴别诊断

中医诊断中风病时，鉴别诊断是一个关键步骤，以确保与其他具有相似症状的疾病区分开来。中风病的鉴别诊断主要包括与痿证、痫证和厥证的区分。

1. 痿证

痿证是一种以肢体无力为主要表现的疾病，但与中风病不同的是，痿证通常没有突然发病的情况，患者无口舌㖞斜或言语不利等神经系统受损的症状。痿证的肢体无力是逐渐发展的，往往与气血不足或肝肾阴虚有关，而不像中风病那样与经络阻塞或气血逆乱有直接关联。

2. 痫证

痫证是一种以突然发作的意识丧失和抽搐为特征的疾病，患者会突然失去意识并伴有抽搐，但发作过后通常能够自行恢复，不会留下半身不遂等后遗症。痫证的发生与肝风内动、痰火上扰等因素有关，而中风病则多与气血瘀滞、经络阻塞有关。因此，虽然痫证和中风病都可能表现为急性起病，但它们的症状和预后有着明显的区别。

3. 厥证

厥证是一种以突然昏仆为主要表现的疾病，通常由强烈的情绪刺激引起，如极度的愤怒或恐惧。厥证患者无口舌㖞斜或半身不遂等症状，这与中风病的典型神经系统症状有明显的不同。厥证的发生与气血逆乱、阴阳失调有关，而中风病则更侧重于经络阻塞和气血运行不畅。

在进行鉴别诊断时，医生需要综合考虑患者的详细病史、症状特点、体征变化及舌脉诊等信息。例如，中风病患者通常为急性起病，渐进加重，发病前常有头晕等先兆症状；而痿证患者更多的表现为肝肾阴虚。痫证和厥证患者则可能有反复发作的病史，以及与情绪波动相关的诱因。通过细致的病史询问和全面的临床检查，医生可以更准确地鉴别这些疾病，从而为患者提供有针对性的治疗方案。正确的鉴别诊断对于确保患者得到有效治疗至关重要，因为不同疾病的治疗方法和预后有着显著差异。通过排除痿证、痫证和厥证等疾病，中医可以更精确地诊断患者的中风病类型并制定治疗方案。

第二节 西医诊断及鉴别诊断

中风病也称脑卒中，在西医领域是一种紧急且严重的急性脑血管疾病，主要分为缺血性脑卒中和出血性脑卒中两种。缺血性脑卒中通常是由于脑部血管阻塞导致脑组织缺血缺氧，而出血性脑卒中则是由于脑部血管破裂导致脑内出血。这两种类型的脑卒中在临床表现、治疗策略和预后方面存在显著差异，因此迅速而准确的诊断至关重要。

一、缺血性脑卒中的评估与诊断

（一）病史和体征

1. 病史采集

询问症状出现的时间最为重要，如果于睡眠中起病，应以最后表现正常的时间作为起病时间。其他包括神经症状发生及进展特征、血管及心脏病危险因素、用药史、药物滥用、偏头痛、痫病发作、感染、创伤及妊娠史等。

2. 一般体格检查与神经系统检查

评估气道、呼吸和循环功能后，立即进行一般体格检查和神经系统检查。

3. 用卒中量表评估病情严重程度

常用量表有①中国脑卒中临床神经功能缺损程度评分量表（1995）。②美国国立卫生研究院卒中量表（National Institute of Health Stroke Scale，NIHSS），是目前国际上最常用量表。③斯堪的纳维亚卒中量表（Scandinavian Stroke Scale，SSS）。

（二）脑病变与血管病变检查

1. 脑病变检查

（1）平扫 CT

急诊平扫 CT 可准确识别绝大多数颅内出血，并帮助鉴别非血管性病变（如脑肿瘤），是疑似脑卒中患者首选的影像学检查方法。

（2）多模式 CT

灌注 CT 可区别可逆性与不可逆性缺血，可识别缺血半暗带。对指导急性脑梗死溶栓治疗有一定参考价值。

（3）标准 MRI

标准 MRI（T_1 加权、T_2 加权及质子相）在识别急性小梗死灶及后颅窝梗死方面明显优于平扫 CT。它可识别亚临床缺血灶，无电离辐射，无须使用碘造影剂。不过 MRI 也存在一些局限性，如检查费用较高、所需时间较长，并且对患者有特定禁忌证，例如体内有心脏起搏器、金属植入物，或者患有幽闭恐怖症的患者无法进行该项检查。

（4）多模式 MRI

多模式 MRI 包括弥散加权成像（DWI）、灌注加权成像（PWI）、水抑制成像和梯度回波、磁敏感加权成像（SWI）等。DWI 在症状出现数分钟内就可发现缺血灶，并可早期确定其大小、部位及时间，对早期发现小梗死灶较标准 MRI 更敏感。PWI 可显示脑血流动力学状态。弥散 – 灌注不匹配（PWI 显示低灌注区而无与之相应大小的弥散异常）提示可能存在缺血半暗带。然而，目前常规用于选择静脉溶栓患者的证据尚不充分，正在进行更多研究。SWI 可发现 CT 不能显示的无症状性微出血，但对溶栓或抗栓治疗的意义研究结果不一致，尚待更多证据。超过静脉溶栓时间窗 4.5 小时的患者，可考虑进行 CT 灌注或 MR 灌注和弥散成像，测量梗死核心和缺血半暗带，以选择适合紧急再灌注治疗（如静脉、动脉溶栓及其他血管内介入方法）的患者。这些影像技术能提供更多信息，有助于临床决策。

2. 血管病变检查

颅内、外血管病变检查有助于了解脑卒中的病因及发病机制，指导选择治疗方法。常用检查包括颈动脉双功超声、经颅多普勒（TCD）、磁共振脑血管造影（MRA）、CT 血管造影（CTA）和数字减影血管造影（DSA）等。

颈动脉双功超声对发现颅外颈部血管病变，特别是狭窄和斑块，很有帮助。TCD 可检查颅内血流、微栓子及监测治疗效果，但其局限性是受操作技术水平和骨窗影响较大。MRA 和 CTA 都可提供有关血管闭塞或狭窄的信息。以 DSA 为参考标准，MRA 发现椎动脉及颅外动脉狭窄的敏感度和特异度为 70% ～ 100%。MRA 和 CTA 可显示颅内大血管近端闭塞或狭窄状况，但在远端血管或血管分支的显示方面，二者存在一定程度的局限性。相较于 CTA，MRA 的优势在于其不仅能够精准显示血管病变，还可清晰地呈现脑部实质的病变情况。DSA 的准确性最高，仍是当前血管病变检查的金标准，但主要缺点是有创性和存在一定的风险。

3. 实验室检查

对疑似脑卒中患者应进行常规实验室检查，以便排除类卒中或其他病因。所有患者都应做的检查包括：①平扫脑 CT/MRI；②血糖、肝肾功能和电解质；③心电图和心肌缺血标志物；④全血计数，包括血小板计数；⑤凝血酶原时间（PT）/国际标准化比率（INR）和活化部分凝血活酶时间（APTT）；⑥血氧饱和度。部分患者必要时可选择的检查包括：①毒理学筛查；②血液酒精水平；③妊娠试验；④动脉血气分析；⑤腰椎穿刺（怀疑蛛网膜下腔出血而 CT 未显示或怀疑脑卒中继发于感染性疾病）；⑥脑电图（怀疑癫痫发作）；⑦胸部 X 线检查。

（三）急性缺血性脑卒中的诊断标准

过去对缺血性脑卒中与短暂性脑缺血发作（TIA）的鉴别主要依赖症状、体征持续的时间，TIA 一般在短时间内可完全恢复，而脑梗死症状多为持续性。近年来，影像技术的发展促进了对脑卒中认识精确性的提高，对二者诊断的时间概念有所更新。目前国际上已经达成共识，即有神经影像学显示责任缺血病灶时，无论症状、体征持续时间长短都可诊断缺血性脑卒中，但在无法得到影像学责任病灶证据时，仍以症状、体征持续超过 24 小时为时间界限诊断缺血性脑卒中。但应注意多数 TIA 患者症状不超过 0.5 ～ 1 小时。

1. 急性起病

多数患者在安静状态下或活动中突然发病，有的患者在睡眠中发病，有的患者在日常活动（如行走、工作）时突然出现症状。

2. 局灶性神经功能缺损症状

（1）运动障碍

一侧肢体（伴或不伴面部）无力是常见的症状。例如，患者可能会突然发现一侧的手臂无法抬起、手指不能灵活运动，同时伴有同侧下肢行走拖拽，严重程度不一，轻者可能只是精细动作完成困难，重者肢体完全不能活动。

（2）感觉障碍

一侧面部麻木或口角㖞斜较为典型，患者会感觉一侧面部像被蒙了一层东西一样，或者在做表情动作（如微笑、皱眉）时发现嘴巴、眼睛向一侧㖞斜。另外，也可能出现一侧肢体麻木，从手指、脚趾开始逐渐向上蔓延，有的患者描述为"像有蚂蚁在爬"。

（3）言语障碍

表现为言语不清或理解困难。说话不清时，患者可能会将字词说错，或者发音含糊，让人难以理解其表达的意思；理解语言困难则是对听到的内容不能正确领会，例如患者可能听不懂简单的指令。

（4）视觉障碍

单眼或双眼视力丧失或模糊是其症状之一，比如患者会突然感觉眼前发黑，或者看东西像隔着一层雾。另外，还有双眼向一侧凝视的情况，正常情况下我们的眼球可以灵活地向各个方向转动，但这类患者的眼球会不自主地偏向一侧。

（5）其他症状

眩晕伴呕吐也是较为常见的症状，患者会感觉自身或者周围环境在旋转，同时出现恶心、呕吐的症状。另外，还可能出现严重头痛，甚至出现意识障碍、抽搐等症状。

3. 症状持续时间

短暂性脑缺血发作（TIA）的症状一般持续数分钟到数小时，不超过 24 小时。而脑梗死患者的症状多数会持续存在，并且可能在发病后的一段时间内逐渐加重。

4. 排除非血管性病因

5. 脑 CT、MRI 排除脑出血

（四）病因分型

对急性缺血性脑卒中患者进行病因分型有助于判断预后、指导治疗和选择二级预防措施。当前国际广泛使用急性卒中 Org10172 治疗试验（TOAST）病因 / 发病机制分型，将缺血性脑卒中分为大动脉粥样硬化型、心源性脑栓塞型、小动脉闭塞型、其他明确病因型和不明原因型等 5 型。

1. 大动脉粥样硬化型

主要特点：此型主要是由于大动脉粥样硬化导致的血管狭窄或闭塞，进而引起脑梗死。这些大动脉包括颈内动脉、大脑中动脉等颅内、外的主要动脉。血管狭窄程度一般以血管造影显示狭窄率 ≥ 50% 为重要的诊断依据之一。

发病机制：一是动脉 - 动脉栓塞，即粥样硬化斑块破裂后，斑块内的脂质、胶原纤维等成分形成栓子，随血流进入脑内小血管，堵塞血管引起梗死；二是当存在大动脉严重狭窄或闭塞时，局部脑血流量减少，同时血管的栓子清除能力下降，从而导致脑组织缺血梗死。

2. 心源性脑栓塞型

主要特点：心源性因素是导致脑栓塞的主要原因。常见的心脏疾病有房颤、心肌梗死、心脏瓣膜病、人工心脏瓣膜置换术后、心房黏液瘤等。在诊断时，通过心电图、心脏超声等检查发现心脏病变是关键。

发病机制：由于心脏病变导致心房或心室内形成血栓，这些血栓一旦脱落，就会随着血液循环进入脑血管，堵塞血管引起脑梗死。例如，房颤患者的心房失去有效的收缩功能，血液在心房内瘀滞，容易形成血栓。

3. 小动脉闭塞型

主要特点：主要累及脑部小动脉，如穿支动脉等。在影像学上，梗死灶一般直径小于 1.5cm，常位于脑深部，如基底节区、丘脑、脑干等部位。头颅 CT 或 MRI 检查可以发现这些小的梗死灶。

发病机制：高血压引起小动脉硬化，导致小动脉管腔狭窄或闭塞。长期高血压使得小动脉的血管壁发生玻璃样变或纤维素样坏死，最终导致血管堵塞，引起相应供血区域的脑组织梗死。

4. 其他明确病因型

主要特点：此型是指除了上述三种常见原因外，通过详细检查能够明确其他特殊病因导致的脑梗死。例如血管炎、血液系统疾病、遗传性脑血管病等。

发病机制：因不同的病因而异。以血管炎为例，炎症反应会损伤血管壁，导致血管狭窄、闭塞或者形成血栓，进而引起脑组织梗死；血液系统疾病，异常的血液成分（如过多的红细胞、血小板）会增加血液黏稠度，容易形成血栓，堵塞脑血管。

5. 不明原因型

主要特点：经过全面详细的检查，包括病史采集、体格检查、实验室检查、心脏检查、血管检查后，仍然不能明确脑梗死的病因。

临床意义：此型提示在目前的检查手段下，还有一些潜在的病因未被发现。随着医学检查技术的不断发展和对疾病认识的深入，部分不明原因型可能会被重新归类到其他明确病因型中。

（五）诊断流程

急性缺血性脑卒中的诊断流程应包括以下 5 个步骤：

第一步，是否为脑卒中？排除非血管性疾病。

第二步，是否为缺血性脑卒中？进行脑 CT/MRI 检查，以排除出血性脑卒中。

第三步，脑卒中的严重程度？根据神经功能缺损量表评估。

第四步，能否进行溶栓治疗？核对适应证和禁忌证。

第五步，病因分型？参考 TOAST 标准，结合病史、实验室、脑病变和血管病变等影像检查资料确定病因。

指南推荐意见：①对所有疑似脑卒中患者应进行头颅平扫 CT/MRI 检查（Ⅰ级推荐）。②在溶栓等治疗前，应进行头颅平扫 CT/MRI 检查，以排除颅内出血（Ⅰ级推荐）。③应进行上述血液学、凝血功能和生化检查（Ⅰ级推荐）。④所有脑卒中患者应进行心电图检查（Ⅰ级推荐），有条件时应进行持续心电监测（Ⅱ级推荐）。⑤用神经功能缺损量表评估病情程度（Ⅱ级推荐）。⑥进行血管病变检查（Ⅱ级推荐），但在起病早期，应注意防止因此类检查而延误溶栓时机。⑦根据上述标准的诊断流程进行诊断（Ⅰ级推荐）。

二、出血性脑卒中的评估与诊断

（一）病史和体征

1. 病史采集

临床症状常表现为突发起病，且多在动态状况下发病，常伴有恶心、呕吐、头痛、血压升高、不同程度的意识障碍及神经系统阳性体征。应重点询问患者或家属下述情况：脑卒中发生时间、症状、起病时的活动情况、年龄、是否有外伤史、原发性高血压病史、缺血性或出血性脑卒中史、糖尿病史、吸烟及饮酒史、药物史（是否服用阿司匹林、氯吡格雷、华法林或其他抗凝药物，包括药物服用的时间及剂量等）、是否存在凝血功能障碍及其他诱发出血的内科疾病（如血液病、肝病等），是否存在使用成瘾药物（如可卡因）等。

2. 体格检查和病情评估

首先对患者生命体征进行评估，在完成气道、呼吸和循环功能评估后，进行一般体格检查和神经系统专科检查，可借助脑卒中量表评估神经功能缺损的严重程度、判断预后和选择各种治疗措施。常用的量表有①格拉斯哥昏迷量表；②美国国立卫生研究院卒中量表；③脑出血评分量表。

（二）影像学检查

影像学检查是诊断脑出血的重要方法，主要包括头部CT、MRI和脑血管造影等。CT及MRI能够反映出血部位、出血量、波及范围和血肿周围脑组织的情况。脑血管造影能够帮助明确脑出血的潜在病因。

1. 头部CT检查

（1）头部CT普通扫描

头部CT普通扫描使用广泛，脑出血在CT上表现为高密度影，是诊断脑出血首选的影像学检查方法。可根据多田公式粗略计算血肿体积，也可应用相关软件，根据CT图像精确计算血肿体积。近几年的临床研究发现，首次急诊CT平扫上表现出来的混杂密度、岛征、黑洞征、漩涡征、液体平面等与早期血肿扩大密切相关，阅片时应予以特别关注。

（2）头部增强CT和灌注CT

增强CT扫描发现造影剂外溢（如点征）是提示患者血肿扩大的重要证据。灌注CT能够反映脑出血后脑组织的血供变化，还可了解血肿周边血流灌注情况。

2. 头部MRI检查

（1）头部MRI普通扫描

脑出血在MRI上的表现较复杂，根据血肿的时间长短而有所不同，超急性期（0～2小时）的血肿为T_1低信号、T_2高信号；急性期（2～72小时）表现为T_1等信号、T_2低信号；亚急性期（3天至3周）的T_1、T_2均呈高信号；慢性期（＞3周）表现为T_1低信号、T_2高信号。MRI在发现慢性出血、脑肿瘤脑卒中及脑血管畸形方面优于CT，但其耗时较长、费用较高，一般不作为脑出血的首选影像学检查。

（2）多模式 MRI 扫描

多模式 MRI 扫描包括 DWI、PWI、液体抑制反转恢复（FLAIR）序列、梯度回波序列（GRE）和磁敏感加权成像（SWI）等，它们能够为脑出血提供更多的附加信息。如 SWI 对早期脑出血及微出血较敏感。功能磁共振成像，包括血氧水平依赖功能磁共振（BOLD-fMRI）及弥散张量成像（DTI），能够定位脑组织功能区及皮层下纤维束，可用于术前评估及术中神经功能导航以保护功能脑组织。

3. 脑血管检查

脑血管检查有助于了解脑出血病因和排除继发性脑出血，指导制订治疗方案。

常用检查包括：CT 血管造影（CTA）、磁共振血管造影（MRA）、CT 静脉造影（CTV）、磁共振静脉造影（MRV）、数字减影血管造影（DSA）等。① CTA、MRA、CTV、MRV 是快速、无创性评价颅内外动脉血管、静脉血管及静脉窦的常用方法，可用于筛查可能存在的脑血管畸形、动脉瘤、动静脉瘘、静脉窦血栓等继发性脑出血，但阴性结果不能完全排除继发病变的存在。② DSA 能清晰显示脑血管各级分支，可以明确有无动脉瘤、AVM 及其他脑血管病变，并可清楚显示病变位置、大小、形态及分布，目前仍是血管病变检查的重要方法和金标准。

（三）实验室及其他辅助检查

对疑似脑出血的患者都应进行常规的实验室检查，排除相关系统疾病，协助查找病因。建议同时完成各项术前检查，为一旦需要的紧急手术做好准备工作，包括血常规、血生化、凝血功能、血型、交叉配血、心电图及胸部 X 线或 CT 等检查。根据具体情况，部分患者还可选择动脉血气分析、血栓弹力图（TEG）、毒理学筛查等检查。

（四）诊断和分型

目前常用的脑出血分型包括按出血部位分型（部位分型）及按

病因分型（病因分型）。部位分型使用较多，而病因分型尚未得到足够重视。

1. 部位分型

根据脑出血的部位，分为以下几种类型：①基底核区出血；②丘脑出血；③脑叶出血；④脑干出血；⑤小脑出血；⑥脑室出血。丘脑出血常合并侧脑室出血，小脑出血可合并四脑室出血。

2. 病因分型

脑出血的危险因素及病因以高血压、脑淀粉样血管病、脑动静脉畸形、颅内肿瘤、凝血功能障碍等多见。目前国内外尚无统一的脑出血病因分型标准，主要有按血压分型（高血压脑出血和非高血压脑出血）、SMASH-U 分型、按血管病变和发病机制分型、按病因分型（原发性脑出血和继发性脑出血）等多种分型，其中以原发性脑出血和继发性脑出血的分型较为公认。

（1）原发性脑出血

原发性脑出血主要是高血压脑出血，少数为脑淀粉样血管病及不明原因的脑出血。在我国，虽未进行大样本流行病学调查，但通过现有文献资料分析，我国原发性脑出血合并高血压者占脑出血总数的 70% ～ 80%，所以我国通常将其简称为"高血压性脑出血"。原发性脑出血占所有脑出血的 80% ～ 85%。

（2）继发性脑出血

继发性脑出血一般指有明确病因的脑出血，多由脑动静脉畸形、脑动脉瘤、使用抗凝药物、溶栓治疗、抗血小板治疗、凝血功能障碍、脑肿瘤、脑血管炎、硬脑膜动静脉瘘、烟雾病、静脉窦血栓形成等引起，占脑出血的 15% ～ 20%。

在临床工作中，可参照脑出血病因诊断建议流程图（图 3-1）完善检查，有助于更准确地寻找病因。

脑出血

有高血压病史

无高血压病史

血常规、凝血功能、肝功能、肾功能、心电图、胸片、血糖、电解质

出血部位典型

出血部位不典型

考虑高血压出血可能性大

需进一步检查

怀疑非血管病变

怀疑血管病变

怀疑血管病变

怀疑非血管病变

淀粉样血管病：梯度回波MRI、SWI、病理活体组织检查
海绵状血管瘤：MRI、梯度回波MRI
动静脉畸形：MRI、CTA、MRA、DSA
动脉瘤：增强CT、增强MRI、CTA、MRA、DSA
烟雾病：CTA、MRA、DSA
脑静脉系统血栓形成：CTV、MRV、MRA、DSA
血管炎：血清学或脑脊液标志物、增强MRI、MRA、DSA、病理活体组织检查

怀疑肿瘤：增强MRI、病理活体组织检查
怀疑血液系统疾病：病史、血液分析、骨髓穿刺
怀疑药物相关：病史、毒理学检查

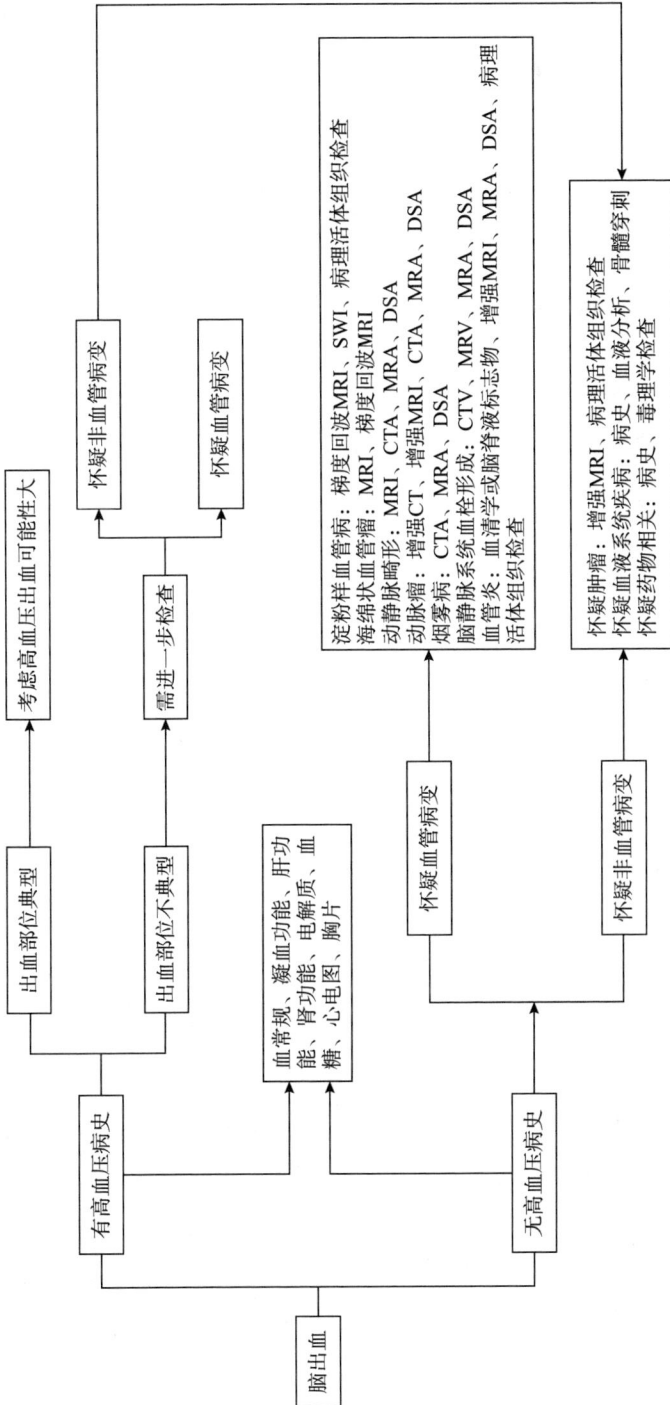

图 3-1 脑出血病因诊断建议流程

3.诊断脑出血的诊断流程

脑出血的诊断流程应包括以下步骤。

第一步：是否为脑卒中？根据发病情况、病史及体征判断。

第二步：是否为脑出血？通过脑 CT 或 MRI 检查确认。

第三步：判断脑出血的严重程度？根据影像检查显示的脑出血部位、出血量，结合格拉斯哥昏迷量表或 NIHSS 量表进行评估。

第四步：脑出血的病因？结合病史、体征、实验室及影像学检查确定。

根据突然发病、剧烈头痛、呕吐、出现神经功能障碍等临床症状，结合 CT 等影像学检查，脑出血一般不难诊断。

4.高血压脑出血和脑淀粉样血管病相关脑出血的诊断标准

（1）高血压脑出血

高血压脑出血的诊断并无金标准，一定要排除各种继发性脑出血疾病，避免误诊，最后诊断需达到以下全部标准。

①有确切的高血压病史。

②有典型的出血部位，如基底核区、丘脑、脑室、脑干、小脑半球等。

③ DSA/CTA/MRA 排除继发性脑血管病。

④排除各种凝血功能障碍性疾病。

⑤早期（72 小时内）或晚期（血肿全部吸收后 2 ～ 3 周）行增强 MRI 检查排除脑肿瘤或海绵状血管畸形等疾病。

（2）脑淀粉样血管病相关脑出血

病理学检查对脑淀粉样血管病（cerebral amyloid angiopathy，CAA）相关脑出血的诊断具有重大价值，淀粉样病变组织经刚果红染色后，在偏振光显微镜下可见特异的苹果绿色双折光现象。目前国内外临床上广泛使用改良的波士顿诊断标准，结合病理及其影像学特征，按照淀粉样血管病相关脑出血的可能性大小，分成以下几种类型。

①确诊 CAA：全面尸检提示脑叶、皮质或皮质下出血；存在严

重 CAA 伴血管病变；无提示其他病变。

②有病理支持的很可能 CAA：临床资料和病理组织（清除的血肿或皮质活检）显示脑叶、皮质或皮质下出血；存在一定程度 CAA；未提示其他病变。

③很可能 CAA：临床资料和 MRI/CT 提示，局限于脑叶、皮质或皮质下的多发出血（可有小脑出血）或单个脑叶、皮质或皮质 – 皮层下出血，合并局限的（1～3 个脑沟）或散在的脑浅表铁沉积；年龄≥55 岁；排除其他原因引起的出血。

④可能 CAA：临床资料和 MRI/CT 显示单个脑叶、皮质或皮质下出血；合并局限的（1～3 个脑沟）或散在的脑浅表铁沉积；年龄≥55 岁；排除其他原因引起的脑出血。

近年来的研究表明，影像学特征联合基因表型可以提高 CAA 脑出血的诊断准确率，相关指标包括 APOE ε 4 基因型、合并蛛网膜下腔出血、血肿周边指征状突起。

三、鉴别诊断

（一）脑卒中与颅内占位性病变的鉴别

脑卒中多为急性起病，如缺血性脑卒中患者可在安静状态下或活动中突然出现一侧肢体无力、言语不清等症状；出血性脑卒中常在活动中或情绪激动时突然出现头痛、呕吐、肢体活动障碍等症状。而颅内占位性病变（如脑肿瘤）起病通常较缓慢，可能在数周、数月甚至更长的时间内逐渐出现症状。例如，脑肿瘤患者可能最初只是偶尔头痛，随着肿瘤的生长，头痛逐渐加重并伴有视力下降、肢体无力等症状。脑卒中患者的症状在发病后的短时间内（如缺血性脑卒中在数小时至数天内，出血性脑卒中在数分钟至数小时内）可能会达到高峰，之后在治疗过程中逐渐稳定或改善，也可能因并发症等情况而恶化。颅内占位性病变的症状一般是进行性加重，如肿瘤压迫周围脑组织，导致神经功能缺损症状逐渐增多、加重。在脑卒中早期，缺血性脑卒中 CT 可能正常或在发病 24～48 小时后显示低密度梗死灶，而出血性脑卒中则表现为高密度出血灶。而颅内占位性病变在 CT 上可看到占位效应，如脑肿瘤呈现为等密度、低密度或高密度的肿块影，周围有水肿带，且随着时间的推移，占位的大小和周围水肿可能会逐渐变化。对于缺血性脑卒中，弥散加权成像（DWI）可早期发现梗死灶（呈高信号）。在颅内占位性病变中，MRI 能更清楚地显示肿瘤的位置、大小、形态、与周围组织的关系等。不同类型的脑肿瘤在 MRI 的 T_1WI 和 T_2WI 序列上有不同的信号特点，例如，胶质瘤在 T_1WI 上多为低信号或等信号，在 T_2WI 上为高信号。

（二）脑卒中与颅脑外伤的鉴别

1. 病史方面

有明确的外伤史是颅脑外伤的重要诊断依据。患者能够清楚地描述受伤的时间、地点、方式（如车祸、摔倒、头部撞击物体等）。而脑卒中患者通常没有外伤这一诱发因素，不过在少数情况下，脑卒中患者可能在发病时摔倒导致头部受伤，此时需要仔细询问病史和结合临床表现来判断。

2. 症状方面

（1）意识障碍

颅脑外伤后患者可能立即出现意识障碍，其程度与外伤的严重程度有关，如脑震荡患者可能短暂昏迷后很快苏醒，脑挫裂伤或颅内血肿患者可能会持续昏迷或意识障碍程度逐渐加深。脑卒中患者的意识障碍多是由于脑缺血或出血导致颅内压增高引起的，其发生时间与脑血管病发作时间相关，不一定在发病初期就出现。

（2）头痛和呕吐

颅脑外伤患者出现头痛和呕吐主要是由外伤导致的颅内损伤、出血等引起，疼痛部位多在受伤处或整个头部。脑卒中患者出现头痛和呕吐是因为脑血管破裂出血导致颅内压升高或脑缺血后出现脑水肿，头痛和呕吐的程度也与出血或缺血的严重程度有关。

3.影像学检查方面

颅脑外伤的 CT 检查可发现颅骨骨折、硬膜外血肿（表现为颅骨内板下的双凸镜形高密度影）、硬膜下血肿（颅骨内板下新月形高密度影）、脑挫裂伤（低密度脑水肿区内有散在的高密度出血灶）等。而脑卒中患者的 CT 影像主要是梗死灶（低密度）或出血灶（高密度），与颅脑外伤的影像学表现有明显差异。

（三）脑卒中与中枢神经系统感染的鉴别

脑卒中表现为突然出现的局部神经功能缺损，如肢体无力或语言障碍，且没有全身感染症状。中枢神经系统（Central Nervous System，CNS）感染常伴有全身症状，如发热、头痛、颈部僵硬和意识改变，且这些症状可能逐渐加重。患者可能表现出精神状态的改变，如嗜睡或昏迷。CNS 感染的患者可能还会出现脑膜刺激征，如克氏征和布氏征阳性，这是由于脑膜受到感染引起的炎症反应。CNS 感染患者的脑脊液检查可能显示白细胞计数增多、蛋白质升高、葡萄糖降低，而脑卒中患者的脑脊液通常无明显异常或仅有轻微变化。CNS 感染患者的影像学检查可能显示脑膜增厚、脑实质病变、脑脓肿等特征，而脑卒中患者的影像学特征为脑梗死或脑出血。

（四）脑卒中与多发性硬化症的鉴别

多发性硬化症（Multiple Sclerosis，MS）是一种免疫介导的中枢神经系统炎性脱髓鞘疾病，其病变具有时间多发与空间多发的特征。MS 的症状包括视觉障碍、协调和平衡障碍、感觉异常、无力、痉挛、泌尿功能障碍及轻微的认知障碍。MS 的症状往往具有缓解和复发的特点，而脑卒中的症状多在急性发作后持续存在。二者的病理也有不同，脑卒中的神经影像学检查通常显示与血管分布一致的局部脑组织损伤。MS 的 MRI 则显示脑和脊髓内散在的多发斑片状脱髓鞘，这些病灶通常位于 MS 的特征性部位。MS 的脑脊液检查可能显示特异性寡克隆区带（OCB）阳性，而脑卒中患者的脑脊液通常无此表现。

（五）脑卒中与癫痫的鉴别

癫痫是由大脑神经元异常放电引起的短暂大脑功能障碍的慢性疾病，表现为反复发作的临床综合征。脑卒中常由脑血管病变导致脑部血液供应障碍引起，而癫痫的病因较为复杂，包括中枢神经系统结构损伤或功能异常、遗传因素等。脑卒中的症状包括肢体无力、面部麻木或口眼㖞斜等，而癫痫的特异性症状主要是发作性、短暂性、重复性、刻板性，如意识丧失、双眼上翻、口吐白沫、全身抽搐等。

第四章　中风病的急性期治疗

第一节　中西医治疗中风病及卒中单元的建设及优势

一、西医治疗中风病

（一）缺血性中风病的西医治疗方案

1.常规医疗干预措施

（1）基础生命支持与维护

呼吸管理与氧疗：对于无低氧血症表现的患者，常规氧疗并非必须。然而，在必要时，应确保患者的血氧饱和度维持在94%以上。对于存在严重气道功能障碍的患者，需及时实施气道支持措施（如气管插管或气管切开术），并辅以机械通气。

（2）心脏功能监测与干预

脑梗死发生后24小时内，应进行常规心电图检查，并视病情需要，进行持续心电监护，以早期识别阵发性心房颤动、严重心律失常等心脏异常。同时，应谨慎选择药物，避免使用可能加重心脏负担的药品。

（3）体温调节

对体温升高的患者应积极寻找发热原因，并给予相应处理，如抗感染治疗等。对于体温超过38℃的患者，应采取适当的降温措施。

（4）血压管理

缺血性脑卒中后24小时内血压升高的患者，需先处理紧张、疼痛、恶心、呕吐及颅内压增高等症状，再谨慎考虑降压治疗。仅在血压持续升高至收缩压≥200mmHg或舒张压≥110mmHg，或合并严重心功能不全、主动脉夹层、高血压脑病等情况下，方可进行降压治疗，并密切监测血压变化，避免血压急剧下降。准备进行溶栓治疗的患者，血压应控制在收缩压<180mmHg、舒张压<100mmHg，但具体目标值尚需进一步研究确认。接受血管内机械取栓治疗的患者，术前血压应参照静脉溶栓的标准进行控制。术后血压管理应根据血管开通情况而定，避免过度灌注或低灌注现象的发生。病情稳定后，若血压持续≥140/90mmHg且无禁忌证，可于起病数天后恢复使用发病前的降压药物或启动降压治疗。对于脑卒中后低血压的患者，应积极寻找原因并给予相应处理，必要时可采用扩容升压措施。

（5）血糖管理

急性期严格的血糖控制并不能改善预后和提高生存率。血糖超过10mmol/L时，可考虑给予胰岛素治疗，并将血糖控制在7.8～10.0mmol/L之间，同时密切监测以防止低血糖的发生。血糖低于3.3mmol/L时，应及时给予10%～20%葡萄糖治疗，以恢复正常血糖水平。

2. 血管再通策略

急性缺血性脑卒中的再灌注治疗，其首要目标是迅速恢复缺血区域的血流灌注。静脉溶栓和机械取栓是恢复脑血流最为有效的手段，且治疗越早，安全性和有效性越高。

（1）静脉溶栓治疗

对于发病4.5小时内的缺血性脑卒中患者，应根据适应证、禁忌证和相对禁忌证严格筛选，并尽快给予阿替普酶（0.9mg/kg，最大剂量90mg）或替奈普酶（0.25mg/kg，最大剂量25mg）静脉溶栓治疗。阿替普酶需先以10%的剂量在1分钟内静脉推注，剩余剂量持续滴注1小时；替奈普酶则采用静脉团注方式给药。用药期间及用药后24小时内应严密监护患者。发病6小时内，可根据适应证和禁忌证标准严格选择患者给予尿激酶（100万～150万IU）静脉溶栓治疗，将药物溶于100～200mL生理盐水中，持续静脉滴注30分钟。低剂量阿替普酶（0.6mg/kg）静脉溶栓导致症状性颅内出血的风险较低，但并不降低残疾率或病死率。因此，治疗决策需结合患者病情严重程度、出血风险等因素进行个体化评估。

2024年TRACE-Ⅲ试验证明，对于发病后4.5～24小时前循环大动脉闭塞且有影像半暗带的急性缺血性脑卒中患者，使用替奈普酶静脉溶栓可降低残疾率。TRACE-Ⅲ试验为此类患者提供了晚时间窗溶栓新方案，结合替奈普酶更方便的给药方式，有望降低院间转运过程中的脑卒中进展风险。

（2）机械取栓治疗

对于发病时间未明或超过静脉溶栓时间窗的急性缺血性脑卒中患者，如符合血管内机械取栓治疗适应证，应尽快启动该治疗。如无法实施或不适合机械取栓，可结合多模影像学评估是否可给予静脉溶栓治疗。

（3）时间效率

静脉溶栓治疗是实现血管再通的关键方法，应尽快进行，并尽可能将门-针时间（DNT）控制在60分钟以内。

（4）不良反应管理

在静脉溶栓治疗过程中，医生应充分准备应对紧急的不良反应，包括出血并发症和可能引起气道梗阻的血管源性水肿等。

（5）后续抗血小板或抗凝治疗

患者在接受静脉溶栓治疗后，如需进行抗血小板或抗凝治疗，应推迟至溶栓24小时后进行。

3. 抗血小板治疗策略

对于不具备静脉溶栓或血管内机械取栓治疗适应证，同时无抗血小板治疗禁忌证的缺血性脑卒中患者，应在发病后尽早启动口服阿司匹林治疗，剂量为150～300mg/d。急性期过后，剂量可调整为预防剂量，即50～300mg/d，以维持抗血小板效应。

对于接受溶栓治疗的患者，原则上应在溶栓 24 小时后开始使用阿司匹林等抗血小板药物。对于阿司匹林不耐受的患者，氯吡格雷等抗血小板药物可作为替代治疗选择，以维持有效的抗血小板作用。

对于 NIHSS 评分 ≤ 3 分的轻型脑卒中患者，若未接受静脉溶栓治疗，应在发病 24 小时内尽早启动双重抗血小板治疗（阿司匹林联合氯吡格雷），并持续治疗 21 天。这一策略有助于降低 90 天内的脑卒中复发风险，但需密切监测出血并发症。对于已完成 CYP2C19 基因检测且为功能缺失等位基因携带者的患者，可考虑使用替格瑞洛联合阿司匹林进行双重抗血小板治疗。

对于 NIHSS 评分 ≤ 5 分的大动脉粥样硬化性轻型脑卒中患者，若未接受静脉溶栓治疗，应在发病 72 小时内尽早启动双重抗血小板治疗（阿司匹林联合氯吡格雷），并持续治疗 21 天。尽管这一策略可能增加出血风险，但有助于降低 90 天内的脑卒中复发风险。因此，需密切监测出血并发症。

4. 抗凝治疗

对于大多数急性缺血性脑卒中患者，不推荐无选择地早期抗凝治疗。这是因为抗凝治疗可能增加出血风险，而其对脑卒中预后的改善作用尚不确定。

对于伴有心房颤动的急性缺血性脑卒中患者，早期使用新型抗凝剂进行抗凝治疗是安全的。在充分沟通并评估脑卒中复发和出血风险后，可在脑卒中后早期个体化启动新型抗凝剂进行抗凝治疗。对于少数其他特殊急性缺血性脑卒中患者（如放置心脏机械瓣膜），是否进行抗凝治疗需综合评估病灶大小、血压控制情况、肝肾功能等因素。若出血风险较小，但致残性脑栓塞风险高，可在充分沟通后谨慎选择抗凝治疗。

对于特殊情况下需要溶栓后继续抗凝治疗的患者，应在溶栓 24 小时后使用抗凝剂。这一策略有助于避免溶栓药物与抗凝药物之间的相互作用，降低出血风险。

对于存在同侧颈内动脉严重狭窄的缺血性脑卒中患者，抗凝治疗的疗效尚待进一步研究证实。因此，在缺乏充分证据支持的情况下，不建议常规使用抗凝治疗。

凝血酶抑制剂治疗急性缺血性脑卒中的有效性尚待更多研究证实。目前，这些药物仅在临床研究环境中或根据具体情况个体化使用。

5. 降纤治疗

据相关研究表明，缺血性脑卒中急性期血浆纤维蛋白原和血液黏滞度增高。降纤制剂可显著降低血浆纤维蛋白原水平，并具有轻度溶栓和抑制血栓形成的作用。对于不适合溶栓治疗且经过严格筛选的脑梗死患者，特别是高纤维蛋白血症者，可选用降纤治疗。然而，目前关于降纤治疗的临床研究尚不充分，未来需要开展更多研究来进一步验证其疗效和安全性。

6. 扩容治疗

对于大多数缺血性脑卒中患者而言，目前尚无充足的随机对照试验（randomized controlled trial，RCT）研究结果支持扩容升压可改善预后。Cochrane 系统评价纳入的 18 个 RCT 研究结果显示，脑卒中后早期血液稀释疗法有降低肺栓塞和下肢深静脉血栓形成的优势，但对近期或远期死亡率及功能结局均无显著影响。因此，对于大多数缺血性脑卒中患者而言，不推荐常规使用扩容治疗。然而，在特定情况下，如低血压或脑血流低灌注所致的急性脑梗死（如分水岭梗死），可考虑扩容治疗以改善脑血流灌注。但需注意监测可能加重的脑水肿、心力衰竭等并发症，并对有严重脑水肿及心力衰竭的患者慎用扩容治疗。

7. 改善循环药物

针对缺血性脑卒中患者的循环改善治疗，应依据 RCT 研究结果，个体化地选择丁基苯酞、人尿激肽原酶等药物。这些药物在改善脑循环、促进神经功能恢复方面可能具有一定的潜力，但具体疗效及适用人群仍需进一步研究和验证。

8. 他汀类药物

对于急性缺血性脑卒中发病前已服用他汀类药物的患者，基于现有证据，建议继续维持他汀治疗。这有助于控制血脂水平，减少血管炎症反应，进而降低脑卒中复发风险。

在脑卒中急性期，应根据患者的年龄、性别、脑卒中亚型、伴随疾病及药物耐受性等临床特征，个体化确定他汀治疗的种类及强度。通过精准施治，以期在保障安全性的基础上，最大化他汀药物的治疗效果。

9. 神经保护治疗

神经保护剂作为缺血性脑卒中治疗的重要辅助手段，在临床实践中，可依据 RCT 研究结果，个体化地应用依达拉奉右莰醇、银杏内酯以及银杏二萜内酯葡胺等神经保护剂。这些药物可通过减轻脑损伤、促进神经修复等机制，为缺血性脑卒中患者提供额外的治疗益处。

10. 非药物治疗策略

高压氧、亚低温以及头位治疗等非药物治疗手段在缺血性脑卒中的治疗中可能具有一定的潜力。然而，其有效性和安全性仍需通过进一步高质量的 RCT 研究来证实。未来研究应关注于优化治疗方案、明确适应证及评估长期疗效等方面。在临床实践中，可依据 RCT 研究结果，个体化地运用远隔缺血适应治疗等非药物治疗手段。这些治疗手段可通过改善脑血流、减轻脑损伤等机制，为缺血性脑卒中患者提供新的治疗选择。同时，应密切监测患者的病情变化，及时调整治疗方案，以确保治疗的安全性和有效性。

11. 营养治疗

（1）营养风险筛查

对于脑卒中患者应采用营养风险筛查 2002（NRS2002）工具进行系统性评估，以识别潜在的营养风险。

（2）吞咽功能评估

推荐对急性脑卒中患者进行早期吞咽功能筛查，以便及时发现并处理吞咽障碍。

（3）营养支持策略

发病后需注重营养支持，尤其是急性期伴有吞咽障碍的患者，应在入院后 7 天内启动肠内营养支持，确保营养摄入。

（4）进食方式调整

对于短期内无法恢复吞咽功能的患者，可考虑早期放置胃管进行喂养。若吞咽障碍长期无法恢复，则可考虑经皮胃造瘘术作为长期营养支持手段。

12. 脑卒中急性期并发症的综合管理

（1）脑水肿与颅内压增高

颅内压控制：应避免和处理可能增加颅内压的因素，如头颈部过度扭曲、情绪激动、用力排便、发热、癫痫发作、呼吸道梗阻、咳嗽及便秘等。

药物治疗：甘露醇和高渗盐水是降低颅内压、减少脑疝风险的有效药物，临床应根据患者病情、年龄及并发症等因素综合考虑后使用。必要时，可选用甘油果糖或呋塞米作为替代或辅助治疗药物。

手术干预：对于发病 48 小时内、年龄小于 60 岁的恶性大脑中动脉梗死伴严重颅内压增高患者，若经药物治疗病情持续恶化，尤其是意识水平下降时，应考虑神经外科会诊，评估去骨瓣减压术的适用性。对于 60 岁以上患者，手术减压虽可降低死亡率和严重残疾率，但独立生活能力改善有限，因此需根据患者年龄、家属意愿及预期治疗目标综合决策。

特殊类型脑卒中的处理：对于压迫脑干的大面积小脑梗死患者，应请神经外科会诊协助处理。目前因缺乏有效性证据，不推荐常规使用糖皮质激素治疗脑水肿和颅内压增高。

药物禁忌：在缺血性脑水肿发生时，不推荐使用巴比妥类药物；对于接受去骨瓣减压术的恶性大脑中动脉梗死患者，也不建议常规应用治疗性低温。

（2）出血转化管理

症状性出血转化时，应停用抗栓药物。对于需要抗栓治疗的患者，可在病情稳定后 10 天至数周内重新启动，需权衡利弊。对于再发血栓风险较低或全身状况较差的患者，可考虑使用抗血小板药物替代华法林。

（3）癫痫处理

不推荐预防性使用抗癫痫药物。脑卒中后 7 天内单次癫痫发作通常无须额外治疗；特殊情况下，如癫痫持续状态、合并脑低灌注、明显脑水肿等，可酌情使用抗癫痫药物。对于 7 天内发作 ≥ 2 次的患者，建议使用抗癫痫药物。癫痫控制后，不建议长期使用。脑卒中 7 天后发生的癫痫，可按癫痫常规治疗进行评估和考虑长期药物治疗。

（4）肺炎预防

意识障碍患者应特别注意预防肺炎，对疑似肺炎的发热患者，应根据病原体给予针对性治疗，不推荐预防性使用抗生素。

（5）排尿障碍与尿路感染管理

对于排尿障碍者，应尽早进行评估和康复治疗，包括行为疗法、膀胱日记记录、盆底肌锻炼、电刺激等。尿失禁患者应尽量避免留置导尿管，可使用便盆或便壶定时排尿。尿潴留患者应测定膀胱残余尿量，配合物理按摩、针灸等方法促进排尿功能恢复。必要时，可间歇性导尿或留置导尿。有尿路感染的患者，应根据病情给予抗感染治疗，不推荐预防性使用抗生素。

（6）深静脉血栓形成与肺栓塞的预防

鼓励患者尽早活动、抬高下肢，避免下肢（尤其是瘫痪侧）静脉输液。卧床患者预防性抗凝治疗（如低分子肝素或普通肝素），尚缺乏充分证据支持其能显著改善神经功能及降低病死率，且可能增加出血风险。

对于已发生深静脉血栓形成（deep venous thrombosis，DVT）及肺栓塞高风险且无禁忌的患者，可给予低分子肝素或普通肝素治疗；

有抗凝禁忌者，可考虑使用阿司匹林。

对于制动患者，可在常规治疗基础上联合加压治疗（如交替式压迫装置）预防 DVT。

对于无抗凝和溶栓禁忌的 DVT 或肺栓塞患者，首选皮下注射低分子肝素或普通肝素抗凝治疗；对症状无缓解的近端 DVT 或肺栓塞患者，可考虑溶栓治疗。

（7）压疮预防

对于瘫痪患者，应定期翻身以防止皮肤受压，保持良好的皮肤卫生和充足的营养摄入。建议使用特定的床垫、轮椅坐垫和座椅，直至患者恢复行动能力。

（8）脑卒中后认知障碍的管理

在脑卒中发生后 1～2 周，可采用适当的神经心理评估量表对患者进行早期认知筛查，并进行长期随访。积极改善脑血循环，控制血管危险因素，可能有助于预防脑卒中后认知障碍的发生。治疗可参考血管性痴呆患者的治疗方案，个体化选用胆碱酯酶抑制剂或美金刚等药物，并联合康复训练人员进行综合认知康复训练。对于脑卒中后出现焦虑、抑郁症状的患者，应及时请心理专科医师协助诊治，采取药物治疗、物理治疗、针灸及中药治疗等综合干预措施。

附：介入治疗策略

1. 血管内介入治疗

（1）静脉溶栓优先原则

在符合静脉溶栓与血管内机械取栓双重指征的情况下，首要选择应为静脉溶栓治疗，此原则基于对当前治疗方案的优化考量。

（2）桥接治疗的应用

针对急性前循环大血管闭塞患者，若发病时间在 4.5 小时以内，可采用阿替普酶或替奈普酶进行静脉溶栓作为桥接治疗的前序步骤。

（3）机械取栓的合理性

对于部分存在静脉溶栓禁忌的患者，血管内机械取栓是一种合理的替代或补充治疗手段。

（4）时间窗内的快速干预

缩短从发病到血管内治疗的时间，对于改善脑卒中患者的预后至关重要。在确保安全的前提下，应尽早实现血管再通，避免因等待观察其他治疗效果而延误机械取栓的最佳时机。

（5）综合评估机械取栓的效益与风险

对于前循环大动脉闭塞所致急性缺血性脑卒中患者，需综合考虑发病时间、病变血管部位、病情严重程度及梗死范围，以全面评估机械取栓治疗的潜在获益与风险。

（6）机械取栓的推荐标准

对于年龄≥18岁、NIHSS评分≥6分、ASPECTS评分≥6分且动脉穿刺时间能在发病后6小时内完成的前循环大动脉闭塞患者，机械取栓治疗被强烈推荐。

（7）扩大时间窗内的机械取栓

对于发病6～16小时且符合DAWN或DEFUSE-3标准的前循环大动脉闭塞患者，机械取栓治疗同样被推荐。对于发病16～24小时且符合DAWN标准的患者，机械取栓治疗可作为考虑选项。

（8）大梗死核心患者的治疗策略

对于前循环大动脉闭塞所致的大梗死核心患者，若发病24小时内ASPECTS评分为3～5分，需在谨慎评估获益与风险后，选择性给予机械取栓治疗。若梗死核心体积在50～100mL之间，同样可考虑机械取栓治疗。

（9）后循环脑卒中的机械取栓

对于年龄18～80岁、NIHSS评分≥6分、后循环ASPECTS评分≥6分且发病在12小时内的基底动脉闭塞急性缺血性脑卒中患者，可优先考虑机械取栓治疗。对于发病12～24小时的椎基底动脉闭塞患者，同样需谨慎评估后考虑机械取栓治疗的可能性。

（10）串联病变与再通后狭窄的处理

对于同时存在颅内和颅外血管闭塞的串联病变患者或机械取栓后血管再通但存在明显狭窄的患者，急诊行支架置入术或血管成形术的有效性尚需进一步研究。在临床上，应仔细权衡治疗的获益与风险，并根据患者的具体情况做出个体化决策。

2. 动脉溶栓治疗策略

针对机械取栓未能成功实现血管再通的大动脉闭塞患者，在发病 6 小时内的窗口期实施动脉溶栓作为补充治疗手段，可能构成一种合理的治疗选择。然而，对于大动脉闭塞性急性缺血性脑卒中患者，在机械取栓成功并实现血管再通后，应用动脉溶栓作为辅助治疗的效果及益处，尚需进一步深入研究和临床验证。

3. 急性缺血性脑卒中血管内治疗的影像学评估方案

对于经严格筛选的发病 6 小时以内、ASPECTS 评分低于 6 分、计划接受紧急再灌注治疗的患者，或发病超过 6 小时但仍计划接受紧急再灌注治疗的患者，强烈建议完成 CT 灌注成像（CTP）检查，以精确界定梗死核心区域和缺血半暗带的体积。此步骤对于制定个性化的治疗策略至关重要。为缩短多模式 CT 的检查时间，提高诊疗效率，推荐采用一站式 CTA+CTP 检查方案。该方案能够同时提供血管解剖结构和血流动力学信息，为治疗决策提供全面依据（表 4-1）。

表 4-1　不同时间窗患者筛选的影像方案推荐

时间窗	影像评估方案	操作流程
0～6h	CT：排除出血、计算 ASPECTS 评分 CTA/MRA/DSA：确定大血管闭塞情况，评价侧支循环 CTP/DWI：评估梗死核心、半暗带（可选）	静脉溶栓窗内，符合 6h 内血管内治疗标准，启动溶栓后同步筛查大血管闭塞情况
6～16h	CT：排除出血、计算 ASPECTS 评分 CTA/MRA：确定大血管闭塞情况 CTP/PWI/DWI：评估梗死核心、半暗带	符合 DEFUSE 3 研究标准或符合 DAWN 研究标准

续表

时间窗	影像评估方案	操作流程
16～24h	CT/MRI：排除出血、计算 ASPECTS 评分 CTA/MRA：确定大血管闭塞情况 CTP/DWI：评估梗死核心	符合 DAWN 研究标准
0～24h	CT/MRI：排除出血、计算 ASPECTS 评分 CTA/MRA：确定大血管闭塞情况 CTP/DWI：评估梗死核心	大梗死核心血管内治疗符合： ANGEL-ASPECT，RESCUE- Japan LIMTI 或 SELECT 2 研 究标准

注：DEFUSE 3-影像评估筛选缺血性脑卒中患者血管内治疗研究；DAWN-DWI 或 CTP 联合临床不匹配对醒后脑卒中和晚就诊脑卒中患者使用 Trevo 装置行神经介入治疗研究；ANGEL-ASPECT-大梗死核心急性前循环大血管闭塞患者的血管内治疗研究；RESCUE-Japan LIMIT-日本超急性大梗死核心脑梗死血管内治疗试验；SELECT2-优化急性缺血性脑卒中血管内治疗患者选择研究。

4. 血管内治疗影像评估建议

（1）治疗前无创影像检查

在实施血管内治疗前，应使用无创影像技术确认是否存在颅内大血管闭塞。

（2）颅内外血管联合筛查

在具备条件的医疗机构中，对拟行机械取栓治疗的患者，进行颅内血管影像检查的同时，可考虑同步筛查颅外颈动脉及椎动脉状态，为制订血管内治疗策略提供详尽信息。

（3）时间窗内影像检查的选择

对于发病 6 小时内的前循环大血管闭塞患者，推荐使用 CTA 或 MRA 明确闭塞情况，可暂不实施灌注成像。

对于发病 6～24 小时的患者，则推荐进行 CTP、DWI 或 PWI 检查，以精准筛选适合机械取栓的病例。

（4）脑侧支循环评估

对于发病 6～24 小时的前循环大血管闭塞患者，在严格筛选的基础上，可考虑结合脑侧支循环情况，决定是否实施机械取栓。

（5）直接导管室评估

在具备条件的医疗机构中，对于发病 6 小时内疑似急性大血管闭塞的患者，经仔细评估风险与获益后，可考虑跳过急诊多模式影像检查，直接进入导管室，利用平板 CT 扫描评估，实施机械取栓。

5.急性缺血性脑卒中血管内治疗患者选择指南

（1）24 小时内的治疗选择

发病 24 小时内的急性前、后循环大血管闭塞患者，经临床及影像筛选符合当前循证医学证据时，均推荐血管内取栓治疗。

（2）6 小时内的前循环取栓标准

发病 6 小时内的前循环大血管闭塞患者，若满足以下条件，建议血管内取栓：脑卒中前 mRS 评分为 0～1 分；颈内动脉或大脑中动脉 M1 段闭塞；NIHSS 评分 ≥ 6 分；ASPECTS 评分 ≥ 6 分。

（3）桥接治疗策略

有急诊血管内治疗指征的患者应迅速接受治疗，若符合静脉阿替普酶溶栓标准，建议同时接受静脉溶栓治疗，但不应因等待溶栓效果而延误血管内治疗。

（4）替奈普酶的选择

发病 6 小时内适合血管内治疗的前循环大血管闭塞患者，在无静脉溶栓禁忌时，可考虑使用替奈普酶（静脉团注 0.25mg/kg，最高 25mg）替代阿替普酶，但此建议需更多随机试验的证据支持。

（5）扩大时间窗的治疗

对于发病 6～16 小时的前循环大血管闭塞患者，符合 DAWN 或 DEFUSE 3 研究标准时，推荐血管内治疗。

对于发病 16～24 小时的前循环大血管闭塞患者，符合 DAWN 研究标准时，同样推荐血管内治疗。

（6）基底动脉闭塞的治疗

对于发病在 0～12 小时的急性基底动脉闭塞患者，符合

ATTENTION 或 BAOCHE 研究标准时，推荐血管内治疗。

对于发病 12～24 小时的急性基底动脉闭塞患者，符合 BAOCHE 研究标准时，亦推荐血管内治疗。

（7）大梗死核心的治疗

发病 24 小时内伴有大梗死核心的急性前循环大血管闭塞患者，若符合 ANGEL-ASPECT、RESCUE-Japan LIMIT 或 SELECT 2 研究标准，推荐血管内治疗。

（8）串联病变的处理

在急诊血管内治疗过程中，经筛选的串联病变患者可考虑进行血管内治疗。

（9）中等血管闭塞的治疗

急性中等血管闭塞患者的急诊血管内治疗获益尚待明确，经筛选及风险评估后，可慎重选择治疗方案，但仍需更多随机试验证据。

（10）特定患者的治疗

脑卒中前 mRS 评分＞1 分、ASPECTS 评分＜3 分或 NIHSS 评分＜6 分的颈内动脉或大脑中动脉 M1 段闭塞患者，在仔细评估风险与获益后，可考虑在发病 6 小时内（至股动脉穿刺时间）进行血管内治疗，但需进一步随机试验证据。

（11）麻醉方案的选择

急性缺血性脑卒中患者考虑血管内治疗时，应根据患者危险因素、操作技术特点及其他临床特征，个体化选择麻醉方案，以避免治疗延误。

（12）超过 24 小时的治疗

对于发病 24 小时以上的大血管闭塞患者，血管内治疗的获益性尚不确定，应结合实际情况，在严格筛选的基础上，考虑是否进行急诊血管内治疗。

6.急性缺血性脑卒中血管内治疗术中操作及围手术期管理

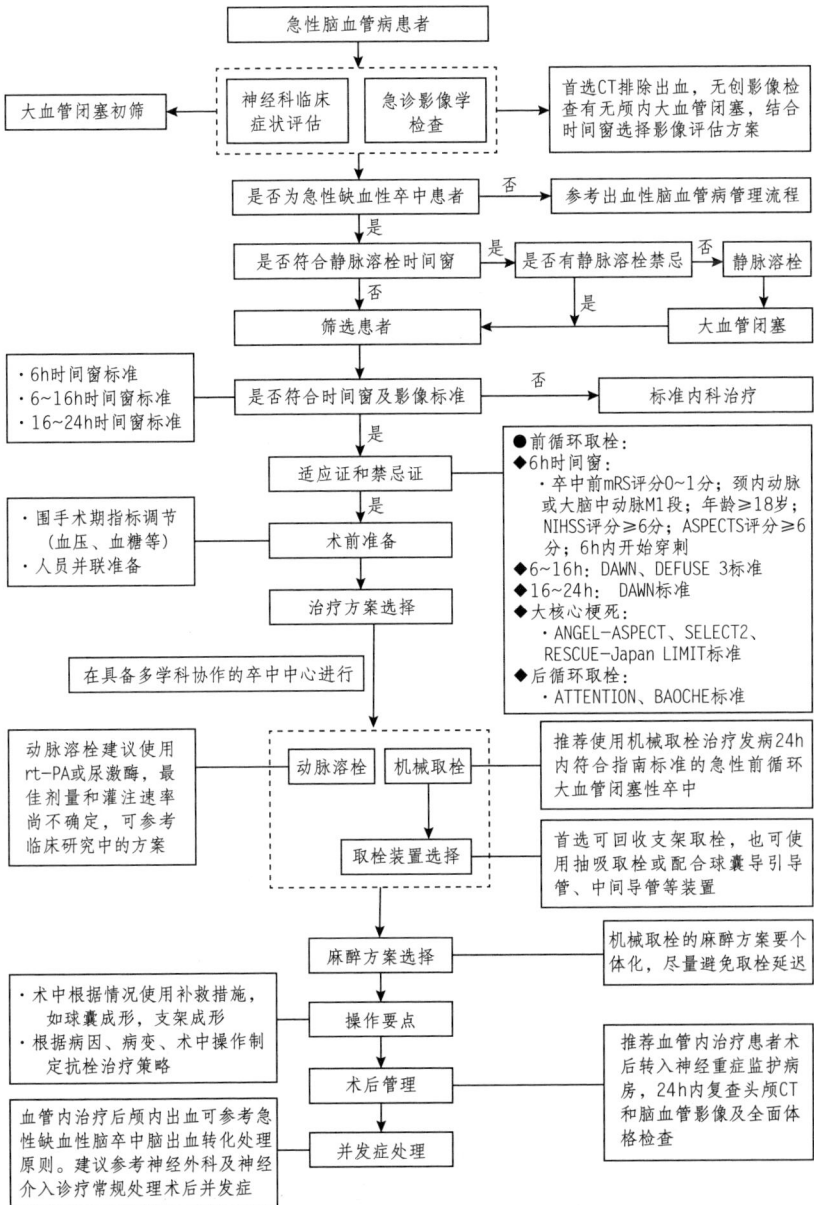

图 4-1　急性缺血性脑卒中血管内治疗筛选及救治流程

注：DAWN—DWI或CTP联合临床不匹配对醒后卒中和晚就诊卒中患者使用Trevo装置行神经介入治疗研究；DEFUSE 3—影像评估筛选缺血性脑卒中患者血管内治疗研究；ANGEL-ASPECT—大梗死核心急性前循环大血管闭塞患者的血管内治疗研究；SELECT—优化急性缺血性脑卒中血管内治疗患者选择研究；RESCUE-Japan LIMIT—日本超急性大梗死核心脑梗死血管内治疗试验；ATTENTION—急性基底动脉闭塞血管内治疗临床研究；BAOCHE—中国急性基底动脉闭塞血管内治疗临床研究。

（1）血管内治疗术前准备、术中实施、药物应用及术后评价体系

1）术前准备

麻醉方式选择：患者若能够配合，优先采用局部麻醉以缩短手术时间。若患者术中配合度预计不佳或因疾病状态及气道条件存在高风险，则转为全身麻醉。术前需将血压调控至 180/105mmHg 以下。

肝素使用：术中肝素的使用剂量目前尚存争议。常规操作中，可使用肝素盐水进行冲洗，但通常不进行全身肝素化，除非患者存在高凝状态或手术预计耗时较长。

2）术中实施

快速 DSA 检查：股动脉穿刺后，迅速进行 DSA 检查，建议 5～10 分钟完成病变血管及其代偿血管的造影，以评估病变闭塞程度、侧支循环状态及手术路径。

导管与导丝操作：利用球囊导引导管、6F/8F 常规导引导管或 90cm 长鞘管，经股动脉上行至患侧动脉。随后，使用 0.036cm 微导丝配合支架微导管，穿越血栓至闭塞远端。通过少量对比剂进行超选择造影，确认微导管的位置。

支架选择与释放：根据闭塞血管直径及中心经验，选择合适的支架尺寸。通常，血管直径大于 3mm 时选用 6mm 支架，小于 3mm 时选用 4mm 支架，或先尝试 4mm 支架，无效后再换用 6mm 支架。支架释放后，通过造影评估其位置及扩张程度。

支架拉栓与抽吸：支架到位后留置 5 分钟，确保其完全扩张于血栓内。随后，将微导管一同轻柔拉出体外，其间导引导管持续负压抽吸以控制血流。也可考虑去除微导管，采用"裸导丝技术"增强近端抽吸效果。若联合使用抽吸导管或中间导管，建议实施双重抽吸，以提高支架取栓效率。

3）药物应用

血管再通定义为所有可治疗的血管血流达到 eTICI 分级 ≥ 2b50 级，再通时间则指首次血流通畅的时间。

抗血小板治疗：心源性栓塞病因者，术后可仅采用单一抗血小板药物治疗；大动脉粥样硬化形成病因者，则建议在术后 24 小时排

除出血转化后,给予双联抗血小板治疗。

动脉溶栓药物:考虑动脉溶栓时,建议选择重组组织型纤溶酶原激活剂(rt-PA)或尿激酶。最佳剂量及灌注速率尚未明确,但推荐 rt-PA 以 1mg/min 的速度给药,总剂量不超过 40mg;尿激酶以 1 万~3 万 IU/min 的速度给药,总剂量不超过 100 万 IU。静脉溶栓后的患者,动脉溶栓时 rt-PA 剂量应不超过 30mg,尿激酶剂量不超过 40 万 IU。血管再通或对比剂外渗时,应立即停止溶栓。

糖蛋白 Ⅱ b/ Ⅲ a 受体拮抗剂:明确串联病变或原位狭窄病变需行血管成形术时,可考虑术中运用替罗非班或依替巴肽。替罗非班的使用,可先通过静脉或联合导管内给予负荷剂量(0.4μg/min·kg),持续 30 分钟(总剂量 ≤ 1mg),后静脉泵入(0.1μg/min·kg)维持 24 小时。依替巴肽的使用,则可先静脉或联合导管内推注 135~180μg/kg,继以持续静脉输注每千克体重 0.5~2.0μg/min,维持 18~24 小时。术后根据 CT 复查结果,在停用糖蛋白 Ⅱ b/ Ⅲ a 受体拮抗剂前 4 小时,给予重叠双联抗血小板治疗。

4)术后评价

影像学检查:术后即刻使用 DSA 机器行 CT 检查,并复查头颅非增强计算机断层扫描(NCCT)。术后 24 小时应进行 MRA 或 CTA 检查,以评估靶血管的开通情况。

穿刺部位处理:腹股沟血管穿刺位置需常规止血、包扎或缝合。

重症监护:术后患者建议转入神经重症监护病房,进行密切监测与标准内科治疗,包括至少 24 小时的心电、血压监护,以及 24 小时内复查头颅 CT 和脑血管影像检查(TCD、MRA、CTA 或 DSA),同时进行神经系统全面体格检查。

(2)手术操作及围手术期管理

1)血管再灌注策略

发病至再灌注时间优化:鉴于发病至再灌注时间的缩短与临床预后呈正相关,强烈建议在治疗时间窗内尽早实施血管开通策略,旨在实现早期血流再灌注(依据 eTICI 分级标准,达到 2b50~3 级)。

血管内治疗目标：在急诊血管内治疗过程中，为确保临床预后的显著改善，推荐追求 eTICI 分级 2b50～3 级的血流再灌注状态。

2）取栓技术选择

对于经严格筛选后适合机械取栓的患者，首选抽吸取栓策略与首选支架取栓策略相比，非劣效性已得到验证。

3）辅助器械应用

在血管内治疗过程中，应结合患者的具体病情，审慎选择使用球囊导引导管或中间导管等辅助器械，旨在提升血管开通成功率。

4）血管成形与支架置入策略

再通后狭窄管理：急诊血管内治疗后，若再通血管出现显著狭窄（＞70%），或影响远端血流（eTICI 分级＜2b50 级），或存在再闭塞风险，建议密切观察，必要时可考虑实施血管成形术（包括球囊扩张或支架置入）。

补救性血管成形术：在急诊血管内治疗中，为达到 eTICI 分级 2b50～3 级的再灌注血流，可考虑应用血管成形、支架置入等补救措施。

5）溶栓治疗策略

动脉溶栓考量：在静脉溶栓的基础上，对于部分适合的患者，经谨慎评估风险与获益后，可考虑实施动脉溶栓治疗，特别是在患者不适合静脉溶栓或静脉溶栓无效且无法立即进行血管内治疗时。

动脉内阿替普酶溶栓：急诊血管内治疗成功开通血管后（eTICI 分级 2b50～3 级），对于部分适合患者，在充分评估风险与获益后，可慎重选择动脉内给予阿替普酶溶栓治疗（剂量为 0.225mg/kg），但此推荐需进一步通过随机对照试验验证。

6）血压管理

血管内治疗实现血管再灌注后，应谨慎评估风险与获益，建议将收缩压控制在 140～180mmHg 范围内，避免过度降压至 120mmHg 以下。

7）抗血小板与抗凝治疗

术前血小板糖蛋白Ⅱb/Ⅲa 受体拮抗剂：急诊血管内治疗前，给予静脉血小板糖蛋白Ⅱb/Ⅲa 受体拮抗剂的获益性尚未明确，但在考虑病因为大动脉粥样硬化性前循环急性大血管闭塞的患者中，经严格筛选后，术前静脉使用可能是安全的。

术中血小板糖蛋白Ⅱb/Ⅲa受体拮抗剂：对于急诊血管内治疗中进行了球囊扩张或支架成形术的患者，经严格筛选后，术中给予血小板糖蛋白Ⅱb/Ⅲa受体拮抗剂可能是安全的。

术中肝素与阿司匹林的使用：在急诊血管内治疗中，无选择性地给予静脉注射肝素或阿司匹林可能会增加风险，因此不建议常规使用，但对于少数特殊患者，在充分评估风险与获益后，可慎重选择。

抗凝治疗：对于心房颤动导致的急性缺血性脑卒中患者，急诊血管内治疗后，经谨慎评估，可考虑在发病早期启动抗凝治疗。

8）扩容与扩血管治疗

急诊血管内治疗开通血管后，不推荐常规进行扩容或扩血管治疗，但对于血管内治疗后出现脑灌注不足的患者，可考虑在密切监测下实施扩容治疗。

9）血糖与血脂管理

血糖管理：血糖高于10mmol/L时，可考虑给予胰岛素治疗；血糖低于3.3mmol/L时，可考虑给予10%～20%葡萄糖口服或注射治疗。

血脂管理：血脂异常与不良预后相关，因此，急性缺血性脑卒中后应积极评估血脂水平，以指导降脂治疗及二级预防策略的制订。

（二）出血性中风病的西医治疗方案

脑出血的治疗策略涵盖内科保守治疗与外科干预两大类，其中，多数患者首选内科保守治疗路径，而针对病情危急、存在继发因素且满足手术指征的患者，则适时转向外科治疗。

1. 内科保守治疗

（1）基础治疗策略

脑出血初期，患者常处于病情不稳定状态，需持续监测生命体征，进行神经系统状态评估及心肺功能监护，具体措施包括无创血压监测、心电图动态观察、血氧饱和度监测等，遵循《中国急性缺血性脑卒中诊治指南（2023）》中关于氧疗、呼吸支持及心脏疾病管理的原则执行。

（2）血压调控方案

对脑出血患者的血压进行综合评估，明确血压升高的潜在原因，并据此决定降压策略。对于考虑急性降压的自发性脑出血，在发病后 2h 内开始治疗，并在 1h 内达到目标血压值，有助于降低血肿扩大的风险并改善功能预后。对于轻中度自发性脑出血，如果收缩压 > 220mmHg，建议在持续血压监测下积极降压治疗。如果收缩压为 150 ~ 220mmHg，紧急将收缩压降至 140mmHg，并维持在 130 ~ 150mmHg 是安全的，可能改善功能结局。如果收缩压 > 150mmHg，将收缩压紧急降至 130mmHg 以下可能有害。

对于出血量较大或需要手术减压的自发性脑出血患者，强化降压的安全性和有效性尚不明确。对于需要急性降压的自发性脑出血患者，在降压治疗期间应监测血压，谨慎滴定降压药物剂量，力求持续、平稳地控制血压，有助于改善功能预后。

需要注意的是，在降压治疗期间，需每 5 ~ 15 分钟监测一次血压，确保血压平稳，避免剧烈波动。

（3）血糖管理

维持血糖水平在 7.8 ~ 10.0mmol/L 范围内，血糖超过 10mmol/L 时启用胰岛素治疗，低于 3.3mmol/L 则给予 10% ~ 20% 葡萄糖口服或静脉注射，旨在达到并维持正常血糖状态。

（4）体温调节

脑出血患者早期可能出现中枢性高热，尤其多见于丘脑出血或脑干出血的患者。发病 3 天后，患者容易出现肺部感染、泌尿系统感染等，从而导致发热，此时需要针对具体的感染病因进行抗感染等相应干预治疗。

（5）药物治疗

止血干预：氨甲环酸可用于限制血肿扩大及降低早期死亡率，但长期效益尚待明确。

神经保护剂：如依达拉奉等神经保护剂的有效性及安全性需更

多高质量的临床试验验证。

（6）病因特异性治疗

抗凝药物相关出血：立即停药，根据药物类型选择特定拮抗剂（如达比加群相关出血使用依达赛珠单抗）或替代治疗（如华法林相关出血采用浓缩型凝血酶原复合物联合维生素 K）。

不推荐使用：重组 Ⅶ a 因子单药治疗与口服抗凝药相关脑出血。

其他抗凝治疗：肝素相关出血推荐使用鱼精蛋白，溶栓药物相关出血可考虑输注凝血因子及血小板，抗血小板药物相关出血则不建议常规输注血小板。

（7）并发症管理

颅内压增高：采取卧床休息、床头适度抬高、密切监测生命体征等措施，必要时使用甘露醇、高渗盐水等脱水剂，根据患者个体情况调整剂量及疗程，同时监测心肾功能及电解质平衡，必要时加用呋塞米、甘油果糖或白蛋白。意识障碍伴脑积水者可考虑行脑室引流。

癫痫发作：不主张预防性使用抗癫痫药物，对于临床癫痫发作或疑似癫痫发作（经脑电图监测确认痫样放电）的患者，应启动抗癫痫治疗。

深静脉血栓与肺栓塞的预防：卧床患者应积极预防深静脉血栓形成（Deep Venous Thrombosis，DVT），鼓励患者早期活动、抬高下肢，避免下肢尤其是瘫痪侧静脉输液。高危患者（排除凝血障碍所致脑出血）可考虑在血肿稳定后使用小剂量低分子肝素或普通肝素预防 DVT，但需权衡出血风险。

2. 外科治疗

（1）脑实质出血的手术干预

外科手术通过迅速清除血肿、缓解颅内压、解除脑组织机械压迫，成为高血压脑出血治疗的重要手段。对于原发性脑出血，外科开颅手术的有效性尚存争议，微创治疗因其安全性及降低病死率的潜力而被推荐。以下情况可考虑个体化选择开颅或微创治疗。

小脑出血伴神经功能恶化或脑干受压：无论是否伴有脑积水，

均应尽快手术清除血肿。超过 30mL 且靠近皮质表面 1cm 以内的出血，可考虑标准开颅或微创手术。

幕上高血压脑出血：发病 72 小时内、血肿体积 20～40mL、格拉斯哥昏迷评分（Glasgow Coma Scale，GCS）≥ 9 分的患者，在严格筛选下可考虑微创手术联合或不联合溶栓药物液化引流。

重症脑出血：血肿体积超过 40mL 导致意识障碍恶化的患者，可考虑进行微创手术。

微创治疗标准：尽可能清除血肿，使残余血肿体积 ≤ 15mL，术前应行血管检查（如 CTA/MRA/DSA）以排除血管病变。

（2）脑室出血治疗

单纯脑室外引流联合重组组织型纤溶酶原激活剂（rt-PA）治疗脑室出血安全有效，有助于降低重症患者病死率，神经功能恢复情况需进一步研究。联合腰椎穿刺置管引流可加速清除脑室出血，降低脑室腹腔分流的需求。

（3）预防复发

脑出血患者复发风险高，年复发率为 1%～5%，高血压是主要危险因素。

风险评估：综合考虑初发出血部位、年龄、微出血灶数量、抗凝药物使用、载脂蛋白 E 基因型等因素。

血压管理：所有脑出血患者应严格控制血压，长期目标设定为 130/80mmHg。

生活方式调整：限酒、戒烟、避免药物滥用及治疗阻塞性睡眠呼吸暂停。

抗栓治疗策略：非瓣膜性房颤患者应避免长期使用华法林，非脑叶出血患者可考虑抗凝，所有脑出血患者均可使用抗血小板单药治疗。

重启抗凝时机：抗凝药物相关脑出血后重启抗凝的最佳时间未明，非机械瓣膜患者至少 4 周内避免口服抗凝药物，必要时可开始阿司匹林单药治疗。

他汀类药物使用：无充分证据表明需限制脑出血患者使用他汀类药物。

二、中医治疗中风病

（一）疾病分期

急性期：发病 2 周以内。

恢复期：发病后 2 周～ 6 个月。

后遗症期：发病 6 个月以后。

（二）病类诊断

中经络：中风病无意识障碍者。

中脏腑：中风病有意识障碍者。

（三）证候诊断

1. 中脏腑

（1）痰蒙清窍证

意识障碍，半身不遂，口舌喝斜，言语謇涩或不语，痰鸣辘辘，面白唇暗，肢体瘫软，手足不温，静卧不烦，二便自遗，舌质紫暗，苔白腻，脉沉滑缓。

（2）痰热内闭证

意识障碍，半身不遂，口舌喝斜，言语謇涩或不语，鼻鼾痰鸣，或肢体拘急，或躁扰不宁，或身热，或口臭，或抽搐，或呕血，舌质红，舌苔黄腻，脉弦滑数。

（3）元气败脱证

昏愦不知，目合口开，四肢松懈瘫软，肢冷汗多，二便自遗，舌卷缩，舌质紫暗，苔白腻，脉微欲绝。

2. 中经络

（1）风火上扰证

眩晕，头痛，面红耳赤，口苦咽干，心烦易怒，尿赤便干，舌质红绛，舌苔黄腻而干，脉弦数。

（2）风痰阻络证

头晕目眩，痰多而黏，舌质暗淡，舌苔薄白或白腻，脉弦滑。

（3）痰热腑实证

腹胀，便秘，头痛，目眩，咯痰或痰多，舌质暗红，苔黄腻，脉弦滑或偏瘫侧弦滑而大。

（4）阴虚风动证

眩晕耳鸣，手足心热，咽干口燥，舌质红，舌体瘦，少苔或无苔，脉弦细数。

（5）气虚血瘀证

面色㿠白，气短乏力，口角流涎，自汗，心悸，便溏，手足肿胀，舌质暗淡，舌苔白腻，有齿痕，脉沉细。

（四）中药治疗

中风病急性期治疗重在祛邪，佐以扶正，以醒神开窍、化痰通腑、平肝息风、化痰通络为主要治法。

1. 中脏腑

（1）痰热内闭证

治法：清热化痰，醒神开窍。

推荐方药：①羚羊角汤加减。药物组成包括羚羊角粉（冲）、生石决明（先煎）、夏枯草、菊花、龟板（先煎）、生地黄、牡丹皮、白芍、天竺黄、胆南星等。②羚角钩藤汤和温胆汤加减。药物组成包括羚羊角粉（冲）、生地黄、钩藤（后下）、菊花、茯苓、白芍、赤芍、竹茹、川牛膝、川芎、牡丹皮、半夏、陈皮、栀子等。

中成药：灌服或鼻饲安宫牛黄丸，口服局方至宝丸、牛黄清心丸、紫雪散、珠珀猴枣散等。

（2）痰蒙清窍证

治法：燥湿化痰，醒神开窍。

推荐方药：涤痰汤加减。药物组成包括制半夏、制南星、陈皮、枳实、茯苓、人参、石菖蒲、竹茹、甘草、生姜等。

中成药：灌服或鼻饲苏合香丸，口服复方鲜竹沥液等。

（3）元气败脱证

治法：益气回阳固脱。

推荐方药：急予参附汤加减频频服用，药物组成包括人参（另煎兑服）、附子（先煎半小时）等。

中成药：参附注射液、参麦注射液等。

2. 中经络

（1）风火上扰证

治法：清热平肝，潜阳息风。

推荐方药：天麻钩藤饮加减。药物组成包括天麻、钩藤（后下）、生石决明（先煎）、川牛膝、黄芩、山栀、夏枯草等。

中成药：天麻钩藤颗粒等。

（2）风痰阻络证

治法：息风化痰通络。

推荐方药：①化痰通络方加减。药物组成包括法半夏、生白术、天麻、紫丹参、香附、酒大黄、胆南星等。②半夏白术天麻汤合桃红四物汤加减。药物组成包括半夏、天麻、茯苓、橘红、丹参、当归、桃仁、红花、川芎等。

中成药：中风回春丸、华佗再造丸、通脉胶囊、田七口服液等。

（3）痰热腑实证

治法：化痰通腑。

推荐方药：①星蒌承气汤加减。药物组成包括生大黄（后下）、芒硝（冲服）、胆南星、瓜蒌等。②大承气汤加减。药物组成包括大黄（后下）、芒硝（冲服）、枳实、厚朴等。

中成药：安脑丸、牛黄清心丸、田七口服液、大黄地榆胶囊、麻仁丸等。

（4）阴虚风动证

治法：滋阴息风。

推荐方药：①育阴通络汤加减。药物组成包括生地黄、山萸肉、钩藤（后下）、天麻、丹参、白芍等。②镇肝熄风汤加减。药物组成包括生龙骨（先煎）、生牡蛎（先煎）、代赭石（先煎）、龟板（先煎）、白芍、玄参、天冬、川牛膝、川楝子、茵陈、麦芽、川芎等。

中成药：大补阴丸、知柏地黄丸等。

（5）气虚血瘀证

治法：益气活血。

推荐方药：补阳还五汤加减。药物组成包括生黄芪、全当归、桃仁、红花、赤芍、川芎、地龙等。

中成药：消栓通络片、脑安胶囊、脑心通胶囊、通心络胶囊、黄芪注射液、参附注射液等。

附：中药注射液治疗

1.中脏腑

痰蒙清窍证：选用醒脑静注射液静脉滴注。

痰热内闭证：选用清开灵注射液静脉滴注。

元气败脱证：选用参麦注射液或参附注射液或生脉注射液等具有扶正作用的中药注射液进行静脉滴注。

2.中经络

可选用具有活血化瘀作用的中药注射液静脉滴注。如丹参注射液、丹红注射液、川芎嗪注射液、三七总皂苷注射液、灯盏细辛注射液、疏血通注射液等。辨证属于热证者，可选用具有活血清热作用的中药注射液静脉滴注，如苦碟子注射液等。

3.常见变证的治疗

中风急性期重症患者常出现顽固性呃逆、呕血等变证，需及时救治。

（1）呃逆

如出现呃声短促不连续，神昏烦躁，舌质红或红绛，苔黄燥或少苔，脉细数者，可用人参粳米汤加减（西洋参、粳米）以益气养阴，和胃降逆。

如出现呃声洪亮有力，口臭，烦躁，甚至神昏谵语，便秘尿赤，腹胀，舌红苔黄燥起芒刺，脉滑数或弦滑而大者，选用大承气汤加减。方中生大黄、芒硝、厚朴、枳实、沉香粉，以通腑泄热，和胃降逆。

如出现烦热症状减轻，但仍呃声频频，可予平逆止呃汤（经验方）治疗。方中炒刀豆、青皮、枳壳、旋覆花、制半夏、枇杷叶、莱菔子、鲜姜，以和胃理气降逆。兼有气虚者，可加生晒参。

（2）呕血

如出现呕血，神识迷蒙，面红目赤，烦躁不安，便干尿赤，舌质红，苔薄黄，或少苔、无苔，脉弦数，可予犀角地黄汤加减。方中水牛角先煎，生地黄、赤芍、牡丹皮以凉血止血。还可选用大黄黄连泻心汤，或用云南白药或三七粉、生大黄粉等。如出现高热不退，可予紫雪散以清热凉血。

（3）呕吐

如出现呕吐不止、胃气升降失调者，若伴有头眩、心悸、胸脘满闷感，舌苔白滑而腻，脉沉弦滑，治以温化痰饮，予小半夏汤合苓桂术甘汤加减。若呕吐吞酸，干呕泛恶，嗳气频频，舌边红，苔薄腻或微黄，脉弦，予半夏厚朴汤合左金丸加减。若呕吐反复，胃脘嘈杂，予麦门冬汤加减。

（4）便秘

若见大便干结，胸腹满闷，或腹部胀痛，甚则疼痛拒按，口干口苦，小便短赤，舌质红，苔黄腻或黄燥，脉滑实有力，予麻子仁丸。

若见大便干结，或不甚干结，欲便不得出，或便而不爽，腹中胀痛，胸胁满闷，嗳气呃逆，食少纳呆，肠鸣矢气，病情随情志变化而变化。舌质淡，苔薄白或薄腻，脉弦，予六磨汤加减。

若见大便艰涩，腹痛拘急，胀满拒按，胁下偏痛，手足不温，呃逆呕吐，舌苔白腻，脉弦紧，予大黄附子汤加减。若虽有便意，临厕努挣乏力，难以排出，便后乏力，汗出气短，面白神疲，肢倦懒言，舌淡胖，或舌边有齿痕，苔薄白，脉细弱，予黄芪汤加减。

若津血不足，大便干结，努挣不下，面色苍白，头晕目眩，心悸气短，失眠健忘，或口干心烦，潮热盗汗，耳鸣，腰膝酸软，舌淡，苔白，脉细，予润肠丸加减。

若大便干结，如羊屎状，形体消瘦，头晕耳鸣，两颧红赤，心烦少眠，口苦口干，潮热盗汗，腰膝酸软，舌红，少苔，脉细数，予增液汤加减。

若大便排出困难，小便清长，面色㿠白，四肢不温，腹中冷痛，得热则减，腰膝冷痛，舌淡苔白，脉沉迟，予济川煎加减。

（5）呛咳

若伴有呛咳，予三拗汤加减或小青龙汤加减。若伴有咽痒、嗳气吞酸、咽喉部异物感，可选用健脾益气的中药或者中成药，比如补中益气丸、四君子汤、香砂六君子汤、香砂养胃丸等。

（五）非药物治疗

根据患者的不同病因及辨证论治，临床可以息风通络、活血祛瘀、补益肝肾、醒脑开窍为治则治法，选择针刺、灸法、推拿、穴位贴敷、传统功法等治疗手段，制定个体化治疗方案。

1. 针刺

（1）醒脑开窍针法

主穴：内关、水沟、三阴交。

辅穴：极泉、尺泽、委中。

操作方法：首先刺双侧内关，直刺 0.5 ～ 1 寸，采用提插捻转结合的泻法，施手法 1 分钟。接着刺水沟，向鼻中隔方向斜刺 0.3 ～ 0.5 寸，采用雀啄手法泻法，以患者流泪或眼球湿润为度。再刺三阴交，沿胫骨内侧缘与皮肤呈 45° 斜刺，进针 1.0 ～ 1.5 寸，采用提插补法，以患肢抽动 3 次为度。每日针刺 2 次，10 天为 1 个疗程，连续治疗 3 ～ 5 个疗程。

（2）头针

主穴：百会、偏瘫肢体对侧顶中线、顶颞前斜线、顶颞后斜线。

辅穴：四神聪、风池。

操作方法：用细针沿头皮刺入，深度为 1 ～ 1.5 寸，进针角度与头皮呈 15°～ 30°，针后以 200 转 / 分钟的速度持续捻转 1 分钟，留针 30 分钟，期间可以进行康复训练或其他物理治疗。

（3）靳三针疗法

取穴：四神针、颞三针（健侧）、手三针（患侧）、足三针（患侧）。

加减：吞咽困难、言语不清加舌三针；肩痛者加肩三针；面瘫者加面瘫针；中风闭证加闭三针，脱证加脱三针。

操作方法：使用 0.32mm ×（25 ～ 50）mm 一次性针灸针，75% 酒精皮肤常规消毒后进针。颞三针取患侧，以耳尖直上入发际 2 寸为第 1 穴，水平向前、向后各旁开 1 寸为第 2、第 3 穴。采用快速进针，快速小幅度捻转间断平补平泻的方法。留针期间行针 3 次，共留针 30 分钟。曲池向少海方向深刺，外关向内关方向深刺，合谷向后溪方向深刺，伏兔、足三里、太冲直刺。地仓向颊车方向透刺，迎香针尖向上平刺，夹承浆向外平刺。舌三针（以拇指第 1、第 2 指骨间横纹平贴于下颌前缘，拇指尖处为第 1 穴，其左右各旁开 1 寸为第 2、第 3 穴）针尖向舌根方向呈 45°～ 60° 针刺，深度为 35 ～ 40mm。风池穴向鼻尖方向直刺 25 ～ 30mm，丰隆、太溪直刺。每周针刺 5 次，4 周为 1 个疗程。

（4）拮抗肌针刺方法

治疗原则：通过刺激拮抗肌群的穴位，平衡阴阳，促进偏瘫肢体功能的恢复。

取穴：上肢偏瘫选取肩髃、臂臑、手三里、外关等穴位，以刺激上肢的拮抗肌群；下肢偏瘫选取环跳、委中、承山、昆仑等穴位，以刺激下肢的拮抗肌群。

操作方法：根据穴位的具体位置和深度进行直刺或斜刺。针刺后进行适当的行针手法，如提插、捻转等，得气后留针加电约 30 分钟，1 次 / 日，7 天为 1 个疗程。Brunnstrom Ⅱ～ Ⅲ期采用疏密波，频率以 100 次 / 分钟为宜，刺激强度以患者能耐受为度。

附：1. 中风后肩痛

（1）电针疗法

取穴：阿是穴、肩前、肩髃、肩髎、臂臑、曲池。

操作方法：患者健侧卧位，疼痛剧烈者采用密波，水肿严重者采用疏密波，强度以患者能忍受为宜，辅以特定电磁波照射肩部，每次 30 分钟，每天 1 次，7 天为 1 个疗程。

（2）温针灸疗法

取穴：患侧少海、养老、臂臑、肩髃、后溪、肩髎、翳风。

操作方法：将毫针刺入患者腧穴，运用行针手法待得气后，将艾条剪为约 3cm 长，插在针柄上，将艾条点燃，在毫针上施温针灸，在被艾灸的皮肤表面覆盖一层隔热纸，待艾条燃尽后起针。每天 1 次，每次连续施灸 2 壮。

（3）火针或毫火针疗法

取穴：先寻找经筋结点，医者一手握住患者患肢远端，使患肢做被动动作，如外展、外旋、上举、内旋等，在患者做被动动作过程中医者用另一只手的拇指指腹进行推、循、点、按，以寻找痛点或条索状结节，并沿经筋走向寻找其他病灶点，寻找 3 ～ 6 个病灶点做好标识进行治疗。

针具：火针或毫火针。

操作方法：患者取适当体位并暴露标记好的病灶点部位，医者双手及患者的标记部位常规消毒后，医者一手握燃烧的酒精灯，另一手握毫火针针柄，将针身在灯焰上烧至发红，迅速点刺标记部位，点刺进针深度 0.2 ～ 0.5 寸，进针约半分钟后出针，用消毒棉签按压点刺部位以止血。

（4）腕踝针治疗

取穴：明确肩部疼痛最严重部位，按照腕踝针分区定位。患侧取穴，进针定位点在腕部横纹上 2 横指，以手指同身寸。

操作方法：常规消毒，采用 1.5 寸毫针在相应点进针后皮下浅刺，针尖指向病所，针刺过程中应避开血管及凹陷处，进针后不得有酸、麻、胀、痛感觉或其他不适感，若有，即进行调针。调针完毕后用小胶布固定留在体外的针柄，留针60～120分钟，每日1次，7天为1个疗程。

（5）齐刺肩四针

取穴：患侧肩髃、肩髎、肩贞、肩前。

操作方法：患者取侧卧位，局部消毒后，四穴直刺一针，进针1～1.5寸，施捻转平补平泻法，得气后，以进针点为中心，在其两侧1～1.5寸处呈45°各斜刺1针，深度与处于正中位置直刺的针相同，三针保持在同一直线上。留针30分钟，每隔10分钟行针1次，每日1次，7天为1个疗程。

（6）平衡针法

取穴：健侧肩痛穴。

操作方法：患者平卧，常规消毒后以0.35mm×（40～50）mm针灸针直刺，行上下提插针刺手法（滞针法），不留针，以患者有触电似针感向足背、足趾和踝关节传导出现的麻胀感为度。

（7）董氏奇穴

取穴：患侧取肾关，健侧取四花中、大白、灵骨。

操作方法：患者取侧卧位，常规消毒后以0.35mm×（40～50）mm针灸针直刺，以患者局部有酸重胀痛或麻电样放射针感为佳，留针20分钟，每日1次，7天为1个疗程。

2. 中风后吞咽障碍

（1）"舌项三针"疗法

取穴：项三针（风池、翳风、完骨），舌三针（廉泉及左右旁开各1寸）。

操作方法：选取风池、完骨，用0.3mm×50mm的毫针，针尖向对侧下颌角方向直刺，缓慢进针约30mm。翳风穴向对侧透刺，进针约30mm，行小幅度的提插捻转，针感传至咽喉部为佳，每10分钟行针1次，每次每穴行针约半分钟。针刺廉泉时让患者头稍后仰，充分暴露颈部，针尖向舌根部直刺，进针约40mm即可，可不提插捻转，其余二穴操作同廉泉，留针 30 分钟。

（2）电针

取穴：主穴为翳风、风池、风府、廉泉、双侧夹廉泉（廉泉旁开 1 寸）、内关，配穴取人中。

操作方法：针刺风池、翳风，针尖向咽喉方向刺入 1.5 寸，施以小幅度低频率捻转补法，针感以酸胀为度；针刺风府时，针尖朝向下颌方向刺入 0.5～1 寸；针刺内关时，直刺 0.5～1 寸，施以捻转提插相结合的泻法；针刺人中时，向鼻中隔斜刺 0.5 寸，施雀啄手法，以眼球湿润为度。双侧夹廉泉、翳风加用电针治疗仪，选择连续波，输出电流强度以患者能耐受的最大强度为度，配穴行平补平泻手法。留针 30 分钟，每日 1 次。

2. 灸法

（1）雷火灸

选取任督二脉、手足阳明经、手足少阳经。每次约 20～30 分钟，每日 1 次，7 天为 1 个疗程。

（2）麦粒灸

用麦粒大小的艾灸施灸，一般做直接灸。对于中风后肌张力高的患者，取十二井穴施麦粒灸法以降低肌张力。

3. 推拿

推拿治疗主要适用于中经络及中风后遗症等生命体征稳定的患者。以疏通经络、调和气血、促进功能恢复为治疗原则。主要手法包括一指禅、点、按、拿、揉、擦等。主要穴位包括肩髃、曲池、手三里、伏兔、梁丘、足三里等手足阳明经穴位，也可适当按压阴经穴位。

根据肢体功能缺损程度和状态进行中医按摩循经治疗，可使用不同手法以增强全关节活动度、缓解疼痛、抑制痉挛和进行被动运动等。按压膀胱经腰部穴位可有效增强腰部肌力。重点刺激患者阳明经穴位，以患者有明显酸胀感、能忍受为宜。可在患者上肢、下肢的内侧、前侧、后侧、外侧分别施用拿法，以理筋舒筋，防止肌肉萎缩。另外，可根据"阳病阴治""上病下取"的理论，点、按、揉、压患侧足底踇趾趾腹下部的大脑反射区，以及患侧足底踇趾趾腹下部后外侧的小脑反射区，纠正血液流变学障碍，改善脑组织半暗区的血液供应。

4. 走罐

选取患者背部督脉及膀胱经第一、第二侧线，手持玻璃火罐进行走罐操作，以皮肤潮红为度。

5. 传统功法

在功能允许的条件下，可指导患者配合八段锦、五禽戏等以促进肢体功能康复。

6. 穴位按摩

根据患者的临床症状，可辨证使用穴位按摩。肝阳暴亢者，点按风池（双侧）、曲池（双侧）、外关（双侧）；风痰阻络者，点按足三里（双侧）、丰隆（双侧）、曲池（双侧）；气虚血瘀者，点按足三里（双侧）、血海（双侧），艾灸神阙、中脘；阴虚风动者，点按太溪（双侧）。

三、卒中单元的建设及优势

脑血管病变具有显著的高发病率、高致死率、高致残率、高复发率的特征，其给个人、家庭乃至整个社会带来的沉重负担，已成为社会各界广泛关注的焦点。面对这一严峻形势，神经内科专家亟须探索更为有效的中风治疗策略。近年来，卒中单元（Stroke Unit，SU）管理模式在国内受到广泛推广，为脑卒中患者的治疗带来了新的希望。随着医学模式的逐步转型及人口老龄化的加剧，构建并完善具有特色的脑血管病综合管理体系显得尤为迫切，而探索并建立与中国国情相结合的卒中单元模式，无疑具有深远的战略意义。Meta 分析结果有力证实，在当前的中风治疗方案中，卒中单元的应用成效显著，其疗效优于抗凝、抗血小板及溶栓治疗，且治疗成本相对较低。

卒中单元，作为专为脑卒中患者设计的多学科协作治疗平台，是在医院特定区域内，为脑卒中患者提供专用病床、全方位医疗服务及高效科学规范化医疗管理的诊疗模式。该模式由临床医师、护理人员、康复治疗师、理疗专家及志愿者等组成的综合团队共同实施，旨在为脑卒中患者提供从诊断、治疗、肢体功能康复、语言训练、心理康复到健康教育等一站式医疗服务，以降低病死率、致残率，全面提升患者的生活质量。卒中单元的构建需全面考量设施配置、人员配备、诊疗流程等多个维度。鉴于我国在利用中药及针灸治疗脑卒中方面具有悠久的传统和确切的疗效，将中医防治措施，如针灸、中药治疗等融入卒中单元，将有助于进一步优化脑卒中治疗与康复路径，从而构建符合我国国情的卒中单元体系。

（一）卒中单元的有效运行机制解析

卒中单元遵循专业指南，实施标准化的诊断与治疗流程，确保检查的严谨性与治疗方案的精准性，通过对每位患者进行个体化的逆向评估，制定更加符合其实际病情的医疗策略。在卒中单元内，患者能够获得更为细致的关注，脑卒中专业团队的紧密协作，使诊断、评估、治疗、预防及康复等关键环节能够有机整合，形成连贯的治疗链条。同时，经过专业培训的医护人员，以及持续的继续教育机制，能够及时发现并有效处理患者的多种并发症，显著降低卒中单元的病死率。此外，卒中单元还为患者提供了早期且充分的康复训练，通过制定科学合理的康复程序与目标，确保患者活动适度，有利于其恢复至最佳状态。同时，对患者及其家属进行健康教育，以及家属的积极参与与陪护，不仅消除了患者的恐惧与孤独感，对其心理状态产生了积极影响，也为病情的恢复创造了有利条件。

（二）卒中单元构建标准与要求

在构建卒中单元时，需严格遵循以下核心原则，以确保其高效运作并满足患者需求。

1. 基础设施与资源配置

卒中单元的设立需依托完善的医疗环境与条件，这些条件构成了收治脑卒中患者的基线标准。参照欧洲卒中促进会指南，基础要求包括：①确保 24 小时 CT 检查能力；②制定并执行脑卒中治疗指南及操作规范；③神经内科、神经外科及神经放射科在评估与资料收集中的紧密协作；④配备经过特殊培训的护理团队；⑤实施早期康复计划，包括语言康复、作业疗法及物理治疗；⑥构建康复网络体系；⑦ 24 小时内完成颅内及颅外血管超声检查、彩色编码双功能超声及经颅多普勒超声检查；⑧ 24 小时内完成心电图及超声心动图检查；⑨执行必要的实验室检查，包括凝血功能的评估；⑩持续监测血压、血气分析、血糖及体温。对于大型医疗中心，还需增设 MRI/MRA、DWI/PWI、CTA、DSA 及经食管超声心动图等高级检查手段，以实现对脑卒中的及时诊断与监测。

2. 脑卒中团队构建

卒中单元采用多元化的医疗模式，其核心在于脑卒中团队的协同工作。该团队由神经内科、神经外科、放射科等多学科专家组成，由一名具备脑卒中诊疗经验的医生（一般情况下为神经科医生）领导，负责定期会诊与方案讨论，为患者提供综合治疗方案。此外，团队中还需包含数名经过脑卒中专业培训的专科护士，以及由康复治疗师、言语及心理治疗师、营养师、社会工作者等组成的康复团队，各成员间需明确分工，紧密合作，确保患者在急性期、中期及康复期得到全面管理。

3. 标准化治疗指南

构建卒中单元时，需依据国家指南及本单位实际情况，制订符合自身条件的临床诊治方案。卒中单元应拥有完善的急救、诊断、治疗及康复标准化流程，确保每位患者都能获得一致且有效的治疗。例如，急性期的溶栓治疗需严格遵循"时间窗"原则，以减少神经功能损伤。

4. 模式选择

卒中单元存在多种形式，其中急性/康复联合卒中单元模式因其疗效显著而被广泛采用。该模式平均治疗时间为 16 天，最长不超过 6 周，分为急性期治疗与早期运动康复两个阶段。卒中单元不仅关注急性期治疗，更重视患者的长期康复与护理，通过制订个性化康复计划，促进功能恢复，降低复发风险。

5. 病房结构设计

合理的病房结构是卒中单元的重要特征之一，需满足治疗、康复、健康教育及监护等多重需求。急性/康复联合卒中单元应包含重症监护病房、普通病房及康复锻炼室，病房面积需根据患者数量和具体情况确定。重症监护病房应配备 4～6 张病床及必要的生命体征监测与抢救设备，如心电监护仪、呼吸机、血压监测仪、动脉氧饱和度监测仪、床旁监测仪、输液泵、视频监测系统及凝血检测系统，以确保患者得到全面的医疗护理。

6. 中西医结合

在脑卒中的治疗中，应重视中医学，实现中医与西医优势互补。急性期尤其是重症患者应以西医治疗为主，中医为辅，如使用中药安宫牛黄丸、清开灵注射液、醒脑静注射液等，并配合针灸以醒脑开窍。对于病情稳定或进入恢复期的患者，则以中医治疗为主，西医为辅，结合中药、针灸、推拿等手段，辅以中医情志疗法及膳食指导，制订个体化中医综合治疗方案。通过辨证施治，采取多元化、个体化的治疗措施，形成具有中医特色的中西医结合卒中单元管理模式。

（三）当前我国卒中单元的建设状况与发展

我国卒中中心的建设，通过深度整合医疗资源与强化多学科间的协同合作，已构建出一个涵盖院前识别与快速转运、急性期高效救治、早期康复介入、二级预防策略实施、长期随访与教育，以及严格质量控制与持续改进的区域性、组织化的脑卒中救治网络。此网络不仅确立了一套标准化、高效能、规范化的脑卒中救治流程及质量控制体系，还显著提升了医疗机构在脑卒中诊疗方面的专业性和效率，对优化医疗服务质量、减轻社会及经济负担起到了至关重要的作用。

在急救地图的构建上，我国致力于缩短急救响应及急性期治疗中的时间延误，特别是院前识别与急救派遣环节。为此，已逐步搭建起"国家－省－地级市"三级脑卒中急救地图体系，并重点发展了以地级市为核心的区域脑卒中急救地图。近10年来，我国脑卒中急诊绿色通道的建设取得了显著进展。各级医疗机构通过组建急性脑卒中多学科诊疗团队，优化就诊流程，实现流程并联化，开展精细化质量控制与持续改进，并借助信息化手段提升效率，有效缩短了院内延误时间，提高了溶栓治疗率，从而改善了患者的临床转归。然而，基层医疗机构在直接面对广大脑卒中患者时，仍面临医疗硬件不足、人才短缺、体制机制不健全等挑战，导致脑卒中救治的"最后一公里"难以打通。在此背景下，河南省等地的积极探索与实践为我们提供了宝贵的经验。

卒中单元的建设，作为提升急性脑卒中患者临床预后的关键举措，涵盖了急性期治疗、二级预防、早期康复及健康教育等多个环节，并强调加强多学科间的协同合作。移动卒中单元作为一种创新模式，将脑卒中救治服务延伸至院前阶段，显著缩短了发病至溶栓决策的时间，且安全性高，其推广应用对于提高脑卒中患者的救治水平具有重要意义。

在卒中中心的质量控制方面，我国已初步建立起"国家－省－地级市"三级质控网络，形成了覆盖全国的质控工作网络体系。然而，面对社会经济发展的巨大差异，未来卒中中心的建设及质量控制工作仍面临诸多挑战。

（四）卒中单元的优势分析

1. 降低病死率与致残率

研究显示，与常规病房相比，卒中单元能够为脑卒中患者提供更全面的治疗，显著降低其病死率和致残率。早期的综合干预措施，如溶栓治疗和血管内治疗，能有效减少神经功能的不可逆损害。

2. 提升治疗效率

卒中单元凭借多学科团队和先进设备的支持，能够迅速完成从入院到诊断、治疗的全过程，显著缩短治疗时间，减少并发症的发生，从而提升整体治疗效率。

3. 降低医疗费用

通过集中化治疗和高效流程，卒中单元能够避免不必要的诊断和治疗操作，从而有效降低医疗成本。

综上所述，我国卒中中心建设及质量控制体系已初步形成覆盖各级医疗机构的网络，显著提升了脑卒中救治的专业性和效率。卒中单元作为新型的临床诊疗、护理及康复模式，其建设对于改善脑卒中患者的预后具有重要意义。面对人口老龄化的社会趋势，建立和完善具有特色的卒中单元势在必行。在临床实践中，应充分发挥中医学的传统优势与西医的特点，兼顾治疗与康复，尽早介入康复治疗，并将中西药与针灸、推拿相结合，根据患者的实际情况进行个体化诊疗。同时，加强预防工作，降低脑卒中的发病率，推动患者早期康复，以减轻长期的社会和医疗负担。

（五）中山市中医院卒中单元建设经验参考

中山市中医院神经内科·康复科为国家临床重点专科，多年来坚持"突出中医特色与提高综合医疗服务能力相结合"的发展思路，2003年率先在国内创立中西医结合卒中单元，创建了中西医结合、内外科结合、药物治疗与早期康复相结合的中风病诊治新模式，与时俱进开展急诊动静脉溶栓、支架取栓、脑血管支架植入等前沿技术，形成了从院前急救到住院治疗及早期康复治疗全过程、全方位的立体化诊疗体系，实现了为中风病患者提供"一站式"规范化、优质医疗服务的目的，真正实现了康复的早期介入和治疗，形成了独具特色的中西医结合优势，并得到国内同行的广泛认同和推广。目前，我院建成了1个神经康复重症单元、2个康复住院病区、1个神经内科·康复科门诊部及1个面向全院的康复治疗中心，开放病床156张，病房环境和设备一流，配备先进的运动治疗、作业治疗、物理因子治疗设备和语言、认知、心理评估及训练软件，已成功打造脑血管病一体化治疗的"中山模式"，并通过了国家高级卒中中心认证。

以下为我院围绕卒中单元建设形成的一系列诊治流程图。

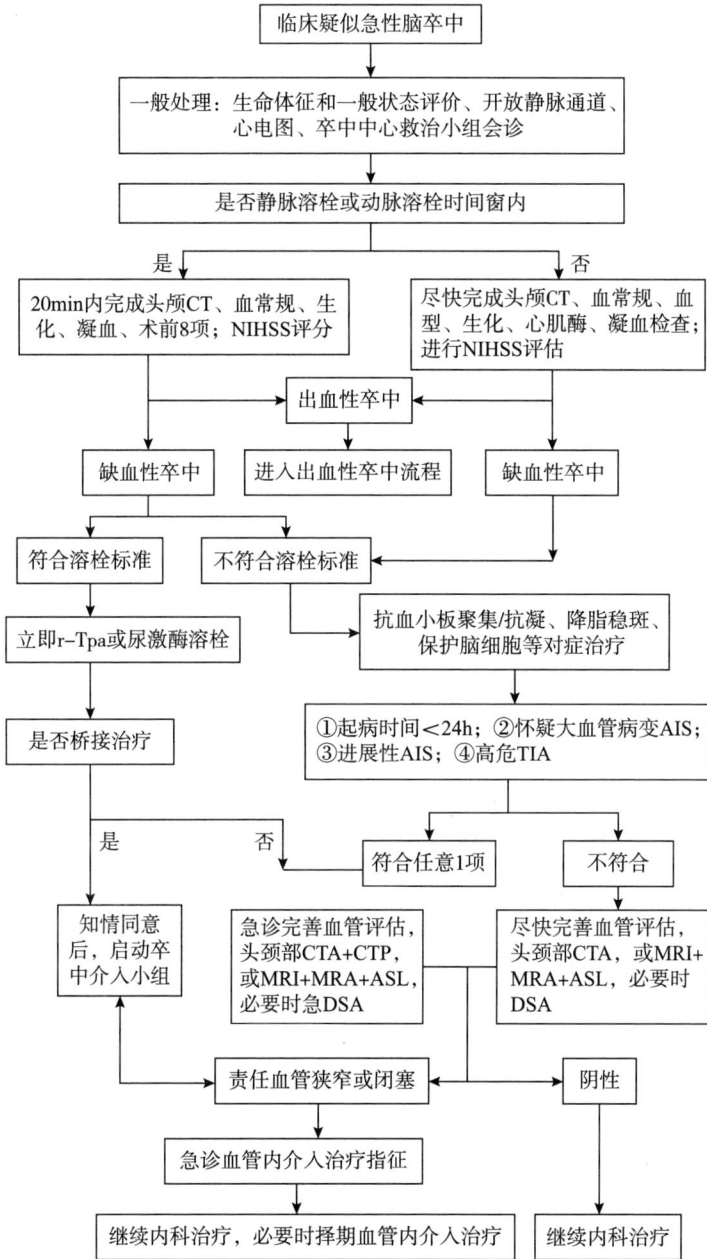

```
                    临床疑似急性脑卒中
                           │
        一般处理：生命体征和一般状态评价、开放静脉通道、
               心电图、卒中中心救治小组会诊
                           │
             是否静脉溶栓或动脉溶栓时间窗内
              │是                         否│
   20min内完成头颅CT、血常规、生        尽快完成头颅CT、血常规、血
   化、凝血、术前8项；NIHSS评分         型、生化、心肌酶、凝血检查；
                                        进行NIHSS评估
           │          出血性卒中            │
           │             │                 │
      缺血性卒中    进入出血性卒中流程    缺血性卒中
           │                              │
    符合溶栓标准    不符合溶栓标准 ◄───────┘
           │             │
  立即r-Tpa或尿激酶溶栓   抗血小板聚集/抗凝、降脂稳斑、
           │             保护脑细胞等对症治疗
      是否桥接治疗              │
                      ①起病时间<24h；②怀疑大血管病变AIS；
                      ③进展性AIS；④高危TIA
      │是      否│              │
  知情同意  符合任意1项      不符合
  后，启动卒
  中介入小组  急诊完善血管评估，    尽快完善血管评估，
           头颈部CTA+CTP，     头颈部CTA，或MRI+
           或MRI+MRA+ASL，    MRA+ASL，必要时
           必要时急DSA         DSA
           │                  │
      责任血管狭窄或闭塞 ◄──────┤          阴性
           │                              │
      急诊血管内介入治疗指征                 │
           │                              │
  继续内科治疗，必要时择期血管内介入治疗    继续内科治疗
```

图4-2 急性脑卒中处理流程

```
                        ┌─────────────┐
                        │   卒中患者   │
                        └──────┬──────┘
                               │ 入院当天
                               ▼
            ┌──────────────────────────────────┐
            │ 血液检查（血常规、电解质、         │
            │ 血糖、肝肾功能、凝血功能等）       │
            │ 心电图、头颅CT                     │
            └──────────────────────────────────┘
                   ╱                    ╲
                  ╱                      ╲
                 ▼                        ▼
         ┌───────────┐            ┌───────────┐
         │ 出血性脑卒中 │            │ 缺血性脑卒中 │
         └─────┬─────┘            └─────┬─────┘
               │                 ╱      │      ╲
               │ 尽快      发病时间≤24h  │发病时间大于24h,  发病1
               │            ╱          │一周内          周以上
               ▼           ▼           ▼               ▼
      ┌──────────────┐ ┌──────────┐ ┌──────────┐
      │ CTA，必要时DSA │ │急诊头颈部 │ │24h内TCD, │
      └──────┬───────┘ │CTA+CTP或 │ │尽快头颈部 │
             │         │MRI+MRA+  │ │CTA+CTP或 │
             │         │ASL，必要时│ │MRI+MRA+  │
             ▼         │DSA       │ │ASL，必要时│
      ┌──────────────┐ └──────────┘ │DSA       │
      │ 定期复查头颅CT │              └──────────┘
      └──────────────┘
                              ┌────────────────────┐
                              │48h内TCD、颈部血管彩  │
                              │超；尽快完善头颅       │
                              │MRI+MRA、颈部CTA等    │
                              └────────────────────┘
```

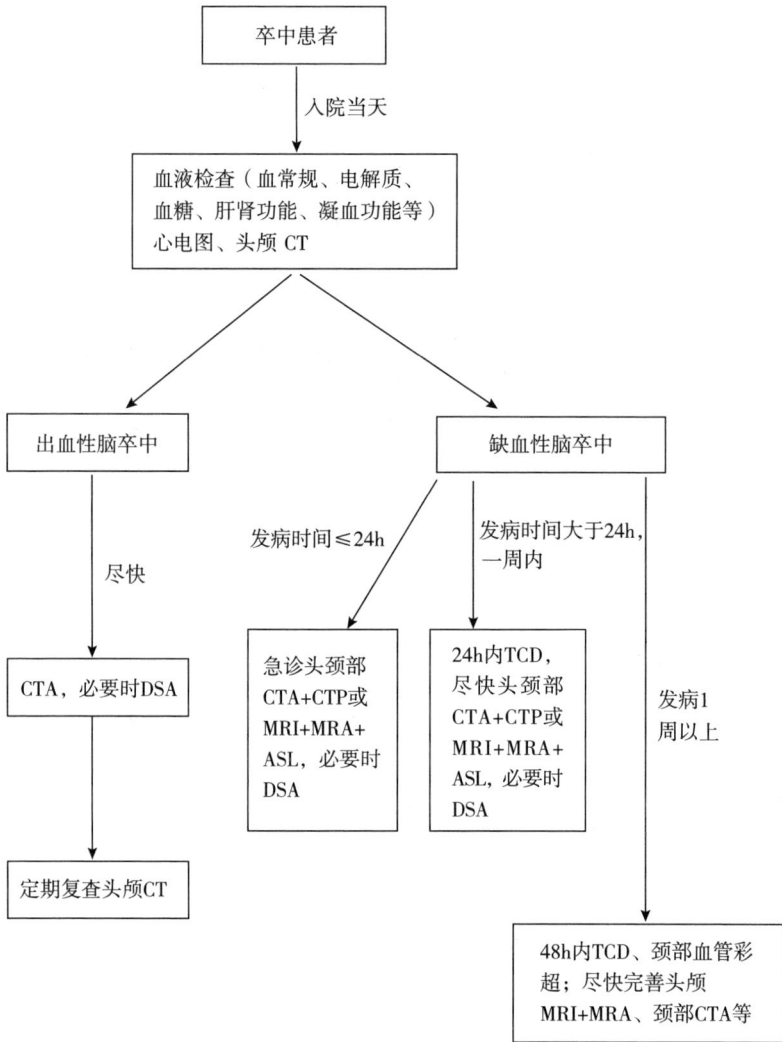

图4-3　急性缺血性脑卒中诊治流程

脑卒中入院患者

入院康复评定（吞咽评定24小时内完成，余48小时内完成）

评价康复治疗禁忌证
（严重脑水肿、神经功能恶化、颅内压力增高、频繁癫痫、严重心肺功能不全）

否　　　　　　　　　　　　　　　　　　　　　　　　　　　　是

康复治疗流程　　　　　　　　　　　　　　　　　　暂不予康复治疗

| 运动治疗 | 作业治疗 | 言语、吞咽 | 认知治疗 | 物理因子治疗 | 心理治疗 | 针灸、推拿等中医治疗 |

中期康复评定（2周）

评价是否达到出院指征

否　　　　　　　　　　　　　　　　　　　　　　　　　　是

调整康复治疗方案　　　　　　　　　　　　　　　出院前康复评定

制订出院康复治疗计划

患者出院

门诊康复治疗或居家康复治疗

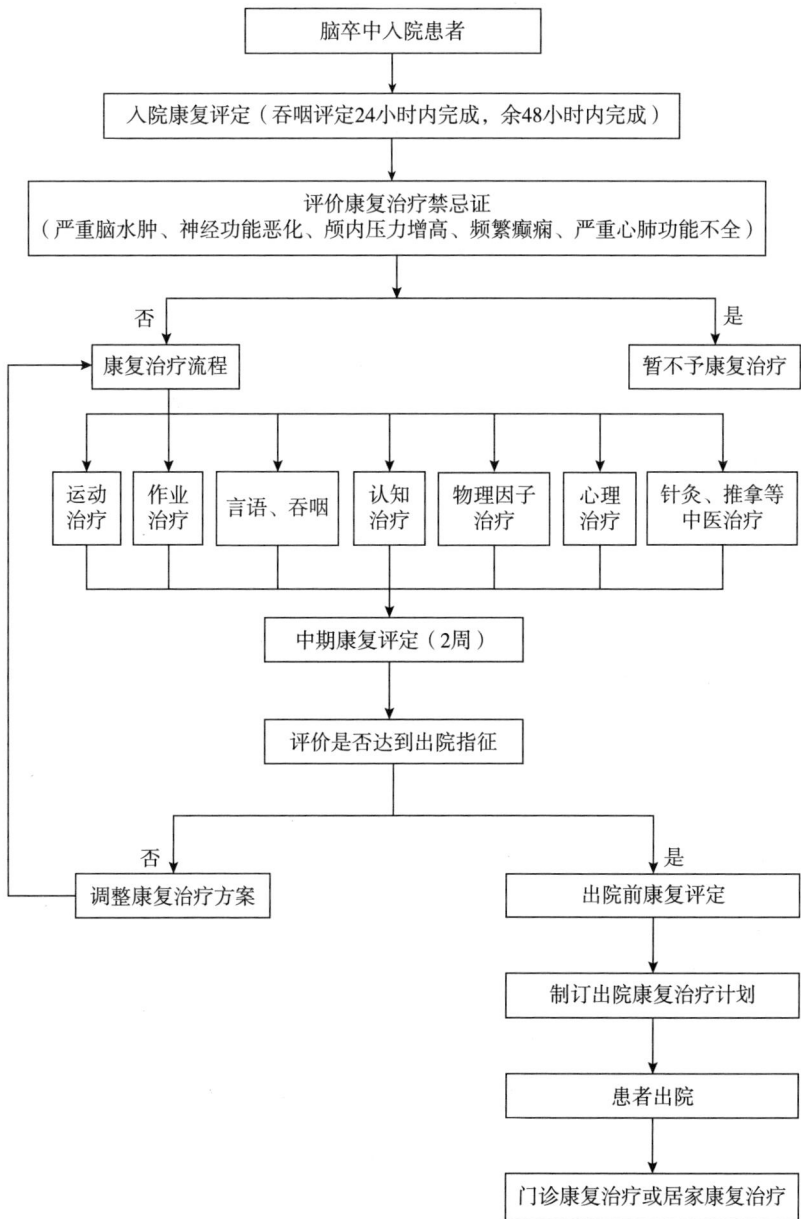

图4-4　脑卒中康复治疗流程

急性缺血性卒中患者急诊就诊

住院总会诊评估

静脉溶栓后符合桥接治疗指征

有静脉溶栓禁忌证，但符合介入治疗指征

6h≤发病时间≤24h或醒后卒中

多模态影像评估，包括CTA+CTP或MRI+MRA+ASL

电话启动导管室，同时启动介入小组

有指征

评估介入治疗指征

无指征

内科保守治疗

完善术前准备，包括留置尿管、留置静脉留置针等

动脉溶栓

机械取栓或抽栓

急诊血管成形，包括球囊扩张和支架成形术

术后NICU监护治疗

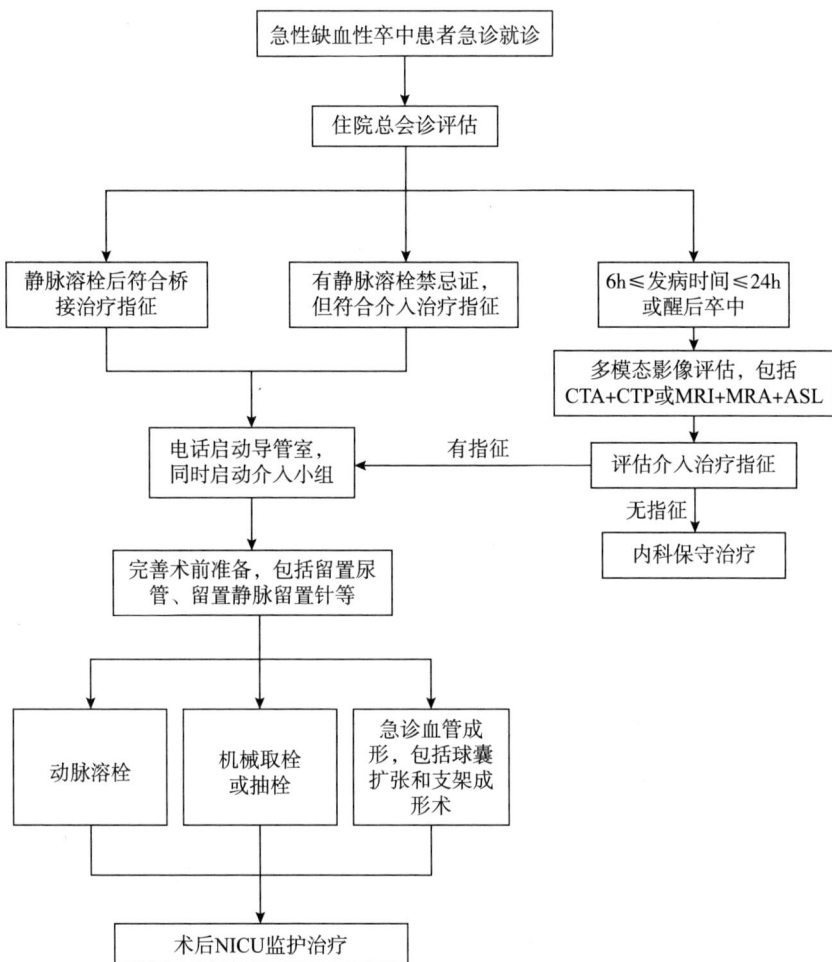

图 4-5 缺血性脑卒中急诊血管内介入治疗流程

```
                        ┌──────────────┐
                        │ 急诊取栓（桥接）│
                        └──────┬───────┘
                               │
              否           ╱───┴───╲          是
          ┌───────────── 急诊及专科评 ─────────────┐
          │              估是否需插管              │
          │                 全麻                    │
          │              ╲───────╱                 │
          │                              ┌──────────────────────┐
          │                              │ 急诊插管、通知麻醉科到位 │
          │                              └──────────┬───────────┘
          │                                         │
          │  无手术台冲突                手术台冲突   │
          ▼                                         ▼
  ┌──────────────┐                          ╱────────────╲
  │ 15min内人员到位 │              台上为急诊手术/
  └──────────────┘              择期手术?
                                ╲────────────╱
                     择期手术                        急诊手术
              未穿刺  ╱────────╲  已穿刺      否  ╱──────────╲  是
          ┌──────── 择期手术是 ────────┐   ┌──── 备用手术台 ────┐
          │         否穿刺?            │   │     是否占用?       │
          │        ╲────────╱         │   │    ╲──────────╱    │
          ▼                           ▼   ▼                    ▼
    ┌──────────┐            ┌──────────────┐        ┌──────────────┐
    │ 让行急诊  │            │ 启动备用手术台 │        │ 家属不愿等候、 │
    └──────────┘            └──────────────┘        │ 协助转院      │
                                                     └──────────────┘
```

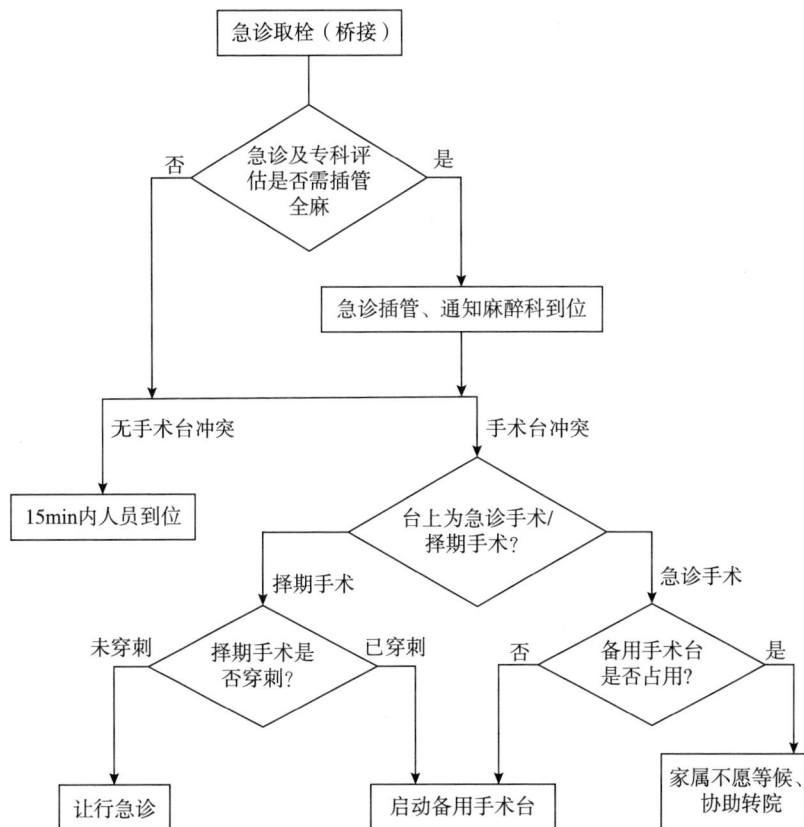

图 4-6 脑卒中急诊绿道、导管室、麻醉科协同工作流程

```
┌─────────────────────────────┐
│      疑似急性脑卒中患者就诊      │
└─────────────────────────────┘
              │
┌─────────────────────────────┐
│          卒中团队到位          │
└─────────────────────────────┘
              │
┌──────────────────────────────────────────────────────┐
│ 1.询问病史，神经系统查体，NIHSS评分，GCS评分              │
│ 2.建立静脉通道，吸氧及心电监护                            │
│ 3.检验检查（血常规、血型、肝功、生化、凝血、HIV、梅毒、肝炎、心电图) │
│ 4.开出头颅CT平扫检查                                     │
└──────────────────────────────────────────────────────┘
              │
┌─────────────────────────┐    ┌────────────────────────┐
│  获得CT平扫影像和/或报告   │    │  无出血，进入脑梗死流程    │
└─────────────────────────┘    └────────────────────────┘
              │
┌──────────────────────────┐
│   有出血，评估外科适应证     │
└──────────────────────────┘
```

适应证	有适应证，无禁忌证，同意手术	出血性脑卒中急诊外科手术
1.基底核区中等量以上出血（壳核出血≥30mL、丘脑出血≥15mL）； 2.小脑出血≥10mL或直径≥3cm，或合并明显脑积水； 3.重症脑室出血（脑室铸型）； 4.合并脑血管畸形、动脉瘤等血管病变。 禁忌证 1.高龄和心、肺、肝、肾功严重不全的患者不宜手术 2.出血在优势半球深部、血肿量大； 3.深昏迷（GCS≤5分） 4.神经功能损害严重 5.脑干功能消失（眼球固定、强直）		（一）脑实质出血 　1.开颅血肿清除术 　2.微创手术 　3.去骨瓣减压术 （二）脑室出血 　1.脑室引流／溶栓药物 　2.其他：如脑内窥镜血肿清除和脑室造口术、脑室腹腔分流术或腰椎穿刺引流术等 （三）脑积水 　对伴有意识障碍的脑积水患者可行脑室引流以缓解颅内压增高

```
┌──────────────────┐         ┌──────────────────────────┐
│   有适应证，有禁忌   │         │  无外科适应证，进入保守治疗流程  │
└──────────────────┘         └──────────────────────────┘
              │
┌──────────────────┐
│  脑外科重症监护治疗  │
└──────────────────┘
```

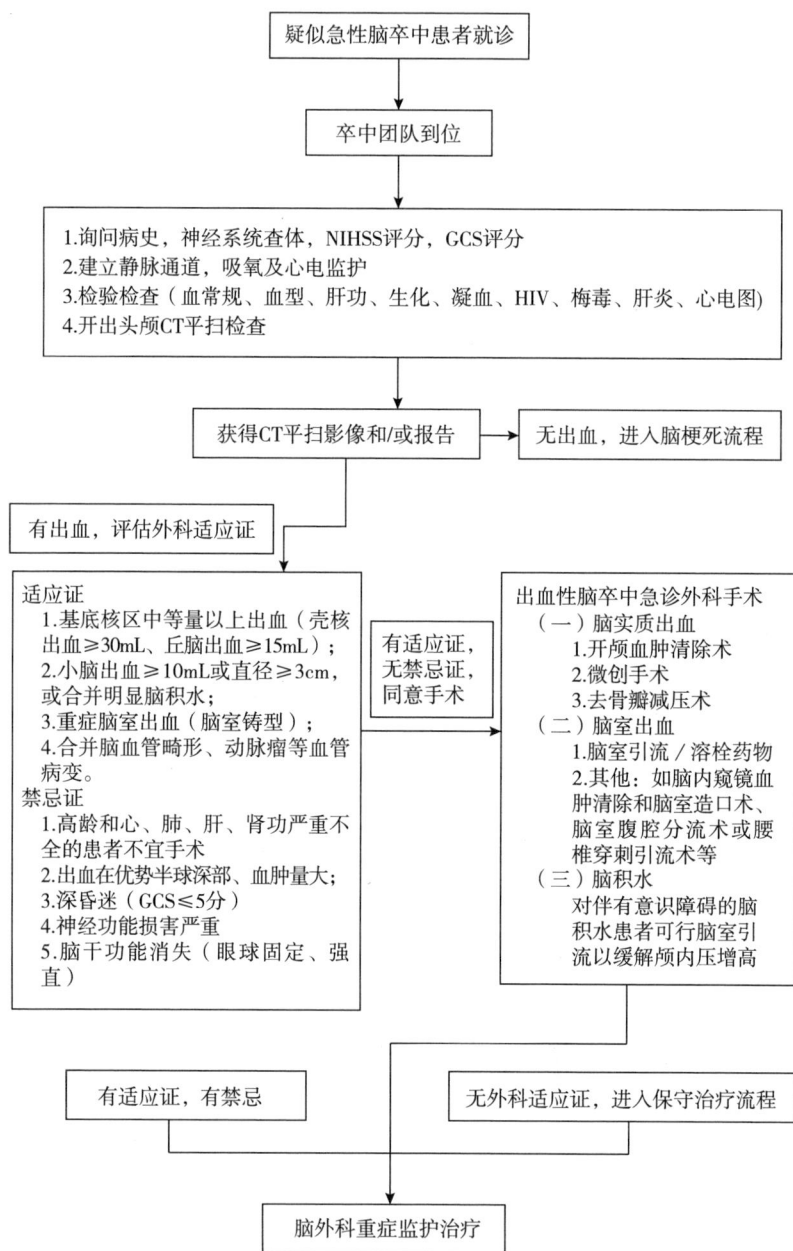

图 4-7 急性出血性脑卒中急诊外科治疗流程

临床拟诊SAH
→ 头颅CT检查

阴性 → 腰椎穿刺 → 阳性 → 治疗+血管造影（CTA/MRA/DSA）
阳性 → 治疗+血管造影（CTA/MRA/DSA）

腰椎穿刺 阴性 → 排除SAH

治疗+血管造影（CTA/MRA/DSA）
造影阳性 → 介入或手术
造影阴性 → 2周后复查
2周后复查 阳性 → 介入或手术
2周后复查 → 随访

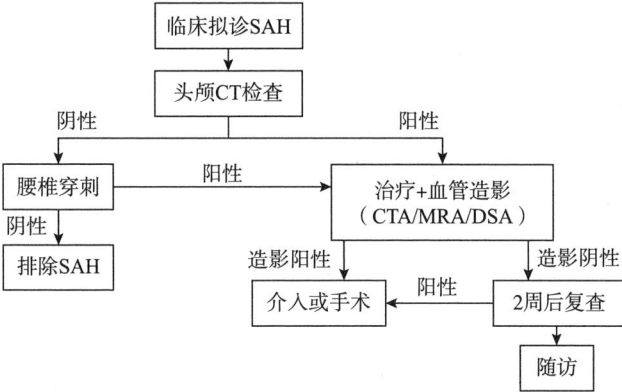

图4-8 自发性蛛网膜下腔出血治疗流程

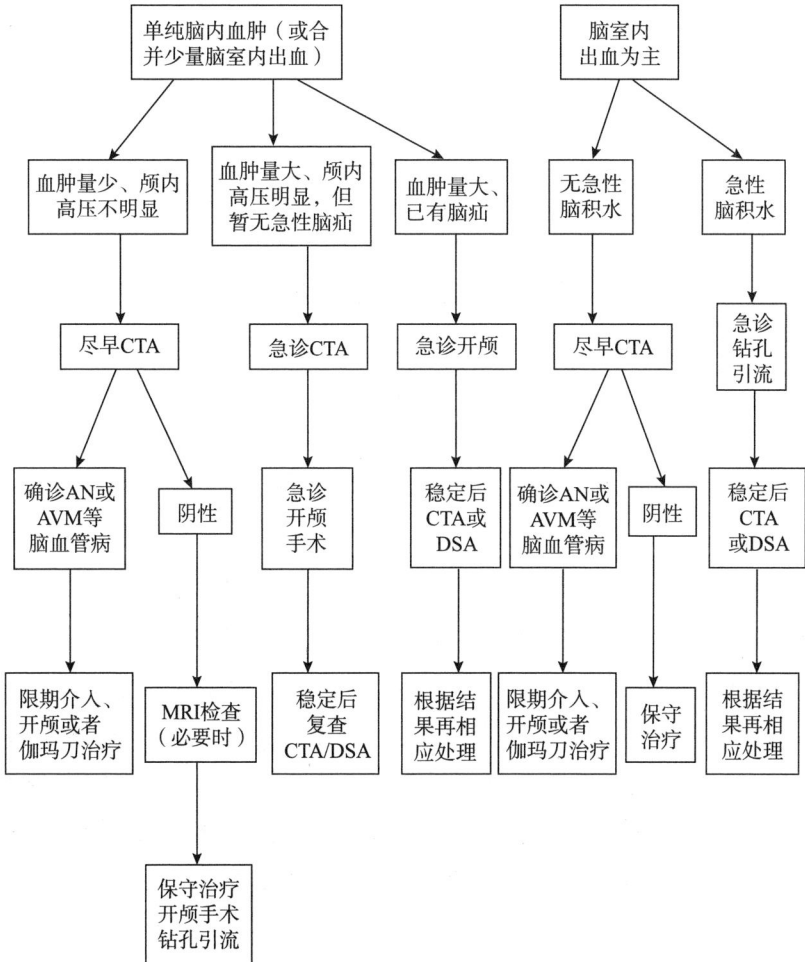

单纯脑内血肿（或合并少量脑室内出血）

- 血肿量少、颅内高压不明显 → 尽早CTA
  - 确诊AN或AVM等脑血管病 → 限期介入、开颅或者伽玛刀治疗
  - 阴性 → MRI检查（必要时）→ 保守治疗 开颅手术 钻孔引流
- 血肿量大、颅内高压明显，但暂无急性脑疝 → 急诊CTA → 急诊开颅手术 → 稳定后复查CTA/DSA
- 血肿量大、已有脑疝 → 急诊开颅 → 稳定后CTA或DSA → 根据结果再相应处理

脑室内出血为主

- 无急性脑积水 → 尽早CTA
  - 确诊AN或AVM等脑血管病 → 限期介入、开颅或者伽玛刀治疗
  - 阴性 → 保守治疗
- 急性脑积水 → 急诊钻孔引流 → 稳定后CTA或DSA → 根据结果再相应处理

图4-9 非高血压性自发性脑出血治疗流程

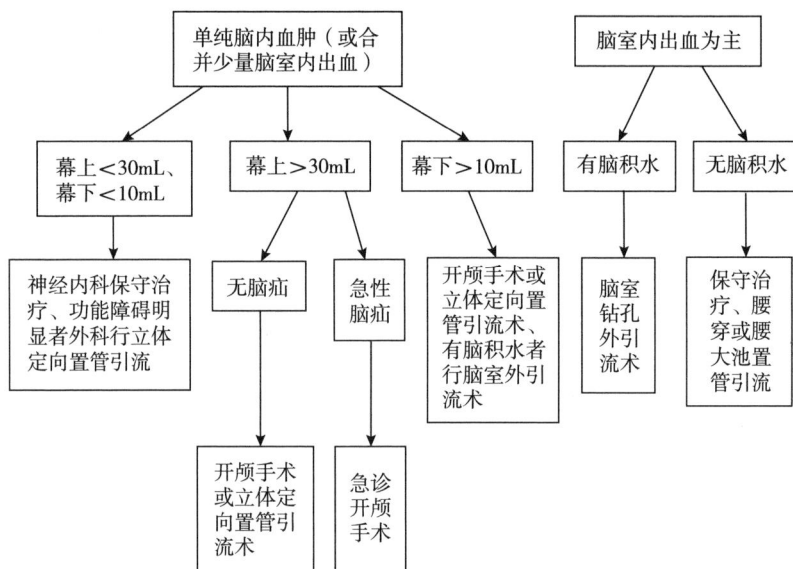

注：1. 明确脑外伤导致的脑出血，由神经外科直接收治。2. 凝血功能障碍导致的脑出血（血液病、肝功能障碍致血小板低下、长期口服抗凝或者抗血小板药物等），一般不考虑急诊开颅手术，尽量保守治疗，特殊情况下可考虑钻孔引流术，脑疝患者必要时使用止血药、输注血浆后行急诊开颅手术。

图 4-10　高血压脑出血治疗流程

第二节　中风病危急重症和围术期的管理

脑卒中主要包括脑梗死、脑出血、蛛网膜下腔出血等，我国现有脑卒中患者超过 1700 万，高居全球首位，其中脑梗死约占 70%。重症脑血管病是导致死亡和残疾的主要原因，降低其发生率、致残率和病死率是减轻疾病负担的关键。重症脑血管病是指患者神经功能重度损伤，出现呼吸、循环及多器官功能障碍的脑血管病，需要从生命体征、维持内环境稳定、脑水肿、重要器官功能保护与支持等方面进行精准化、动态管理，以改善患者预后。

一、急性脑梗死的血糖控制

30% ~ 40% 的患者存在缺血性脑卒中后高血糖，可能通过阻碍血管再通或加剧缺血再灌注损伤，导致不良预后。脑梗死急性期高血糖产生的机制主要包括原发糖尿病控制欠佳、既往未检测出糖尿病而未使用降糖药物及应激性高血糖等。目前指南推荐将血糖控制在 7.8 ~ 10.0mmol/L 是标准治疗方案。与标准降糖相比，强化降糖不仅不能改善患者预后，反而会导致低血糖的发生。当血糖超过 10.0mmol/L 时可启动胰岛素降糖治疗，但是需要在严密监测下预防低血糖的发生。当血糖低于 3.3mmol/L 时，给予 10% ~ 20% 葡萄糖口服或静脉注射。

二、脑卒中后肺炎的防治

（一）流行病学及发病机制

卒中相关性肺炎（Stroke-associated pneumonia，SAP）是脑卒中后常见的并发症之一，与脑卒中不良预后显著相关。SAP 一般指脑卒中发生 7 天内非机械通气患者合并出现的肺部感染疾病谱。SAP 的发病率为 7% ~ 38%，神经内科重症患者发病率约为 21%，鼻胃管营养患者发病率约为 44%。SAP 是脑卒中患者病死率最高的并发症，占脑卒中相关死亡人数的 31.2%。有大型队列研究显示，SAP 可使脑卒中患者 30 天死亡风险增加 3 倍。早期识别 SAP 高危患者可能有助于加强个体化监测和实施具有针对性的有效预防措施。

SAP 与脑卒中后导致的机体功能障碍密切相关，同时具有其独特性。脑卒中后意识障碍、吞咽功能障碍造成的误吸以及免疫抑制是导致 SAP 的主要原因。超过 50% 的脑卒中患者会出现意识水平下降、保护性反射减弱、呼吸运动与吞咽运动的协调性下降、咳嗽反射减弱等，因此容易导致鼻咽及口腔部的分泌物被误吸至肺内而发生 SAP。急性脑卒中诱导的细胞免疫功能低下可能是 SAP 发生的重要内在机制。为进一步保护脑细胞避免遭受脑卒中后的炎症刺激，机体的系统性免疫反应会被抑制，从而引起脑卒中相关免疫抑制综合征。同时脑卒中患者长期卧床会导致坠积性肺炎，气管内分泌物坠积于肺底，会形成天然的细菌培养基而导致 SAP。

脑卒中患者由于意识问题、吞咽功能障碍而持续存在误吸的可能，其吸入物不仅有口咽部的吸入物，同时还包括鼻腔分泌物、胃肠内容物以及反流的消化液等。最常见的病原体为革兰阴性杆菌，SAP 的感染谱主要以肺炎克雷白杆菌、大肠埃希菌为主，包含厌氧菌在内的混合性感染，而且在疾病发展过程中病原体容易出现改变，同时容易出现耐药菌。

（二）病原学检测

当非机械通气患者在发病 7 天内新出现以下肺部感染症状时，考虑存在 SAP：①发热＞ 38.0℃；②新出现或加重的咳嗽、呼吸急促或呼吸困难；③新出现的脓痰或 24 小时内出现痰液性质改变，以及气道分泌物明显增加，需要增加吸痰次数；④肺部听诊出现啰音或支气管呼吸音、爆裂音；⑤年龄≥ 70 岁的患者无其他明确病因出现意识状态的改变。考虑存在 SAP 时，应进行积极的病原学检查，其中纤维支气管镜下采集的下呼吸道分泌物培养可能更有临床意义。必要时可送检非典型病原体，比如支原体、衣原体抗体或核酸检测，呼吸道病毒流行期间建议送检呼吸道分泌物做相应病原体检测。对于反复感染、长期应用抗生素效果欠佳的患者，高通量测序可精准确定不典型病原体，为精准用药提供依据。

（三）脑卒中后肺炎的治疗与管理

1. 一般治疗和预防

（1）原发病的治疗

对脑卒中的相应治疗和处理，包括溶栓治疗、机械取栓等，急性期应积极处理改善神经功能缺损症状，保证血糖、血压稳定。

（2）体位引流和化痰

脑卒中患者如无禁忌证（如骨盆骨折、股骨骨折、椎体疾患等）

应尽量采取半卧位，加强体位引流，针对存在严重肢体功能障碍、意识障碍而被动卧床的患者，应当定时拍背、变换体位和吸痰，可使用机械辅助排痰装置辅助痰液排出。也可使用盐酸氨溴索、乙酰半胱氨酸吸入液等药物静脉或雾化充分吸入稀释痰液，同时鼓励患者自主咳痰。

（3）口腔护理

留置胃管的患者应加强口腔护理和综合管理（使用氯己定含漱液冲洗和刷洗牙面和舌面，维持口腔清洁），可以减少口腔机会致病菌移位，减少和预防肺部感染的发生。

（4）吞咽评估

急性脑卒中患者入院后应尽快完善吞咽评估，针对高龄、大面积脑梗死、脑干梗死、意识障碍的患者应当尤其重视。如因夜间入院等其他情况限制无法及时完成吞咽评估，临床医生可进行初步评估，针对误吸高危人群在取得患者家属充分知情同意后先留置胃管。

（5）药物使用

应当尽量减少糖皮质激素、抑酸剂、镇静剂和肌松剂等药物的应用。

发生急性脑血管缺血性事件后通常会采用较强的抗栓治疗，包括抗凝和抗血小板聚集，应用抑酸剂（主要包括质子泵抑制剂和 H_2 受体阻滞剂）不仅可加强护胃作用，同时在一定程度上可预防应激性溃疡的发生。但该类药物在保护胃黏膜的同时也减弱了胃酸的杀菌作用，极易引发 SAP。长期使用抑酸剂导致的胃酸分泌减少可能造成上消化道细菌的过度生长和繁殖，细菌定植能力的提升进一步增加了对抗食管下括约肌的压力，引起胃内容物反流而增加 SAP 的风险，且脑卒中患者本身可能存在不同程度的吞咽障碍、意识障碍及咳嗽反射减弱等，极易发生定植菌的误吸而最终引发肺部感染。一项包含了 4542 例急性缺血性脑卒中患者的多中心回顾性队列研究表明，约有 3/4 的患者预防性使用了质子泵抑制剂，倾向评分匹配则表明质子泵抑制剂预防仍与较高的不良预后率独立相关。既往无胃肠道出血事件、胃肠道出血风险低危的患者应谨慎使用抑酸剂，而镇静剂及肌松剂的应用则可在不同程度上增加反流误吸的风险。

2. 抗感染治疗

SAP 抗感染的原则是经验性治疗与目标抗感染相结合，初始经验性治疗应该及时、充分。同时应该高度重视病原学检测，以早期获得目标抗感染治疗的证据。

早期经验性抗感染治疗的初始方案应当结合宿主因素、SAP 的病原菌特点、药物的抗菌谱等因素，选择起效迅速、神经毒性和肝肾毒性较低的抗感染药物，必要时联合用药。经验性抗感染治疗要在肺炎发生的 6 小时之内开始，轻中度的 SAP 患者首选 β - 内酰胺类 / 酶抑制剂的复合制剂（如阿莫西林克拉维酸钾、哌拉西林舒巴坦、头孢哌酮舒巴坦等）或头孢霉素类（头孢西丁、头孢美唑等），疗程一般为 7 天。中重症 SAP 患者首选厄他培南、美罗培南、亚胺培南等，平均疗程为 7 ～ 10 天。兼性厌氧菌的混合感染治疗可考虑联合用药，首选硝基咪唑类药物（如甲硝唑、替硝唑等）。

如微生物培养证实为耐甲氧西林的金黄色葡萄球菌（Methicillin-resistant Staphylococcus aureus，MRSA）、铜绿假单胞菌、鲍曼不动杆菌和碳青霉烯类耐药肠杆菌感染，应适当延长疗程至 10 ～ 21 天。MRSA 感染时可应用万古霉素、利奈唑胺等；铜绿假单胞菌感染时应使用抗假单胞菌的 β - 内酰胺类抗菌药物（如哌拉西林舒巴坦、头孢哌酮舒巴坦、头孢他啶、头孢吡肟、亚胺培南或美罗培南等），必要时联合喹诺酮类或氨基糖苷类药物；鲍曼不动杆菌的耐药率普遍很高，可以应用舒巴坦制剂（头孢哌酮舒巴坦、氨苄西林舒巴坦）或碳青霉烯类、替加环素、多黏菌素等治疗，甚至可以将以上药物联合应用；碳青霉烯类耐药肠杆菌感染应使用头孢他啶阿维巴坦、多黏菌素或替加环素。如 SAP 患者为非典型病原体（支原体、衣原体等）感染，可以选用喹诺酮类、大环内酯类或四环素类抗感染药物。但是对于皮层梗死、既往梗死后遗留症状性癫痫的患者，应当避免使用喹诺酮类抗生素。

疗效判定和经验性抗感染治疗方案的调整可以通过患者症状是否改善、白细胞计数、体温、血氧饱和度监测等指标判断抗感染治疗效果，综合分析以指导临床用药。胸部影像学检查往往滞后于临床指标的改善。经过有效的治疗，SAP 通常在 3 天内得到明显的临床改善，此时可不调整抗感染治疗的方案。

三、急诊取栓术后血压控制的思考

血管内机械取栓患者的血压控制一直是围手术期管理需要明确的重要临床要素之一。目前关于急性缺血性脑卒中早期血管内治疗围手术期血压的管理策略并不明确。多项研究结果表明，早期血管内治疗患者的 3 个月全因死亡率、良好预后率与基线血压可能呈"J"型或"U"型关系，并且较高的基线血压与症状性颅内出血显著相关，但同时较高的基线血压与较好的侧支循环相关。若患者再灌注治疗效果欠佳，较高的基线血压可带来不良预后。因此，急性缺血性脑卒中伴大血管闭塞患者的血压管理应结合再灌注情况个体化制订。

关于急性期大血管闭塞开通后的血压管理，也有学者进行了相关研究。BP-TARGET 研究是首个评估急性缺血性脑卒中患者血管内治疗术后收缩压管理目标的随机对照试验，旨在评估强化降压（收缩压控制在 100 ～ 129mmHg）与标准降压（收缩压 130 ～ 185mmHg）对经血管内治疗的前循环大血管闭塞的急性缺血性脑卒中患者的安全性及有效性。主要结局为血管再通后 24 ～ 36 小时 CT 提示的脑实质出血，次要结局包括 90 天时预后良好（mRS 评分为 0 ～ 2 分）、90 天时预后优良（mRS 评分为 0 ～ 1 分）及术后 24 小时 NIHSS 评分改变，研究结果提示强化降压治疗（收缩压控制在 100 ～ 129mmHg）并不能降低术后 24 ～ 36 小时脑出血的发生率，并且两组间次要结局也无统计学差异。

EHCHANTED-2/MT 是我国海军军医大学长海医院刘建民教授团队联合澳大利亚乔治全球健康研究院发起的一项多中心、终点盲法的Ⅲ期随机对照试验，纳入了大血管机械取栓后血管成功再通且血管再通后 3 小时内收缩压＞ 140mmHg 并持续 10 分钟以上的患者。受试者以 1 : 1 的比例被随机分配到强化降压组（收缩压目标＜

120mmHg）和标准降压组（收缩压目标 140～180mmHg），主要结局是 90 天功能预后（mRS 评分分布）。由于疗效和安全性问题，此研究被提前终止，与标准降压组相比，强化降压更可能导致早期神经功能恶化和 90 天严重残疾。除此之外，BEST-Ⅱ、OPTIMAL-BP 研究都尚未表明强化降压对患者的良好预后有促进作用。

在上述提到的几项研究中，仍有许多值得进一步改进的地方。比如有些研究中两组之间血压差异不大，也没有针对不同病因所致的血管闭塞进行分组管理。栓塞患者的血压是否可以控制得相对严格，而对于大动脉粥样硬化性狭窄、夹层取栓术后存在明显残余狭窄的患者是否可以相对宽松值得我们进一步思考。

在血管成功再通后进行血压管理时，主要考虑以下几个方面：第一，保证病灶侧脑血流的充分灌注；第二，需要预防高灌、脑水肿等并发症的发生；第三，针对血管残余狭窄程度，评估再通后血管再闭塞的风险。从临床实践来看，栓塞患者如血管再通完全，血压控制在 120/80mmHg 左右是合理的，可在一定程度上预防脑水肿及出血转化的发生；对于残余狭窄＜50% 的患者，将收缩压控制在 120～140mmHg 可在一定程度上降低血管再闭塞的风险，同时脑组织也可获得良好灌注；对于残余狭窄在 70% 左右的患者，将收缩压维持在 140～160mmHg 是可以接受的，此部分患者如果心脏功能在可耐受的前提下在一定程度上可适当补液。

在降压药物的选择上，乌拉地尔作为一种选择性 α 受体阻滞剂，因其具有中枢和外周双重降压机制，常作为脑卒中急性期常用的降压药物之一，可在开通术中及开通术后使用。针对术后考虑存在因烦躁导致的血压过高的患者，可持续泵入右美托定等药物适当镇静，将血压控制在目标范围内。但对于镇静药物的使用需要慎重，避免过度镇静而掩盖脑水肿、出血转化等并发症的症状。

四、急诊取栓患者的抗栓治疗

抗栓治疗是急性缺血性脑卒中的基础治疗，静脉溶栓和血管内治疗会影响患者的抗血小板、抗凝治疗，进而影响患者的临床预后。

目前指南一般推荐静脉溶栓患者24小时后复查颅脑CT排除出血转化后可启动抗血小板治疗，但是对于机械取栓患者这一特殊人群何时启动抗栓治疗却未给出推荐意见。

MR CLEAN-MED（the multicenter randomized clinical trial of endovascular treatment for acute ischemic stroke-the effect of periprocedural medication）试验结果表明，血管内治疗围手术期静脉注射阿司匹林和低分子肝素会增加症状性颅内出血风险且无明显神经功能获益。替罗非班联合血管再通治疗急性缺血性脑卒中试验（RESCUE BT）是一项在我国55个中心进行的随机对照临床研究，发病24小时内的前循环大血管闭塞所致急性缺血性脑卒中患者被随机分配至替罗非班组（10μg/kg静脉推注，随后按照0.15μg·kg^{-1}·min^{-1}的速度持续静脉输注24小时）或安慰剂组。RESCUE BT研究表明替罗非班不仅不能改善功能预后，反而增加了颅内出血的风险，同时该研究并不包含静脉溶栓这一部分人群。但是RESCUE BT研究的亚组分析提示，对于大动脉粥样硬化型脑卒中亚群，替罗非班的使用可能会改善临床结局。有一项小样本回顾性研究表明，经静脉溶栓桥接血管内治疗的患者，血管开通后若行支架植入后使用替罗非班则可能增加症状性颅内出血的风险。

我国急性缺血性脑卒中患者中，颅内动脉粥样硬化性狭窄的发生率达46.6%，远高于欧美10%～15%的发生率，因此针对粥样硬化性狭窄、血管夹层再通后的这一人群，即使进行了静脉溶栓治疗，在术者充分评估出血转化风险的前提下提前使用替罗非班对于这一部分患者来说总体是安全的，但是对于预后是否有帮助仍有待进一步探索。如术者考虑血管闭塞机制为动脉粥样性狭窄，可以在术中启动替罗非班抗血小板治疗，术后复查颅脑CT如造影剂无渗出或者仅病灶内可见造影剂渗出，在动态复查颅脑CT、密切评估神经功能缺损的前提下，替罗非班持续使用可进一步降低血管再狭窄/闭塞的风险。在停用替罗非班前4小时行双抗血小板药物叠加时，由于中国人群中CYP2C19基因慢代谢的比例较高，可直接使用阿司匹林肠溶片（100mg，每日1次）联合替格瑞洛片（90mg，每日2次）的方案，待CYP2C19基因结果出具后再行调整抗血小板方案。

五、脑水肿与颅内压增高的治疗

严重脑水肿和颅内压增高是重症缺血性脑卒中的常见并发症，是急性期死亡的主要原因之一。重症缺血性脑卒中的管理主要包括颅内压监测、支持治疗、渗透脱水及其他药物治疗、外科手术治疗等。应对患者包括年龄、临床症状、梗死部位、病变范围、颅内压增高的程度及系统性疾病等在内的多种因素进行综合分析，结合患者及家属的治疗意愿，确定脑水肿与颅内压增高的处理原则。大面积半球梗死患者存在脑疝风险，应重视早期预测和预防。

（一）颅内压管理

有条件的单位应根据患者情况收入卒中单元或神经重症监护病房进行管理，严密监测患者的生命体征和意识水平，进行气道、血压、体温、血糖、血钠和营养管控等一般治疗，以及改善脑血循环、调脂和神经保护等特异性治疗。

对于大面积脑梗死患者需行颅内压管理，以保证脑灌注压，从而改善患者预后。常用降低颅内压的措施包括以下几种。

1. 头位

头位抬高有助于静脉引流，可降低颅内压。早期头位抬高（≥ 30°）持续 24 小时与平卧位相比，患者 90 天内病死率、残疾率及严重不良反应发生率差异无统计学意义。目前国内外指南建议大多数大面积脑梗死患者可采用平卧位，而对于颅内压增高患者则可采用头位抬高 30° 来降低颅内压。

2. 渗透性治疗

渗透性治疗是颅内压管控的主要措施，最常用的渗透性降颅压药物是甘露醇和高张盐水，必要时也可选择呋塞米、白蛋白等。甘露醇是临床上广泛使用的降颅压药物，但缺乏高质量的研究证据支持甘露醇改善脑卒中患者的临床结局。高张盐水起效快，作用持续时间长，较甘露醇具有更好的维持血容量的优点。在使用高张盐水过程中，需每 4 ～ 6 小时监测血钠水平，目标值为 145 ～ 155mmol/L。对于大面积脑梗死患者，缺乏充分的证据支持高张盐水的降颅压疗效优于甘露醇，同时需要密切监测患者的肾功能、心酶、脑钠肽等指标的变化。

3. 低温治疗

低温治疗不仅具有神经保护作用，还能明显降低脑梗死患者的颅内压，无论血管内还是体表低温治疗都是安全可行的。低温治疗并不能降低患者的病死率，但能显著改善患者的功能结局，但需要注意不良事件会明显增加。目前对大面积脑梗死患者低温治疗的推荐目标温度为 33 ～ 36℃，持续时间为 24 ～ 72 小时。降温方法包括药物降温（如对乙酰氨基酚、4℃生理盐水静脉输注等）和物理降温（降温毯、冰袋、酒精擦浴等），但冰生理盐水输注的患者要注意诱发心功能不全和肺水肿的风险。

低温治疗期间可能诱发包括心律失常（窦性心动过缓、室性心动过速、心房颤动、心室颤动）、低血压、肺炎、胰腺炎、血小板减少、凝血时间延长、应激性高血糖、低蛋白血症、电解质紊乱、下肢深静脉血栓在内的并发症，因此需要实时监测生理学指标、间断监测实验室指标。部分并发症如心率和血小板轻度下降、淀粉酶轻度升高、活化部分凝血酶时间轻度延长等，虽然发生率较高，但随着复温可自行恢复。部分低温并发症则需要积极处理，如低血钾、肺炎、胃肠动力障碍、应激性高血糖等，这些并发症经过恰当处理可明显好转，并不影响低温治疗的继续进行。对于极少数可能危害生命安全的并发症，如严重的心律失常、低血压等，经过积极处理仍未纠正时，需要提前复温。复温期间，颅内压反跳可导致脑疝，甚至死亡，因此需要加强颅内压监测与处理。

（二）去骨瓣手术指征的评估

去骨瓣减压术可降低恶性大脑中动脉梗死患者的病死率，改善功能结局。早期去骨瓣减压术可通过缓解脑水肿的占位效应，改善半暗带灌注，从而将大脑半球大面积脑梗死患者的病死率从 78% 降至 29%，且神经功能预后良好概率提高 1 倍以上。尤其值得注意的是，患者出现脑疝征象后再行减压手术，会增加不良预后的风险。因此，目前多国指南都推荐早期行去骨瓣减压术，而不是等待脑疝发生后再行手术减压治疗。对于大面积脑梗死患者，经积极内科治疗，仍出现严重颅内高压的表现和病情明显进展（包括进行性神经功能恶化和影像学证据）或者有早期脑疝表现，应早期积极评估减压手术的指征。

大面积半球脑梗死患者脑水肿风险高，需要密切关注其神经功能缺损的变化。对于脑疝早期及脑疝征象的患者，推荐早期手术减压（Ⅰ级推荐，A 级证据）。对于积极内科治疗后仍存在明显的颅内高压表现（头痛、呕吐及视神经盘水肿）或出现神经功能进行性恶化表现（GCS 评分下降 ≥ 1 分或新发瞳孔散大、光反射变化、新发局灶运动功能缺损）或影像学恶化（中线偏移、侧脑室、脑沟脑池受压加重）的患者，推荐积极手术（Ⅱ级推荐，B 级证据）。针对大脑中动脉区域的大面积脑梗死患者，EDEMA 评分对恶性脑水肿有一定的预测价值，当 EDEMA 评分 ≥ 3 分或改良 EDEMA 评分 ≥ 6 分时为重要的手术预警指标。

对于小脑大面积脑梗死的患者，如积极内科治疗后出现神经功能恶化表现（包括枕颈部疼痛、意识障碍加重、呼吸节律或频率改变等）或影像学（CT 或 MRI）见小脑大面积脑梗死伴四脑室（或环池、脑干）受压或梗阻性脑积水，推荐积极手术治疗。

（三）去骨瓣术后抗栓启动的时机

对于大面积脑梗死患者，目前不推荐双联抗血小板治疗，如无出血转化风险等禁忌，可考虑采用单药抗血小板治疗。但在接受去骨瓣减压术的大面积脑梗死患者中，术前使用阿司匹林是术后出血的独立危险因素。因此，去骨瓣减压术后应严密观察患者有无出血征象，定期复查头部 CT。如排除出血，则 24 小时后可考虑恢复阿司匹林等抗血小板治疗，必要时多学科会诊决定术后抗血小板治疗方案。

对于伴有心房颤动、心脏机械瓣膜置换等高栓塞风险的情况，抗凝治疗可有效预防复发，有指南建议在发病后 2 ～ 4 周或以上启用口服抗凝治疗，在未使用抗凝药物期间可使用阿司匹林代替。

六、脑梗死后出血转化

（一）脑梗死后出血转化的定义、流行病学、机制

脑梗死后出血转化是指急性脑梗死后缺血区血管重新恢复血流灌注导致的出血，包括自然发生的出血（自发性出血转化）和采取干预措施后（包括溶栓、取栓和抗凝等）的出血（继发性/治疗性出血转化）。出血的部位既可在梗死灶内，也可在梗死灶远隔部位。目前多数研究采用的定义为：脑梗死后首次头颅 CT/MRI 未发现出血，而再次头颅 CT/MRI 检查时发现有颅内出血。基于有无神经功能缺损加重可分为症状性颅内出血（symptomatic intracranial hemorrhage，sICH）和无症状性颅内出血。

不同研究中关于 sICH 的定义不完全相同，其中 ECASS Ⅱ研究中的定义得到了普遍认同，该研究将 CT 上可见出血征象，临床出现加重的表现（如嗜睡、偏瘫加重）或 NIHSS 评分增加 ≥ 4 分定义为 sICH。在影像学分类上，目前临床研究使用较为广泛的影像学分型为 ECASS 分型。ECASS 研究将出血转化分为出血性脑梗死（hemorrhagic infarction，HI）和脑实质出血（parenchymal hemorrhage，PH）两大类型。其中 HI 又分为 HI1（沿梗死灶边缘小点状出血）和 HI2（梗死灶内片状无占位效应出血或多个融合的点状出血），PH 也分为 PH1（血肿＜梗死面积的 30% 并有轻微占位效应的出血）和 PH2（血肿＜梗死面积的 30% 并有轻微占位效应的出血）。Heidelberg 研究则补充了远隔部位出血和蛛网膜下腔出血、脑室内出血及硬膜下出血等类型。

脑梗死出血转化发生率为 8.5% ～ 30%，其中有症状的为 1.5% ～ 5%，不同人群、不同研究中出血转化率有较大差别。出血转化的发生可能与梗死后缺血损伤、再灌注损伤、凝血功能紊乱、血脑屏障破坏等机制相关。不同出血类型转化的时间也有所差别，自发性出血转化的时间在梗死发生后的 36 小时至数周都有可能，但超过 90% 发生在发病 7 天内。溶栓后出血转化的时间大多在 36 小

时内，超过 36 小时后出现的出血转化通常被认为与溶栓导致的凝血素乱无关。症状性出血转化的检测主要依靠颅脑 CT，目前对于神经功能缺损恶化到何时再行复查颅脑 CT 尚无明确定论，但在临床工作中，病情加重即开始复查影像是合理的，对于我们指导如何进一步处理有重要意义。心源性脑栓塞、大面积脑梗死、影像学的占位效应、早期低密度征、年龄大于 70 岁、早期应用抗栓药物（尤其是抗凝药物）或溶栓药物等会增加出血转化的风险。

（二）症状性出血转化的处理

症状性出血转化首先应停用抗栓或溶栓等致出血的药物，同时遵循脑出血的一般处理原则。必要时可考虑使用逆转凝血功能紊乱的药物治疗。

1. 溶栓后症状性出血转化

溶栓后 24 小时内症状性出血转化的管理包括停用阿替普酶，急诊行头颅 CT 扫描，检测全血细胞、凝血酶原时间（国际标准化比值）、活化部分凝血活酶时间和纤维蛋白原水平，并交叉配比。必要时可考虑辅助使用冷沉淀、纤维蛋白原、抗纤维蛋白溶解剂（氨甲环酸或 ε - 氨基己酸）等逆转凝血功能紊乱。

2. 抗栓（抗凝或抗血小板）相关症状性出血转化

对抗血小板相关症状性出血转化，必要时可静脉输注血小板。值得注意的是，静脉输注血小板可能对阿司匹林引起的出血更有效，而对氯吡格雷效果不明显，其原因为两种药物发挥药效的机制不同。对华法林相关症状性出血转化，必要时可根据条件静脉应用维生素 K、新鲜冰冻血浆和凝血酶原复合物。对新型口服抗凝药物（达比加群、阿哌沙班、利伐沙班）相关出血，应评估是否存在可调节的危险因素，如适应证掌握是否恰当、剂量、血压处理、同时合并其他药物，如抗血小板药物等。对新型口服抗凝药物（达比加群、阿哌沙班、利伐沙班）相关出血，应评估是否存在可调节的危险因素，如适应证掌握是否恰当、剂量、血压处理、同时合并其他药物，如抗血小板药物等。

3. 外科手术治疗

外科手术治疗通常不作为症状性出血转化的常规治疗手段，其主要目的在于解除占位效应和恶性脑水肿等引起的机械压迫。

（三）无症状性出血转化的处理

除必要的呼吸和循环支持外，对于溶栓 24 小时内发生的无症状的血肿型出血转化（PH 型），特别是有凝血障碍的患者可以考虑予以纠正凝血障碍的药物治疗。

（四）出血转化后重新启动抗栓治疗的时间

出血转化后抗栓启动的时间各国指南尚未给出明确推荐意见，需要根据患者临床评估结果，个体化重新启用或继续使用抗栓治疗，对于症状性出血转化的患者，应评估患者临床情况并权衡利弊，待病情稳定后 10 天至数周开始抗栓治疗。

第三节　早期康复治疗策略

中风后的早期，机体处于自发恢复状态，是神经系统结构及功能可塑性增强的关键期，神经重塑为中风患者功能恢复的核心和基础。早期规范化、精准化的康复治疗可通过向中枢神经系统不断输入运动、感觉等刺激，充分调动神经元的活动再生能力，促进患者运动功能的恢复和新技能的学习，进而改善患者的生活质量。

卒中单元是一种成熟且高效的针对中风患者的组织化管理模式，通过多学科协作实现病情持续监测、急性治疗与康复治疗紧密结合。中风早期康复可在医院的重症监护室或神经科依此模式开展，患者病情稳定后康复团队迅速介入。入住 24 ～ 48 小时内完成功能评估、提出问题、确定目标、制定康复计划并确定其实施的适宜性；72 小时内配合主管医生进行医护技联合查房，制定多学科联合诊治和康复方案，全面保障患者在中风早期得到科学、有效的治疗与康复。近年来，越来越多的医院建立了神经重症康复病房或神经重症康复过渡病房，形成了以康复医生为主导的神经重症康复监护医疗单元模式。该模式在早期康复的基础上进一步突出"神经重症"康复，实现中风重症救治及康复的有机融合，打造重症、急性期、恢复期及后遗症期的全疾病周期康复体系，有效加快患者功能恢复进程，减少并发症，缩短住院时间。

中风早期康复目标是结合病情，采取有效措施预防并发症，减缓影响功能恢复的痉挛、联合反应、代偿动作，避免失用、误用及过用，为患者功能恢复创造有利条件。在病情允许的情况下，康复介入越早，功能恢复越好，这种现象在严重障碍的患者中表现得更为显著，而中度功能障碍的患者次之。WHO 提出的标准是"当患者生命体征平稳，且神经系统症状不再进展 48 小时后开始介入康复治疗"。不过，当前大量研究显示，中风患者在发病 24 小时内开始康复介入是安全有效的，对患者的预后更有利。然而，最佳的介入时机需要整个康复团队在对患者进行全面身体状况评估后才能确定。最新国内专家共识指出，患者血流动力学、呼吸系统、神经系统等稳定后，就可以实施康复介入。如果患者生命体征明显波动，或者存在其他可能导致预后不良、进一步危及生命的因素，应当暂停康复治疗。具体指标见表 4-2。

表 4-2　中风早期康复开始和终止的标准

系统	开始标准	终止标准
心血管系统	收缩压（SBP）90 ～ 180mmHg 舒张压（DBP）≤ 110mmHg 平均动脉压（MAP）65 ～ 110mmHg 心率（HR）40 ～ 120 次 / 分 没有新发的心律失常和心肌缺血 没有伴随血乳酸≥ 4mmol/L 的休克征象 没有新发的不稳定性深静脉血栓和肺动脉栓塞 没有可疑的主动脉狭窄 在延续生命支持阶段，小剂量血管活性药支持，多巴胺≤ 10μg/kg·min 或去甲肾上腺素 / 肾上腺素≤ 0.1μg/kg·min	收缩压（SBP）< 90mmHg 或 > 180mmHg 平均动脉压（MAP）< 65mmHg 或 > 110mmHg，或较基线值变化超过 20% 心率（HR）< 40 次 / 分或 > 130 次 / 分 新启动了抗心律失常的药物治疗或合并心电或心肌酶谱证实的新发的心肌梗死 新启动的血管升压药或者增加血管升压药的剂量

续表

系统	开始标准	终止标准
呼吸系统	吸入氧浓度（FiO_2）≤ 0.6 血氧饱和度（SpO_2）≥ 90% 呼吸频率：≤ 40 次 / 分 呼气末正压（PEEP）≤ 10cmH$_2$O 没有呼吸机人机对抗 没有不安全的气道隐患	血氧饱和度（SpO_2）≤ 88% 或较基线值变化下降 > 4% 呼吸频率：< 5次 / 分或 > 40次 / 分 出现呼吸机人机对抗 人工气道脱离或者移位
神经系统	颅内压（ICP）< 20cmH$_2$O	意识状态变差 烦躁不安 RASS ≥ 3
其他	没有不稳定的四肢和脊柱骨折 没有严重的肝肾基础疾病或新发的进行性加重的肝肾功能损害 没有活动性出血 体温 ≤ 38.5℃	连接患者身上的任何治疗和监测管线的脱离 患者自觉心悸，呼吸困难或气短加重，疲劳乏力不能耐受 患者跌落或跌倒

一、房间的布置

良好的康复疗效不仅取决于各种治疗方式，还取决于患者如何度过治疗之外的剩余时间。无论治疗效果多好，如果患者在其余时间以异常的运动模式活动，那么治疗所取得的效果肯定会大打折扣，所以应注意将康复融入患者的 24 小时管理当中。

早期由于患侧瘫痪，患者的头部偏好会转向健侧，而且触觉、视觉和听觉输入减少，容易导致患侧被忽略。所以在房间的布置上应尽可能使患侧自动接受尽可能多的刺激。比如将床头柜摆放在患侧，患者必须转头才能查看柜子上的东西，健侧手必须横过患侧才能拿到需要的物品。另外，要交代陪护人员或亲属，所有的操作（进食、洗漱等）均要站 / 坐在患者的患侧，可以边握住患者的患侧手边与患者聊天，这样可以提供更多的感觉输入。

二、良肢位设置

与以往良肢位摆放不同，良肢位设置更强调主动性，这种主动性不仅仅指患者，还包括治疗人员、医护人员、陪护人员。在体位设置前应与患者充分沟通，让患者清楚地了解设置目的和意义，让患者主动地去感受姿势是否舒适、双侧是否对称等。只有调动患者的主动性，在设置过程中患者才会认真地去体会和感受。正确的体位设置贯穿中风后的各个时期，应注意定时变换，一般每 2 小时进行 1 次体位转换。

1. 仰卧位

患者的枕头高度应适中，避免颈部出现过度屈曲或伸展，头部保持中立位。患侧肩胛下垫一软枕，防止肩胛带后缩，肩稍外展，肘、腕、指各关节伸展。前臂不要求强制摆放于旋后位，只需将上肢摆放在接触性、指向性反应的姿势，这样有助于手和前臂的感觉输入，另外双侧手一致也有利于患者身体重心的确认。患侧臀部垫一软枕，防止髋关节外旋，膝关节下方可放置毛巾卷，足底放置稍硬的枕头，让足部保持背伸位。由于仰卧位易受各种原始反射影响而出现姿势异常，且易出现压疮，应尽量避免，一般适用于短时间的护理（图 4-11）。

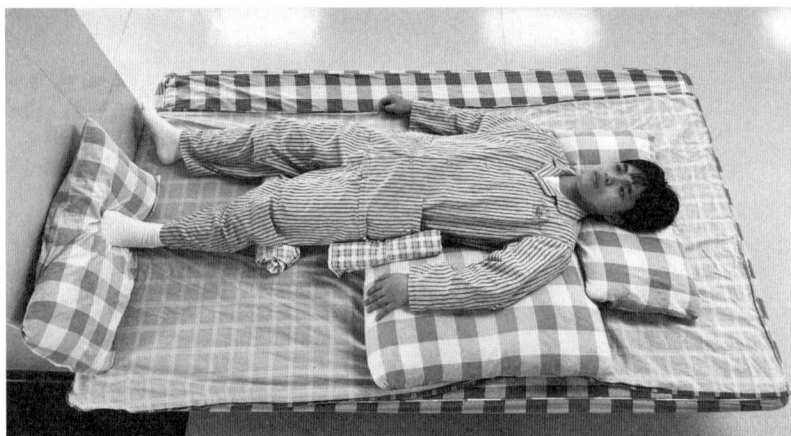

图 4-11　仰卧位

2. 健侧卧位

健侧卧位为患者最舒适的体位，将患侧肩前伸，肘、腕、指各关节伸展放置于胸前的枕头上，患腿髋、膝屈曲放在身体前面的另一支撑枕上，躯干应垂直于床面，健侧上下肢取自然舒适体位（图 4-12）。

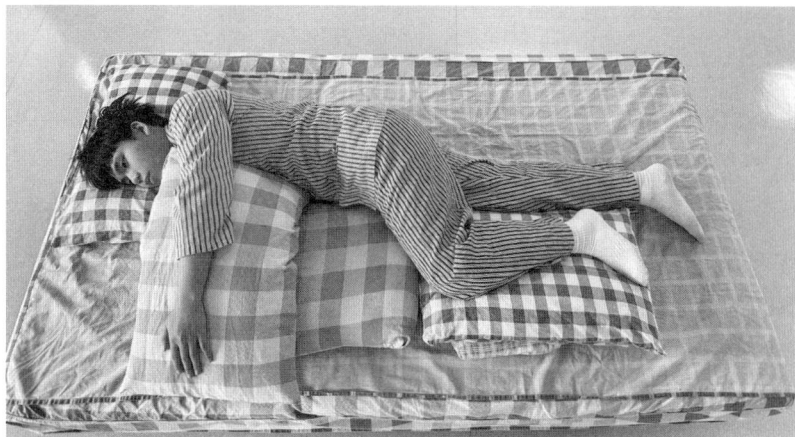

图 4-12　健侧卧位

3. 患侧卧位

患侧卧位是所有体位中最重要的，建议一开始就采用此体位。患侧卧位时，患者头部应有良好的支撑，将患侧肩胛带前伸，避免受压和后缩，肘关节伸直，前臂旋后，指关节伸展，患侧髋关节伸展，膝关节微屈，健侧腿屈曲向前置于体前支撑枕上。该体位可以增加患侧感觉输入，牵拉整个瘫痪侧的躯干，有助于防治痉挛（图 4-13）。

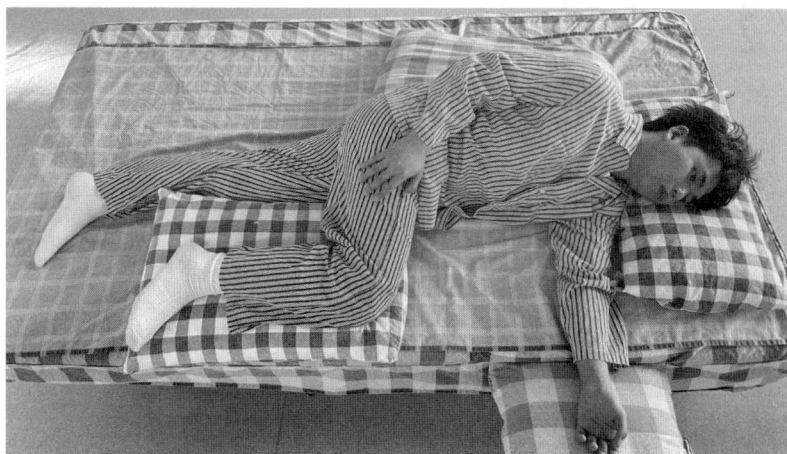

图 4-13　患侧卧位

4. 长坐位

长坐位时患者头部无需支撑，以便患者学会主动控制头的活动，对于腰背肌力量弱者，可在其身后放置合适的枕头，保持躯干伸展，在腋下放置支撑枕，前臂和手放在就餐板上，以免患侧躯干侧屈下沉，维持双侧对称性，治疗师应时刻关注患侧上肢，有利于纠正患侧的异常姿势。双侧髋关节屈曲至近直角的适宜角度，不产生外旋，足底放置稍硬的枕头，让足部保持背伸位（图4-14）。

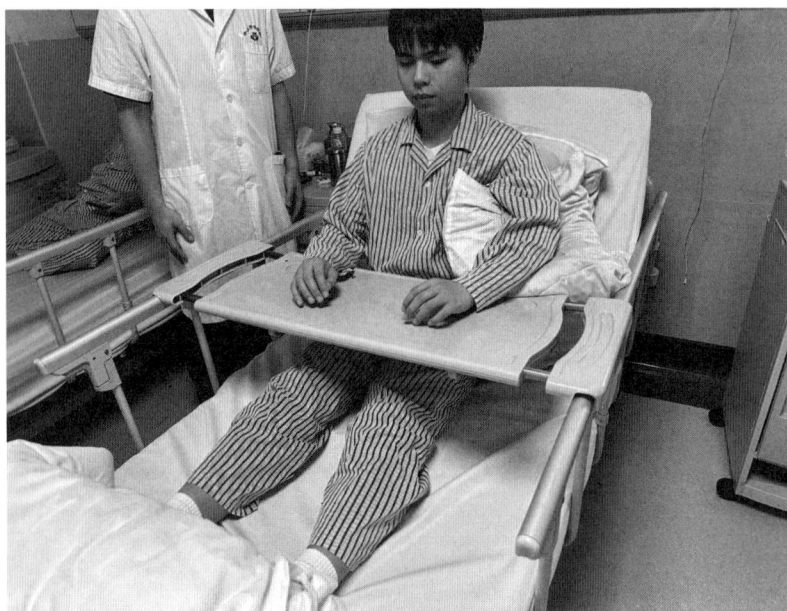

图4-14 长坐位

5. 端坐位

患者将患手放置于枕头上，如果患者手足够长，也可直接将手放置于床旁或椅旁，肘关节需保持伸直位，可用弹力带或绳子固定双侧大腿，避免髋关节外旋，双足着地，不能悬空（图4-15）。

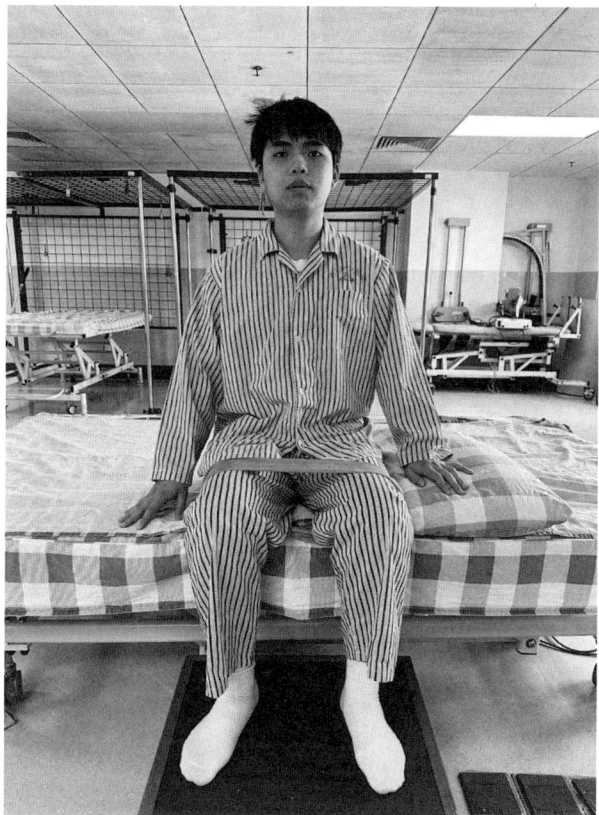

图 4-15　端坐位

6.轮椅坐位

合适的轮椅，更容易让患者保持抗重力伸展体位，因此，只要患者的身体情况允许，就应尽早从床上转移到轮椅上，方便将患者带到不同的环境，感受周围环境的变化。轮椅坐位时，将患者的头保持中立位，由于轮椅的靠背容易使脊柱过度屈曲，应在患者腰部放置靠枕，保持躯干伸展，手放置于支撑枕上，避免躯干侧屈，将轮椅脚踏调到合适的高度，两足平放于脚踏上，避免仅用足尖踩在脚踏上而导致整体稳定性下降（图 4-16）。

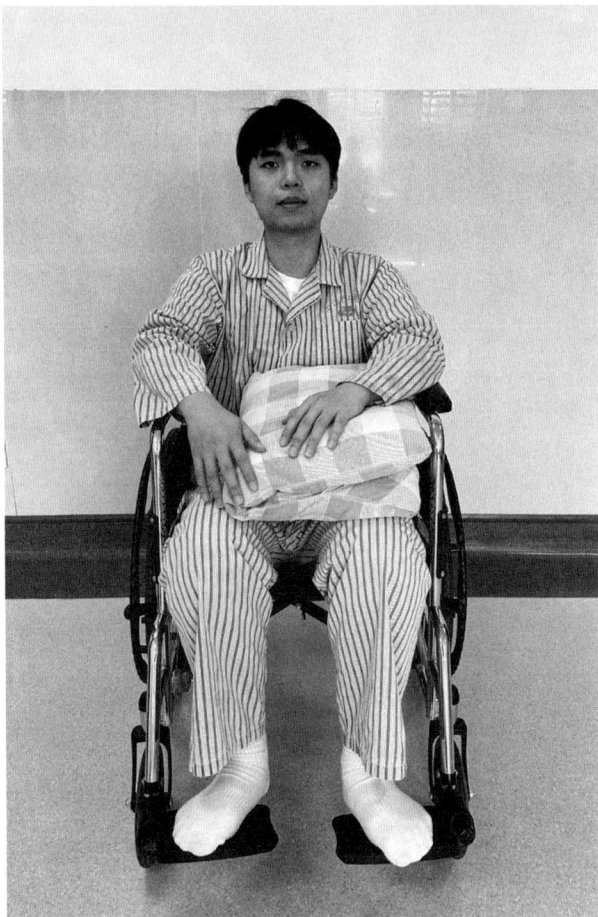

图 4-16　轮椅坐位

三、感觉训练

中风后约 65% 的患者伴有不同程度的感觉功能障碍（包括深感觉、浅感觉及复合感觉），感觉功能无论是减退还是敏感都会导致患者自身对周围事物充满恐惧，影响后期的功能恢复，同时也容易造成烫伤、创伤等。早期患者感觉分布往往呈近端向远端"衰减式"减退。

1. 促醒

对于昏迷患者，早期给予多感觉刺激（视、听、触等）有利于患者苏醒，如家属可以在患者身边多说话，经常对患者肢体进行触摸等。

2. 感觉障碍

（1）深感觉障碍训练

深感觉也称本体感觉，应与运动训练相结合，可利用本体感觉刺激技术，如对肩关节进行关节挤压、节律性振动等手法，也可以利用自身重力，如坐位时患者上肢负重抗痉挛模式，斜板站立时踝关节负重牵伸训练等方式对关节进行挤压，另外也可在屏蔽患者视觉的前提下，将患侧肢体摆放在不同位置，嘱其健侧做出相同动作（图4-17）。

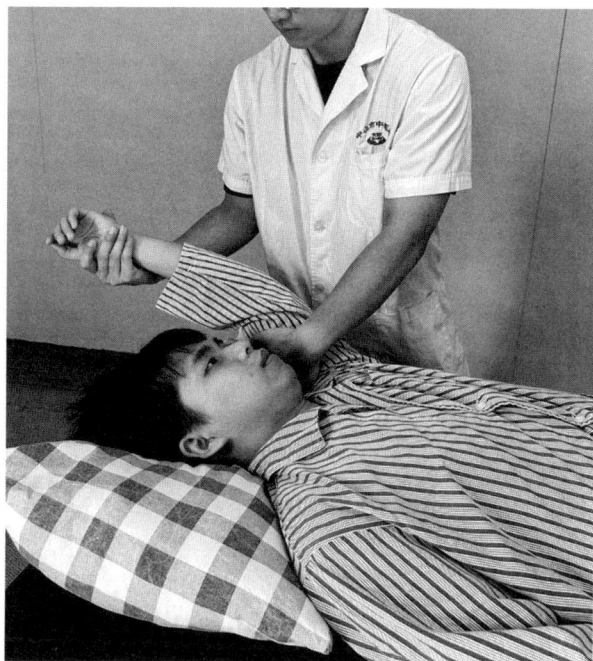

图4-17　深感觉障碍训练

（2）浅感觉障碍训练

以温觉、触觉等刺激患者皮肤，可用冰－温水交替温度刺激，使用软毛刷对患者肢体进行刷擦，Rood技术里的快速刷擦法对于早期肌张力低下的患者有明显的改善作用（图4-18）。

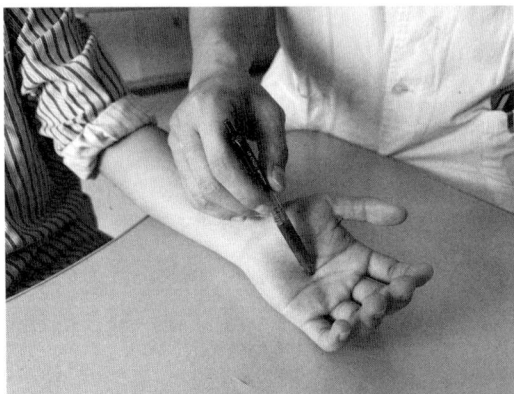

图 4-18　浅感觉障碍训练

（3）复合感觉障碍训练

可在无视觉辅助下进行识别物体的训练，如将圆球、三角体以及各种不规则、不同材质的日常生活用品置于患者手中或皮肤表面进行反复刺激，让患者通过想象、回忆来回答，答对可更换物品继续进行，答错两次以上可让患者看一眼物品，达到感觉 - 视觉代偿的效果，也可以利用回形针对患者肢体进行两点辨别感觉训练（图 4-19）。

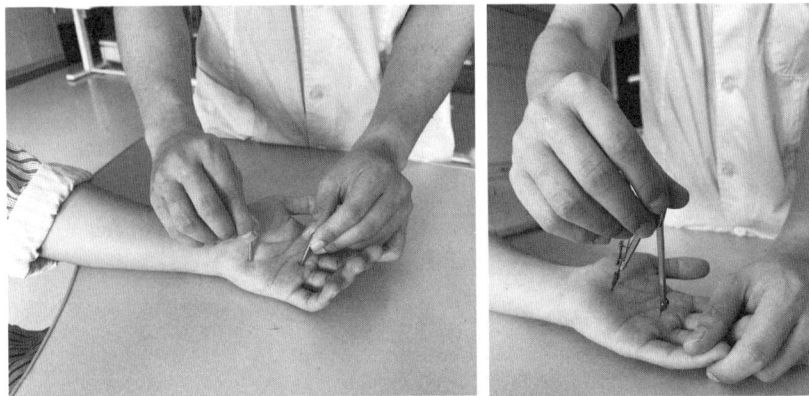

图 4-19　复合感觉障碍训练

四、关节活动度维持训练

中风患者急性期由于运动功能的丧失，尤其是处于昏迷状态或重度瘫痪时，关节长时间不活动，将导致静脉血栓、肌萎缩、关节挛缩等并发症的发生。通过关节活动度维持训练，可以促进患者肢体的血液循环，增加感觉输入，维持患肢肌纤维长度。昏迷患者在病情平稳后，应给予每日 2 次肢体被动活动，直至主动活动恢复。如果患者意识清楚且病情允许，应充分调动患者的主观能动性，尽早进行主动训练。以自动运动和主动运动为主。活动顺序由大关节到小关节、由近端到远端循序渐进，操作时治疗师手法要平稳、轻柔、缓慢，应保护患肢，注意避免机械性损伤。对于软瘫期的患者，建议肩关节的活动度控制在正常范围的 2/3 即可。

1. 肩关节

（1）前屈

患者取仰卧位，治疗师一手托住患者肘部，另一手控制患者腕关节处于中立位，治疗师从体侧将患者上肢缓慢上举，当超过 90º 时应将肩外旋后再继续上举（图 4-20）。

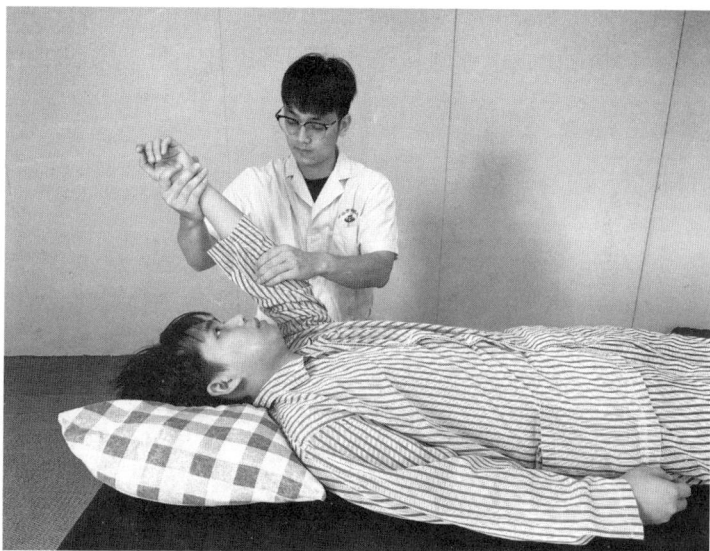

图 4-20　肩关节前屈训练

（2）后伸

患者取侧卧位，治疗师一手固定患者肩部，另一手托住患者上臂，从患者体侧将患侧上肢缓慢向后移动（图 4-21）。

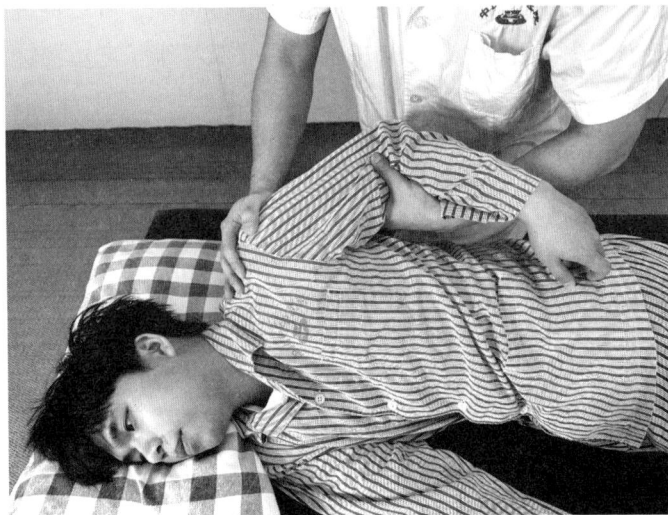

图 4-21 肩关节后伸训练

（3）外展

患者取仰卧位，治疗师一手托住患者肘部，另一手控制患者腕关节处于中立位，治疗师从患者体侧将患肢平行于床面缓慢外展（图 4-22）。

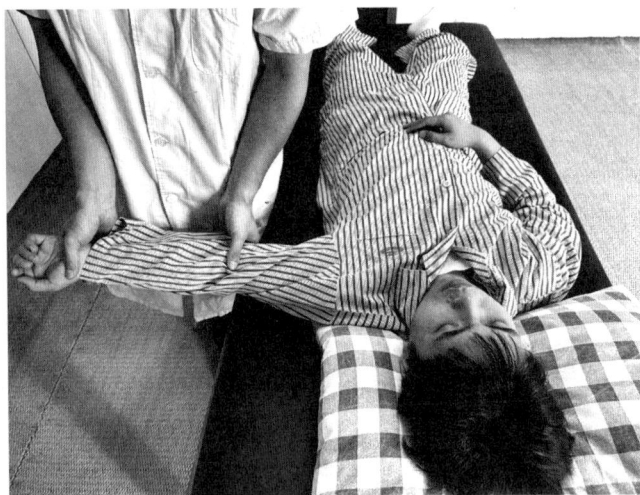

图 4-22 肩关节外展训练

（4）内收

患者取仰卧位，治疗师一手托住患者肘部，另一手控制患者腕关节处于中立位，治疗师从患者体侧将患肢平行于床面缓慢内收（图4-23）。

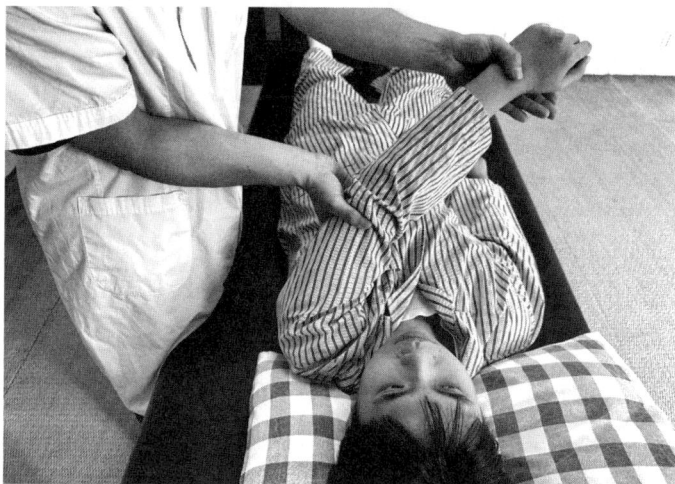

图4-23 肩关节内收训练

（5）外旋、内旋

患者取仰卧位，治疗师一手托住患者肘关节，另一手控制患者腕关节处于中立位，患侧上肢置于肩外展90°、肘屈曲90°，将患侧前臂分别进行向上（外旋）（图4-24）、向下（内旋）（图4-25）活动。

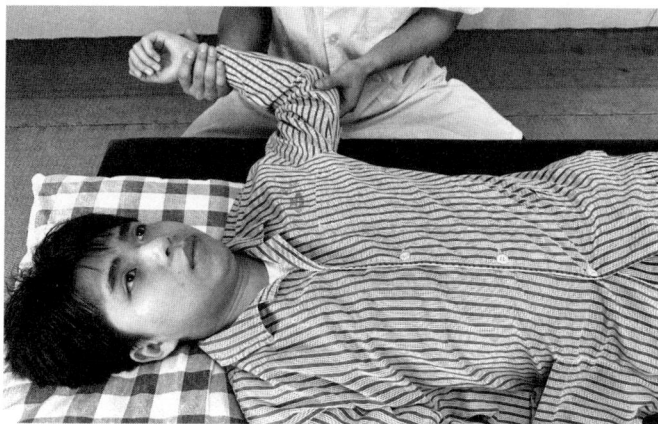

图4-24 肩关节外旋训练

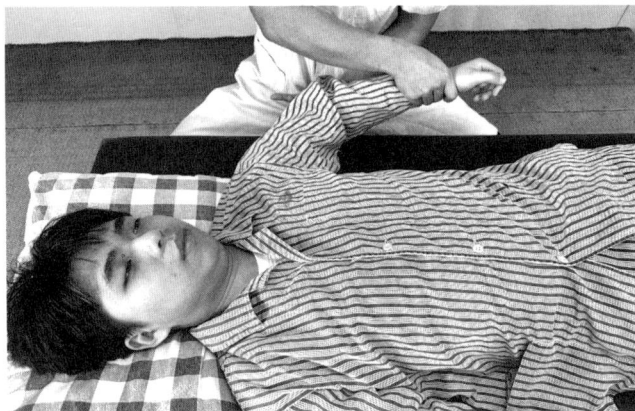

图 4-25　肩关节内旋训练

2.肘关节

患者取仰卧位，治疗师一手托住患者肘关节，另一手握住患者手腕，将患者肘关节屈曲或伸展至最大角度（图 4-26）。

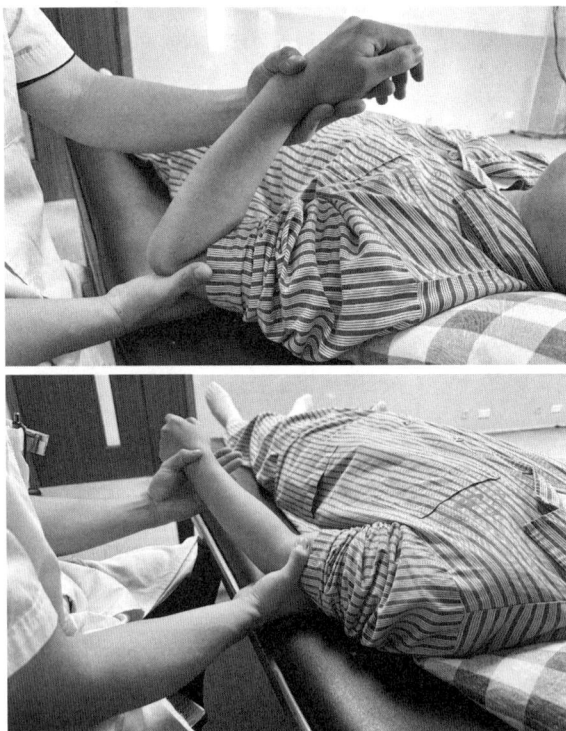

图 4-26　肘关节训练

3. 前臂

治疗师肩关节稍外展，肘关节屈曲 90°，双手掌分别放于患者手腕及前臂交界处的尺侧及桡侧，交替进行前臂的旋前旋后（图 4-27）。

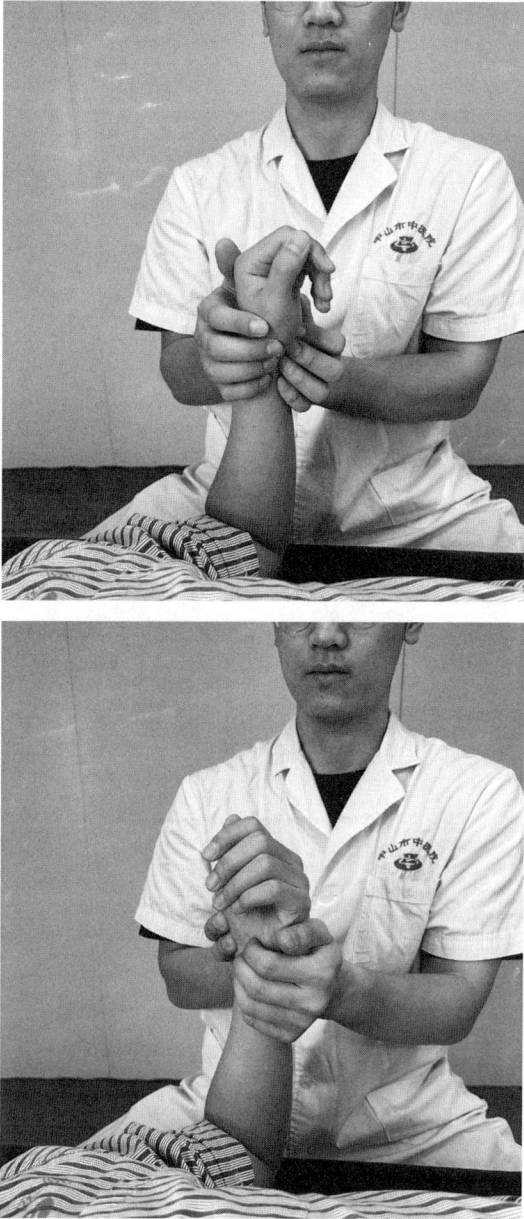

图 4-27　前臂训练

4.腕关节

（1）掌屈及背伸

治疗师一手握住患者上肢的前臂或者腕关节，另一手握住患者手部，缓慢地将患者腕关节屈曲和伸展至最大活动度，然后缓慢回到起始位置（图4-28）。

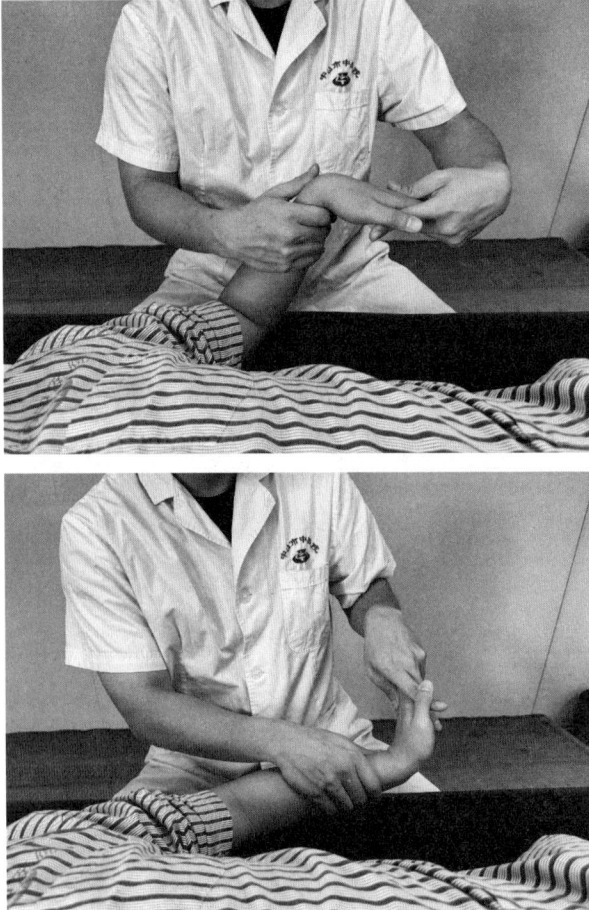

图4-28　腕关节掌屈及背伸训练

（2）尺偏及桡偏

治疗师一手握住患者上肢的前臂或者腕关节，另一手握住患者手部，缓慢地将患者腕关节尺侧或桡侧活动至最大活动度，然后缓慢回到起始位置（图4-29）。

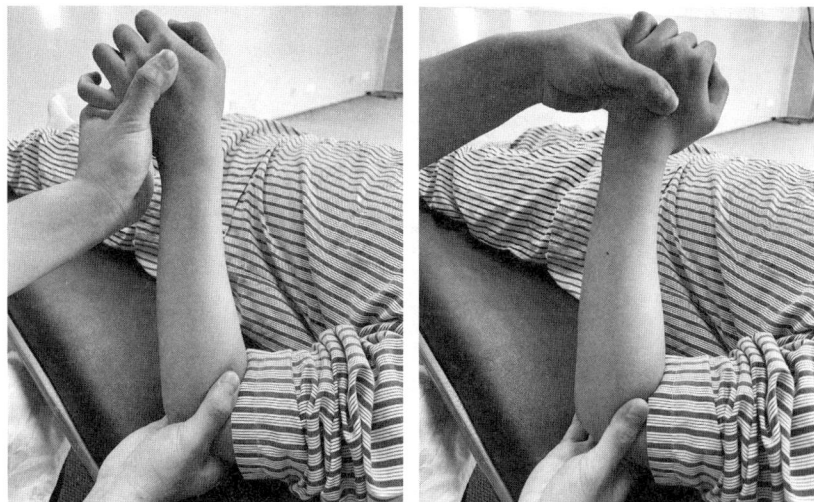

图 4-29 腕关节尺偏及桡偏训练

5. 手部

治疗师一手握住患者掌部,另一手移动患者手指分别做掌指关节、近端指间关节、远端指间关节的屈曲、伸展、外展、内收(图4-30)。

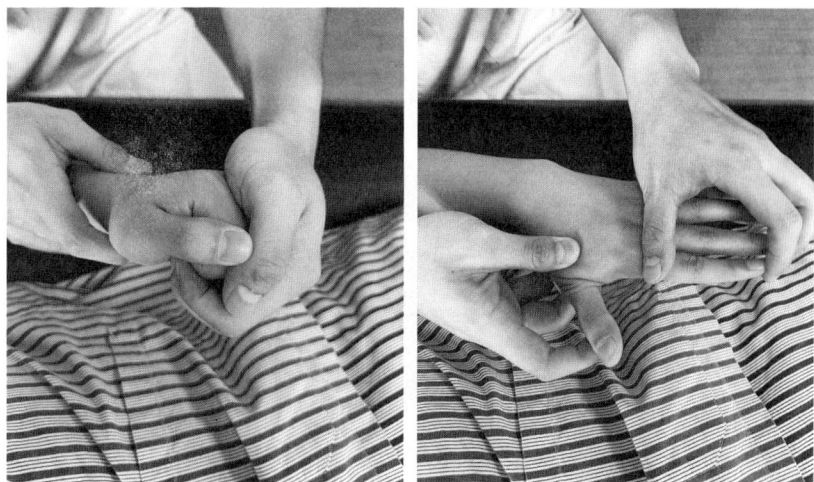

图 4-30 手部训练

6.髋关节

（1）屈曲

治疗师一手托住患者小腿近膝关节处，另一手握住患者足跟处，双手同时沿矢状面向上屈曲患肢（图 4-31）。

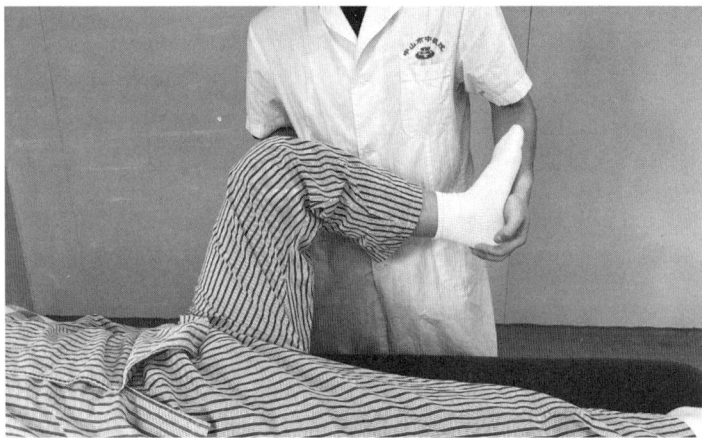

图 4-31 髋关节屈曲训练

（2）伸展

患者保持侧卧位，治疗师一手固定患者骨盆，另一手托着患者大腿，缓慢地向后伸展（图 4-32）。

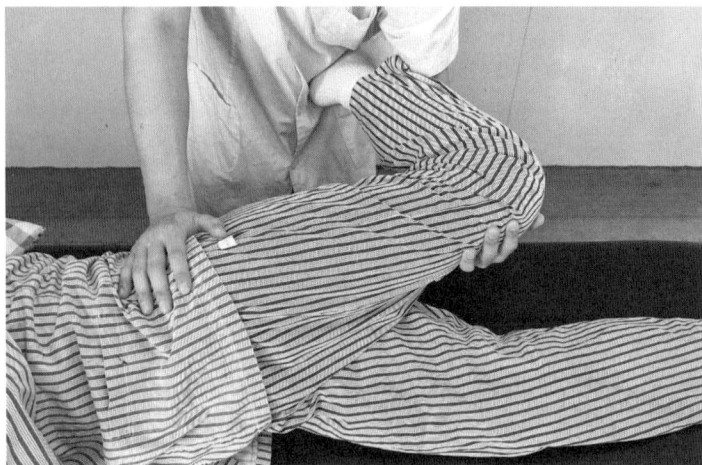

图 4-32 髋关节伸展训练

（3）内收、外展

　　治疗师一手固定患者膝关节，另一手握住患者足跟，水平向外移动下肢完成髋外展，水平向内跨过正中矢状面做髋内收（图4-33）。

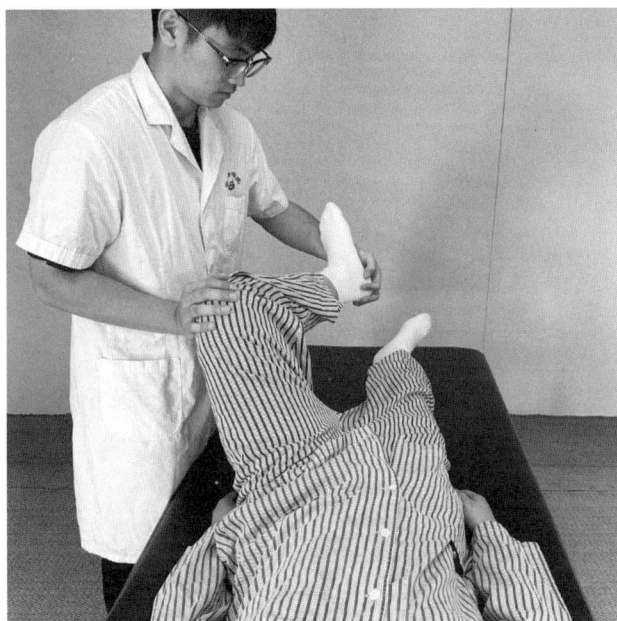

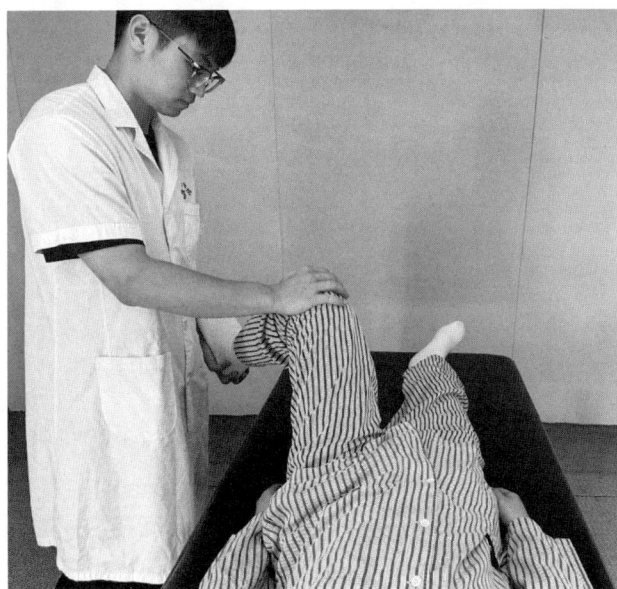

图4-33　髋关节内收、外展训练

7.膝关节

治疗师一手托住患者膝关节后方，另一手托住患者足跟，进行膝关节的屈曲（图 4-34）。

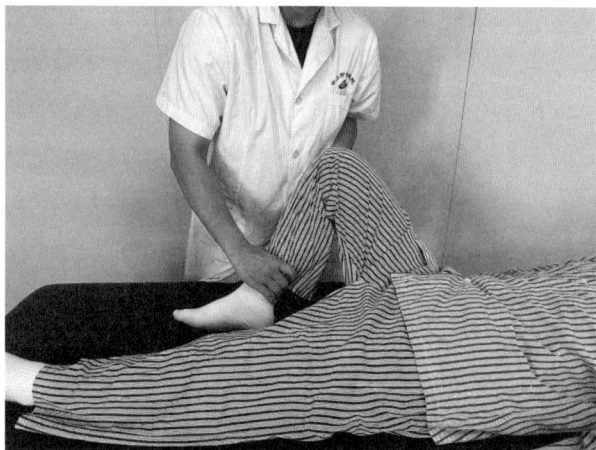

图 4-34　膝关节训练

8.踝关节

（1）背伸

治疗师一手固定患者踝关节上方，另一手握住患者足跟，利用前臂屈侧推压足底，使足底向上完成踝关节背伸（图 4-35）。

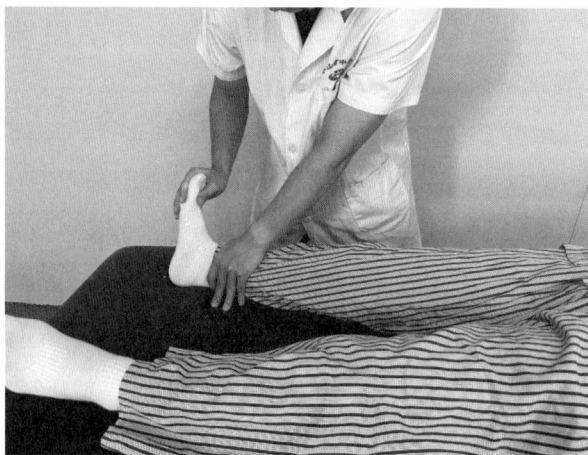

图 4-35　踝关节背伸训练

（2）趾屈

治疗师一手固定患者踝关节上方，另一手握住患者足背，将患者踝关节下压完成趾屈动作（图 4-36）。

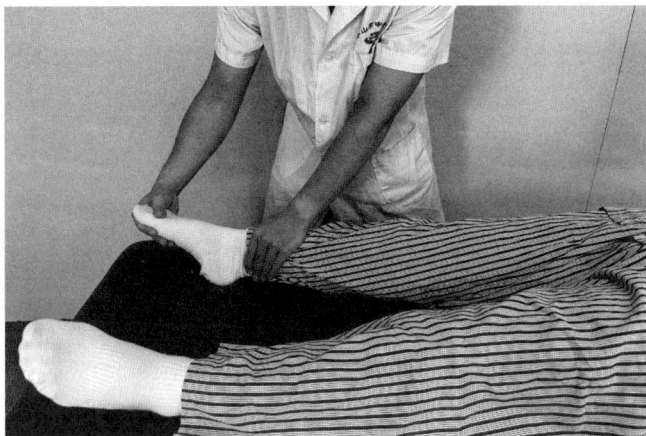

图 4-36　踝关节趾屈训练

（3）内翻

治疗师一手固定患者踝关节上方，另一手从患者足底绕至踝关节外侧后，将患者踝关节勾向内侧（图 4-37）。

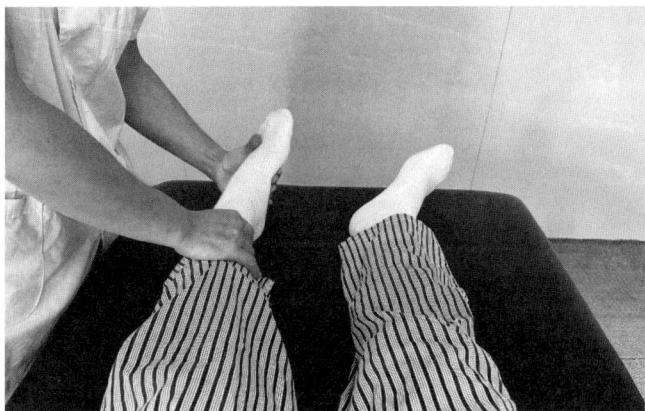

图 4-37　踝关节内翻训练

（4）外翻

治疗师一手固定患者踝关节上方，另一手托住患者足底，使患者踝关节向外上方活动（图 4-38）。

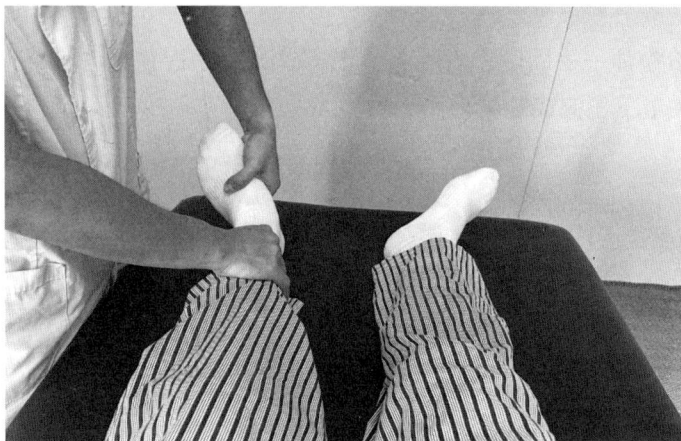

图 4-38 踝关节外翻训练

9. 自我辅助运动

患者取仰卧位或坐位，Bobath 握手，双手手指交叉，患手拇指在上，通过健侧手带动患侧手，做类似出拳动作（图 4-39）。

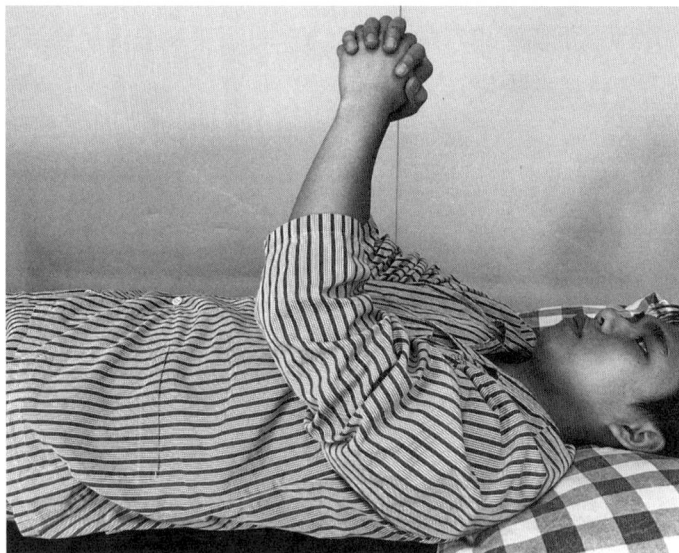

图 4-39 自我辅助运动训练方法 1

患者取仰卧位或坐位，Bobath 握手，通过健侧手带动患侧手，在关节活动范围内前屈，肘关节尽量伸直，软瘫期注意不要超过90°，避免肩关节损伤（图 4-40）。

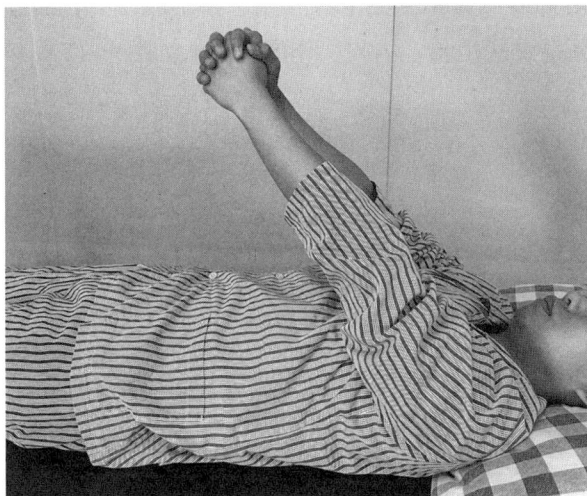

图 4-40 自我辅助运动训练方法 2

患者取仰卧位，Bobath 握手，肘关节伸直，双手交替触碰身体两侧的床面，从而带动躯干旋转（图 4-41）。

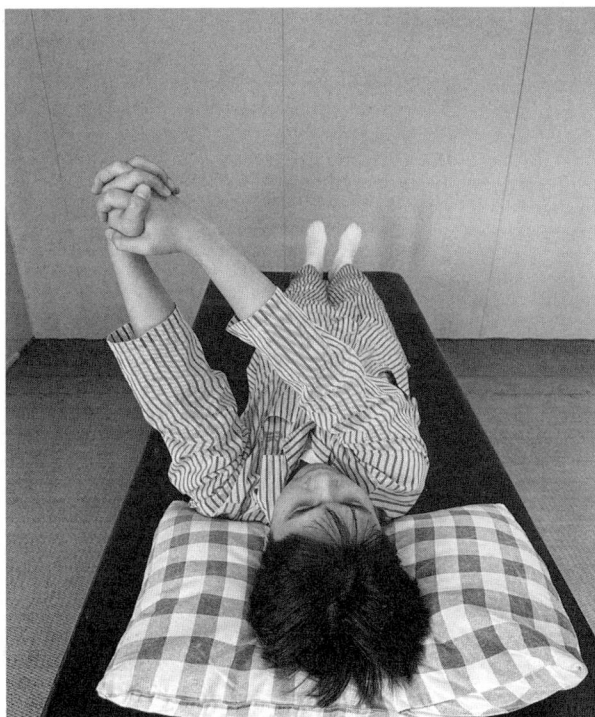

图 4-41 自我辅助运动训练方法 3

　　患者取仰卧位，将健侧下肢置于患侧下肢下方，通过健侧下肢带动患侧下肢进行上抬、内收、外展等动作（图 4-42）。

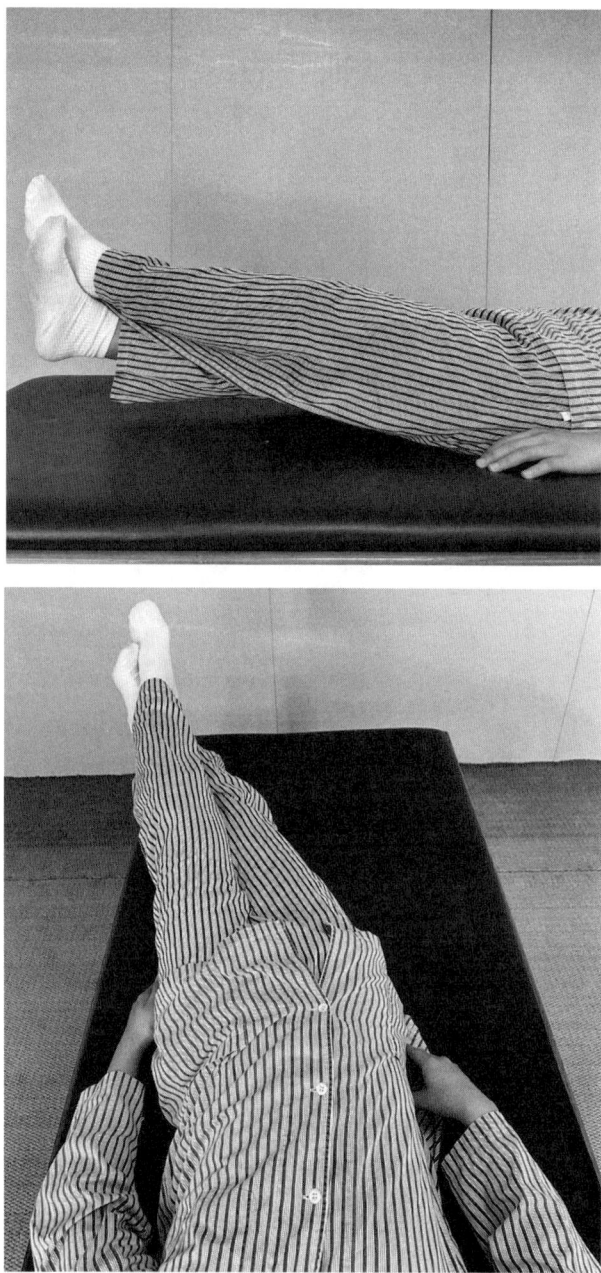

图 4-42　自我辅助运动训练方法 4

10. 器械运动

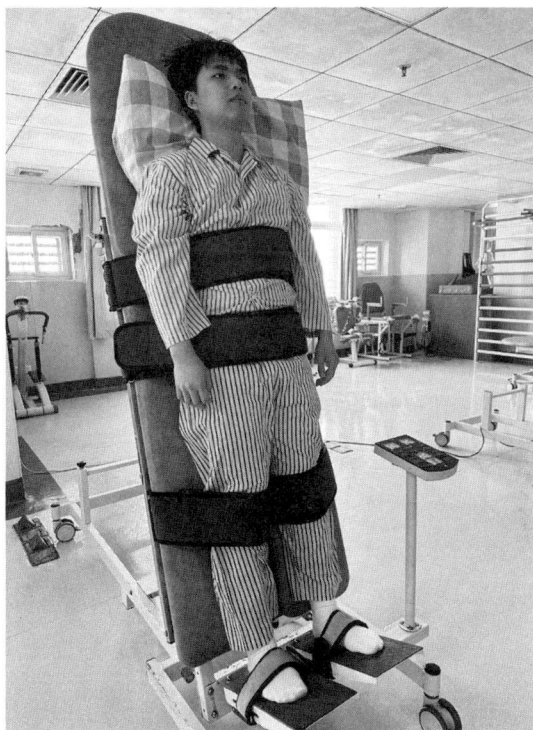

图 4-43　电动起立床训练

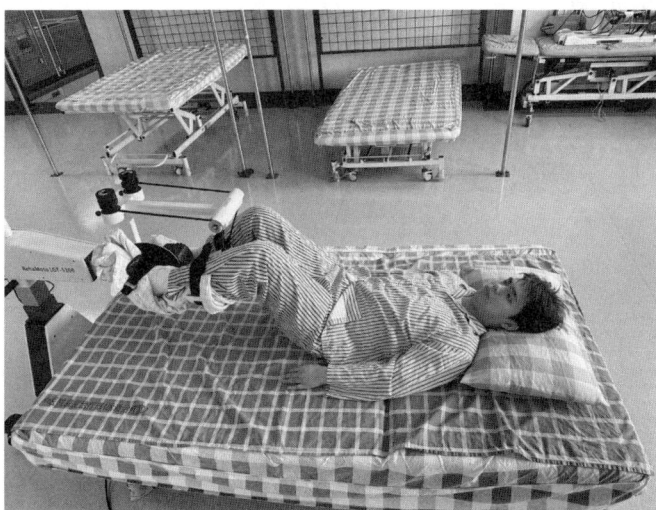

图 4-44　智能反馈运动系统训练

五、早期随意运动诱发训练

1. 关节腔挤压

挤压关节可使关节间隙变窄，刺激高阈值感受器，引起关节周围的肌肉收缩。患者可处于仰卧位屈髋、屈膝的桥式体位，屈肘俯卧位，手膝四点位，站立位时抬起健侧肢体使患侧肢体负重等支撑体位时均可产生类似的反应。对骨突处加压具有促进、抑制的双向作用，如在跟骨内侧加压，可促进小腿三头肌收缩，产生足跖屈动作。相反，对跟骨外侧加压，可促进足背屈肌收缩，抑制小腿三头肌收缩，产生足背屈动作（图 4-45）。

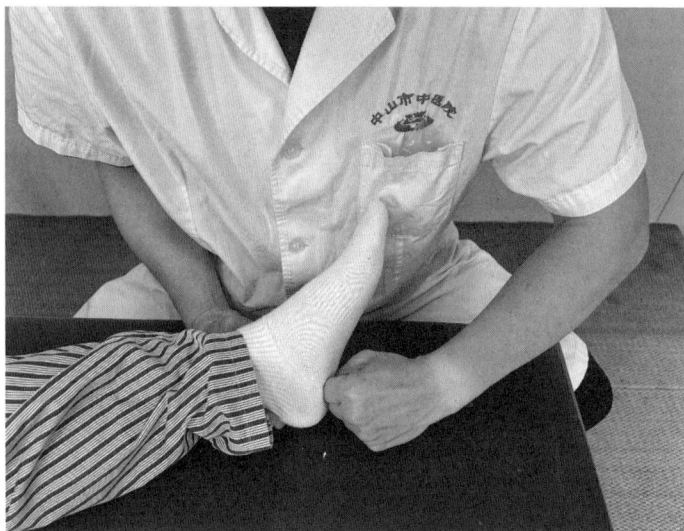

图 4-45 关节腔挤压训练

2. 叩击拍打

利用规律或不规律的叩击拍打手法刺激固有感受器、体表感受器可使肌肉产生反射性收缩，如叩击拍打股四头肌可诱发膝关节伸直。轻叩皮肤可刺激低阈值的 A 纤维，从而引起皮肤表层运动肌的交替收缩，低阈值的纤维易于兴奋，通过易化梭外肌运动系统引出快速、短暂的应答。轻叩手背指间或足背趾间皮肤及轻叩掌心、足底，均可引起相应肢体的回缩反应。重复刺激这些部位还可以引起交互性伸肌反射。轻叩肌腱或肌腹可以产生与快速牵拉相同的效应（图4-46）。

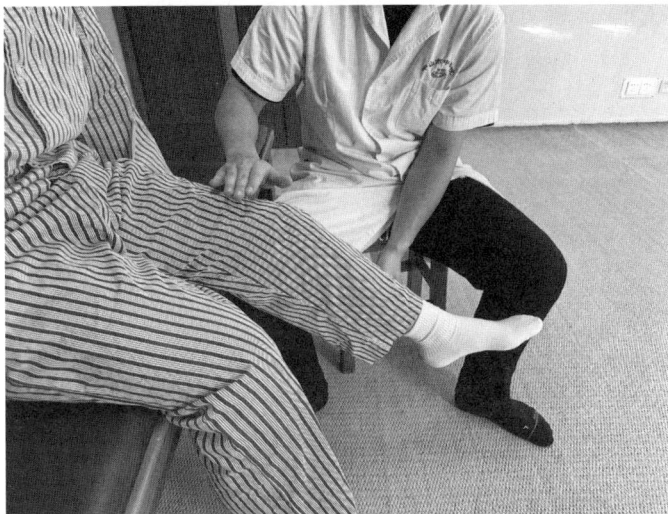

图4-46 叩击拍打训练

3. 快速牵伸

对于低肌张力的肢体，快速地活动关节可以引起肌肉反射性收缩，利用这种反应可以达到诱发收缩的目的。如肘关节快速屈伸后，肱二头肌有轻微收缩，对膝关节进行快速地屈伸可诱发出伸膝的动作。牵拉手或足的固有肌肉可引起邻近固定肌的协同收缩，用力握拳可使手的小肌群产生牵拉，可使近端肌群易化，若此时这一动作在负重体位下进行，近端关节肌群称为固定肌，可以促进这些肌群的收缩，从而进一步得到易化（图4-47）。

4. 肌腹按压

按压肌腹可引起与牵拉肌梭相同的牵张反应。如在胫前肌的肌腹上找到一个可以诱发踝背屈的点，通过反复按压刺激，可以诱发出踝背屈的动作（图4-48）。

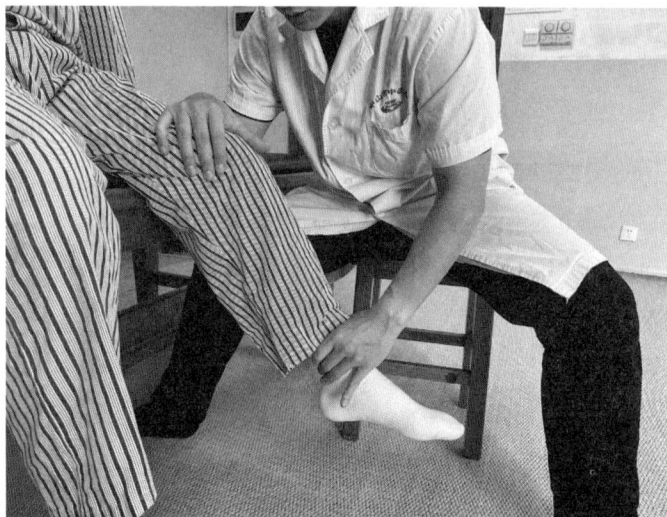

图 4-47　快速牵伸训练

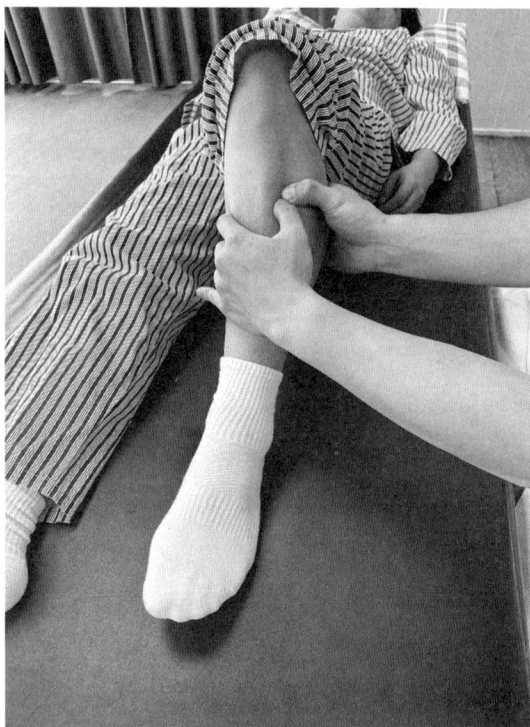

图 4-48　肌腹按压训练

5. 躯干的诱发活动

中风早期，患者几乎无法控制躯干的动作，可以先在仰卧的体位下做一些动作训练。在这种体位下，因患者不需要抵抗重力，所以治疗师可以更好地确保患者做出正确而有效的动作。

（1）协助式被动动作

治疗师面对患者，站于患者健侧，双手交叉，握住患侧肩部，患者的患侧手置于治疗师的肩上，使患者的躯干朝斜对角的下肢方向运动，患者的头部保持在枕头上。如果患者张力过高，则治疗师应一手将其下肋骨部向下压，使患者躯干在向前转的同时可以合并弯曲动作（图 4-49）。

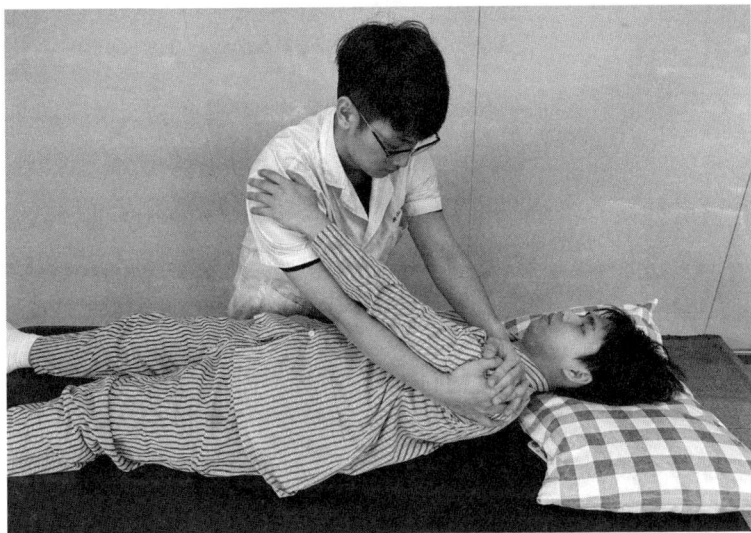

图 4-49　协助式被动动作训练

（2）诱发主动动作

治疗师一手绕过患者的肩膀，引导患者做肩部运动，另一手压住患者肋骨，并用脸颊及肩固定患者的手，直到患手肌张力下降（图 4-50）。

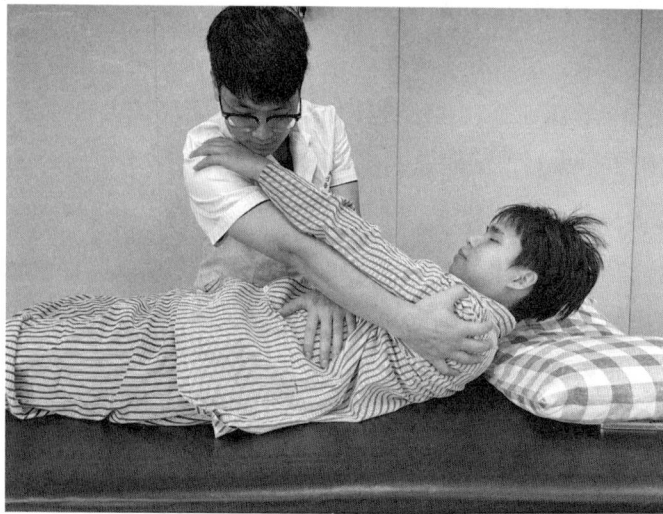

图 4-50 诱发主动动作训练

（3）肩胛骨主动前突合并腹斜肌收缩训练

患者取仰卧位，治疗师将其健侧下半部肋骨向内压，让患者健侧手臂维持在前屈 90° 并外旋的姿势，然后让其做出外展再回到原姿势的动作。当患者熟练后，再对患侧手臂做同样的诱发动作，肋骨小幅度的动作只要和收缩中的腹斜肌相反方向时，会使腹斜肌收缩更明显（图 4-51）。

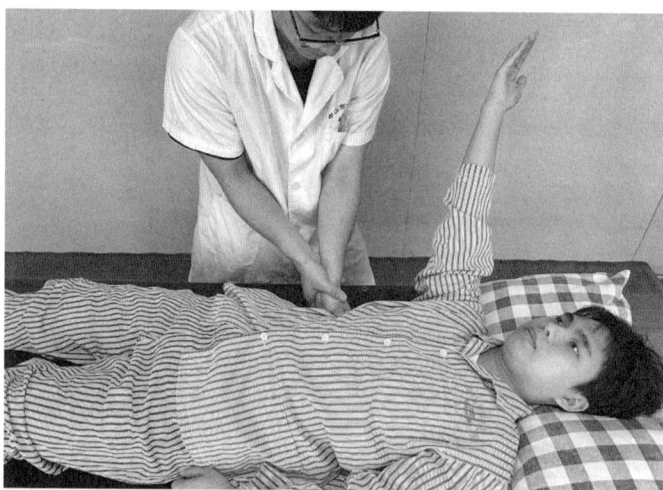

图 4-51 肩胛骨主动前突合并腹斜肌收缩训练

（4）下半身的屈曲、旋转

患者双下肢屈曲 90°，双膝靠在治疗师身上，治疗师转动患者的腰椎并注意不要使胸椎发生转动。接着，治疗师用上臂扣住患者脚踝，一手置于患者骶骨处，将患者的腰椎及骨盆屈曲起来，另一手则控制患者的膝部。治疗师将患者的骨盆被动屈曲起来时，不要改变髋关节的屈曲角度。可以有效地降低患者的腰伸直张力和抑制下肢伸肌痉挛（图 4-52）。

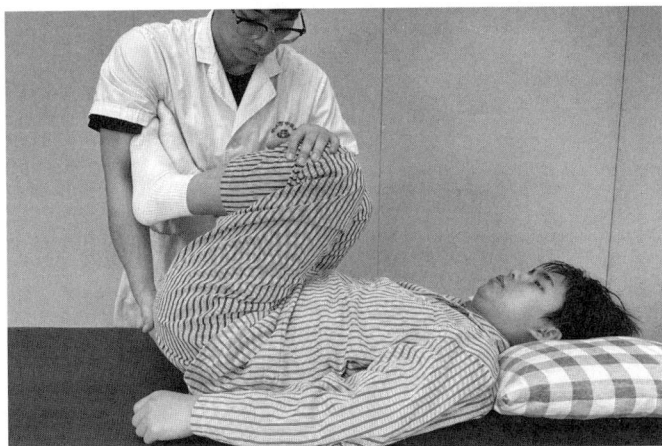

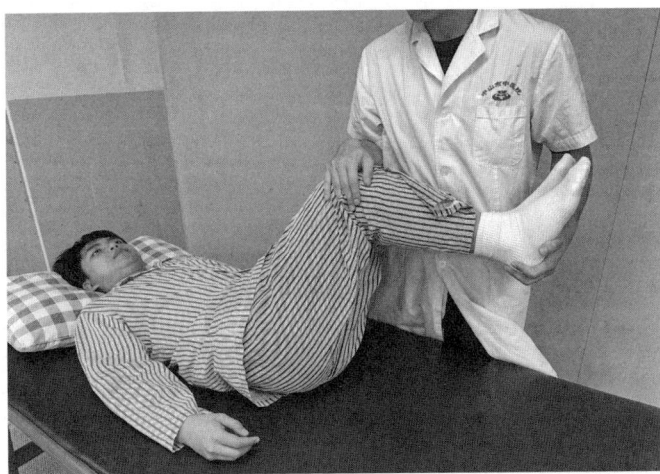

图 4-52 下半身的屈曲、旋转训练

（5）激活腹斜肌训练

患者取仰卧屈髋屈膝位，将健侧腿跨在患侧腿上，然后用患侧腿做外展内收的动作，注意胸部不能跟着摆动，治疗师刚开始可给予适当辅助，随着患者控制能力的提高逐渐减少帮助。在此动作的基础上，让患者将健侧手抬高并维持在肩关节前屈 90° 位且掌心朝内侧，可以有效地激活腹斜肌（图 4-53）。

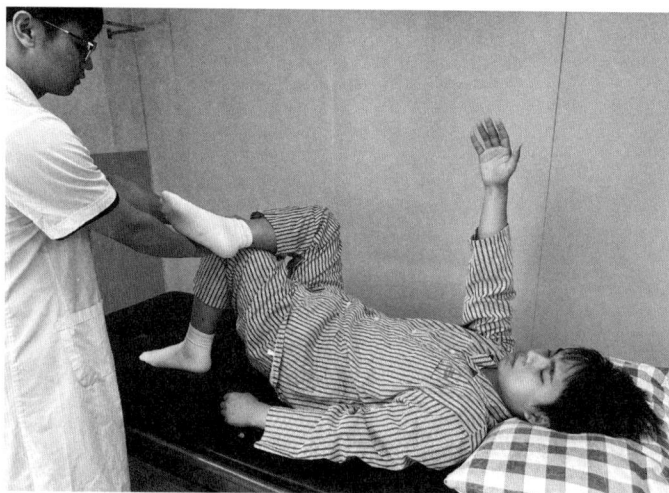

图 4-53　激活腹斜肌训练

（6）桥式运动

患者取仰卧位，头置于枕头上，双手置于身旁，双下肢屈髋屈膝，双足平放在床面，治疗师先教导患者收缩下腹肌，使骨盆向上向前倾斜，治疗师将手放在患者健侧。患者将臀部抬离床面，维持骨盆向上，并保持骨盆水平位，在此过程中可以对控制不良的腹肌进行叩击拍打，也可以让患者将健侧下肢抬离床面同时维持臀部抬高，当患者无法维持骨盆呈水平时，可以在患者抬起足部时，加压拍打腹外斜肌的起始点（图 4-54）。

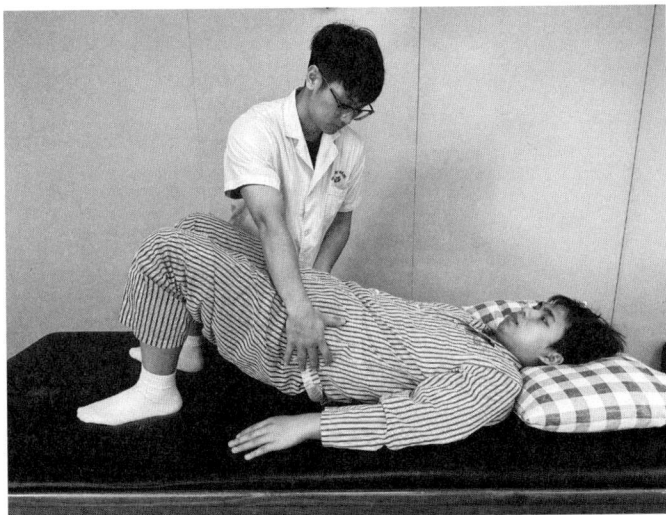

图 4-54　桥式运动训练

六、早期的转移和离床训练

长期卧床休息对患者的心血管、呼吸、肌肉、骨骼和免疫系统等均存在负面影响，也会影响患者的功能恢复潜能，特别是神经肌肉功能和平衡功能的恢复，将降低大脑的可塑性和功能重组。中风患者在病情稳定后（生命体征平稳，且 48 小时内病情无进展）早期离床训练，进行坐位训练、起坐训练、站立训练是安全可行的，能够提高患者 3 个月后的步行能力。而体位转移训练是恢复中风患者生活自理能力和活动能力的前提，应尽早教会患者主动完成床上的翻身、移动，由卧位到坐位、由坐位到轮椅等转移活动。

1. 翻身训练

患者将头转向拟翻身侧，双上肢 Bobath 握手，肩上举 90° 左右，肘伸直，健侧足从患侧腘窝处插入，并沿着患侧小腿下滑至足跟处，健侧上肢带动患侧上肢左右摆动，同时健侧下肢用力，借助摆动的惯性翻向一侧（图 4-55、图 4-56）。

（1）向健侧翻身

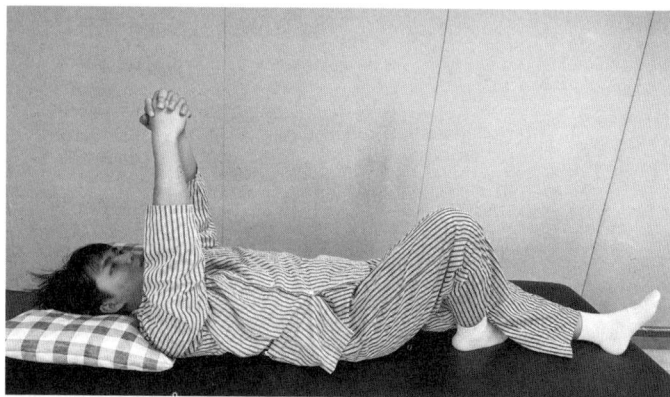

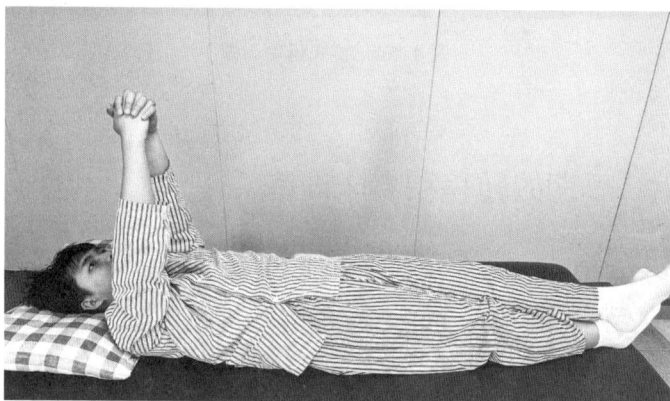

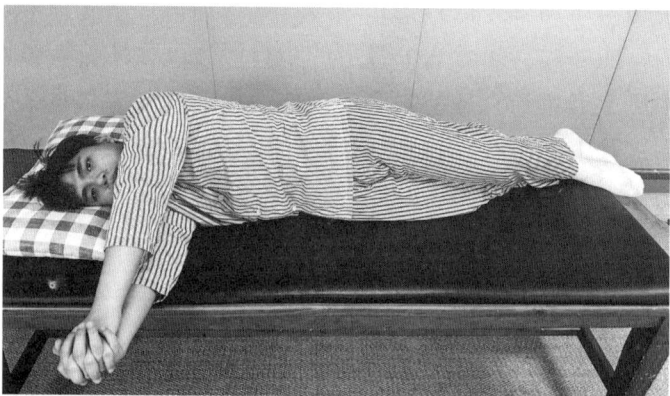

图 4-55　向健侧翻身训练

（2）向患侧翻身

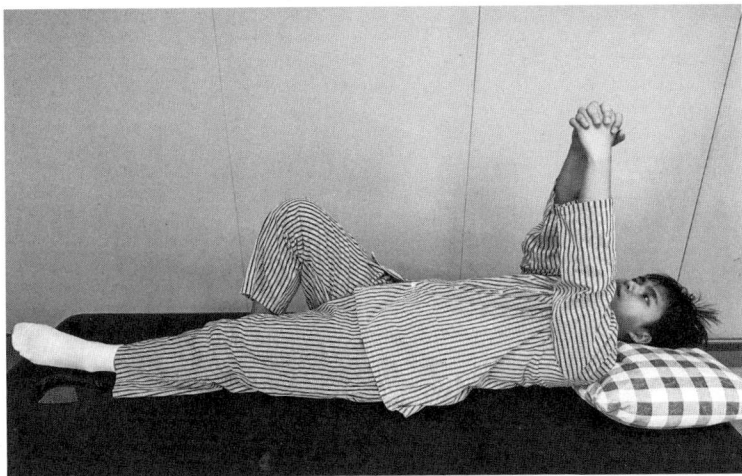

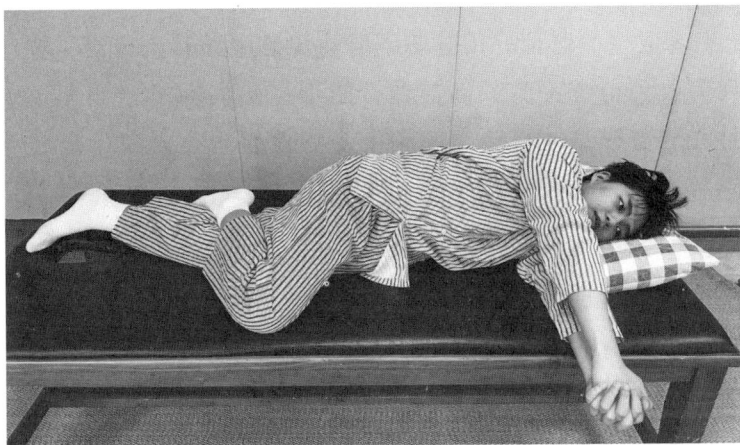

图 4-56　向患侧翻身训练

2. 侧方移动

患者取仰卧位，患侧下肢保持自然伸展，健侧腿屈髋屈膝，健侧足平放于床面，且稍偏向需转移的一侧（如向右侧移动时，健侧足置于身体右侧床面附近），嘱患者通过健侧腿发力，缓慢抬高臀部并向目标侧方平移，然后嘱其头和肩向侧方移动，调整姿势完成侧方移动（图 4-57）。

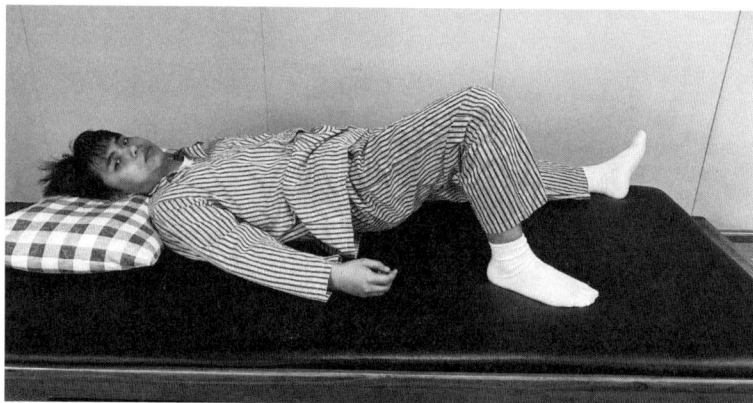

图 4-57 侧方移动训练

3. 坐起训练

（1）从健侧坐起训练

患者取健侧卧位，用健侧下肢将患侧下肢移到床沿，注意将患侧手放到前方，头颈部前屈，躯干尽量向前上方倾斜，由健侧肘关节支撑身体，转为健侧手支撑使躯干直立完成坐起动作（图 4-58）。

（2）从患侧坐起训练

患者取患侧卧位，将患侧手置于胸前，健侧下肢帮助患侧下肢置于床边，健侧上肢支撑，躯干侧屈起身，患者坐起后调整患侧肢体姿势（图 4-59）。

4. 床边站立训练

（1）辅助站立训练

患者坐于床边，双足平放于地面上，治疗师用膝部顶住患侧膝部，双手扶着患者臀部，引导患者躯干前倾，重心充分前移后缓慢站起（图 4-60）。

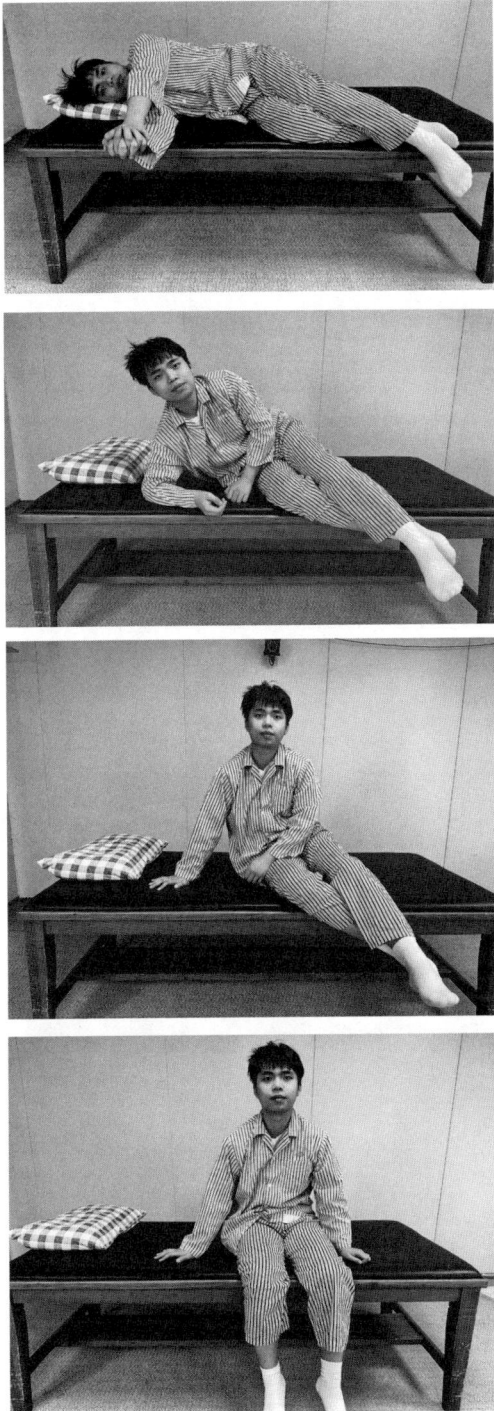

图 4-58　从健侧坐起训练

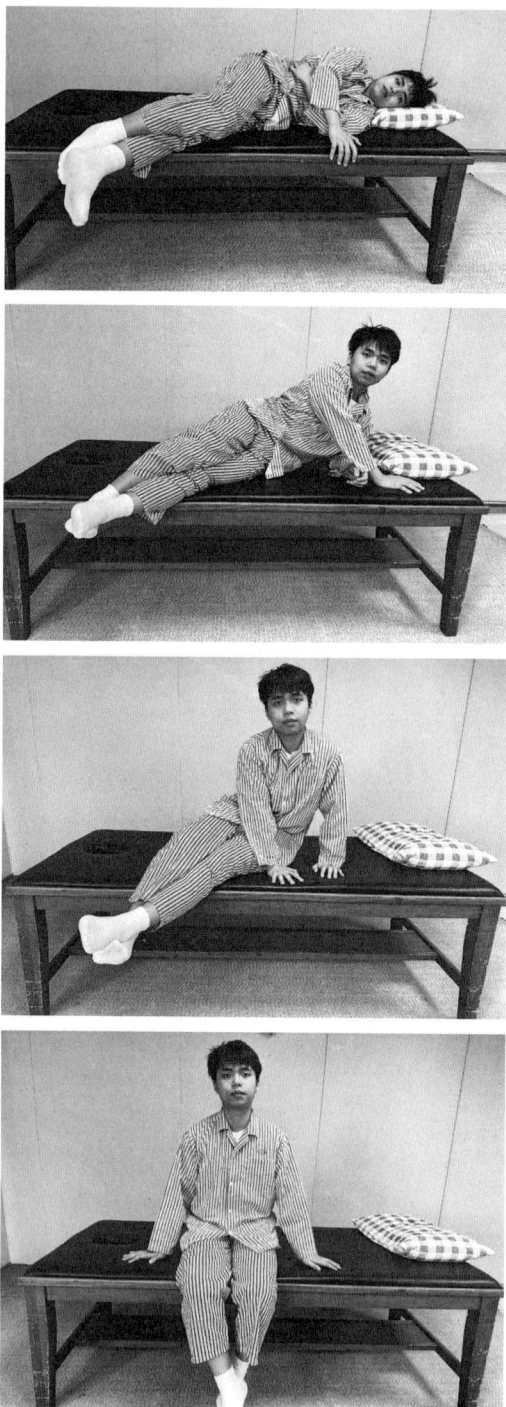

图 4-59 从患侧坐起训练

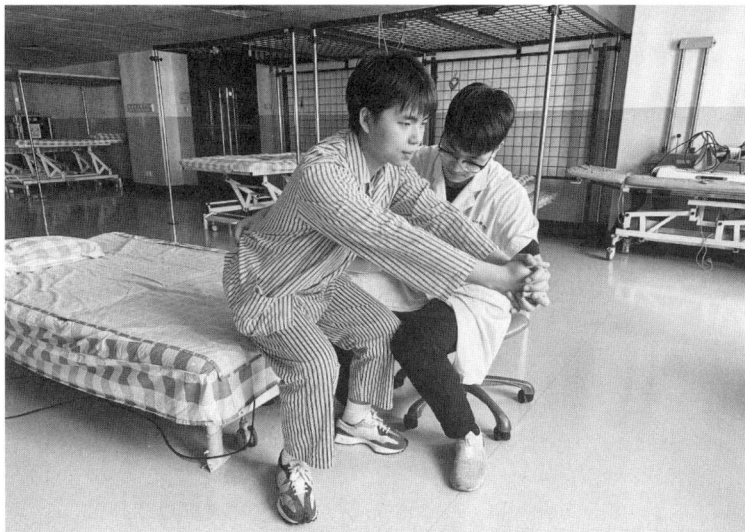

图 4-60　辅助站立训练

（2）独立站立训练

患者双足平放于地面，双手十指交叉后充分前伸，身体前倾，当双肩向前超过双膝位置时，抬离臀部，伸展膝关节直至站直（图 4-61）。

（3）床椅转移训练

急性期以辅助下的床椅转移为主，患者坐于床边，双足平放于地面上，轮椅放于患者健侧，与床呈 45° 夹角，关闭轮椅两侧手刹，移开脚踏板。治疗师面对患者站立，双膝微屈，双足放于患足的两侧，治疗师膝部抵住患侧膝关节。治疗师一手从患者腋下穿过置于患侧肩胛上，将患侧前臂放于自己肩上，另一手托住患者腰部，引导患者身体前倾，重心充分前移，缓慢站起后转身坐到轮椅上（图 4-62）。

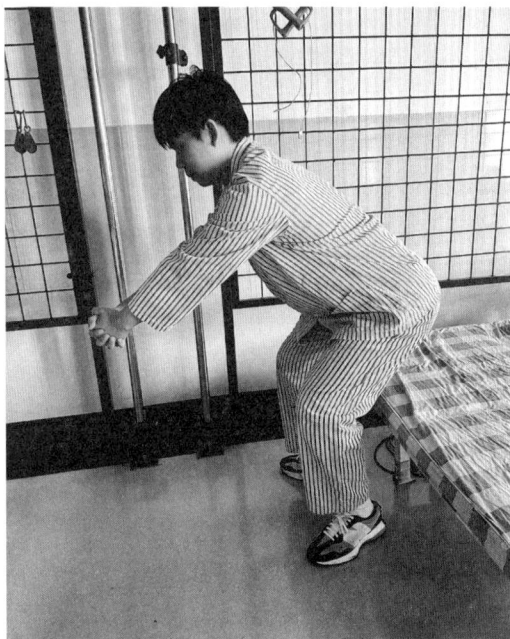

图 4-61　独立站立训练

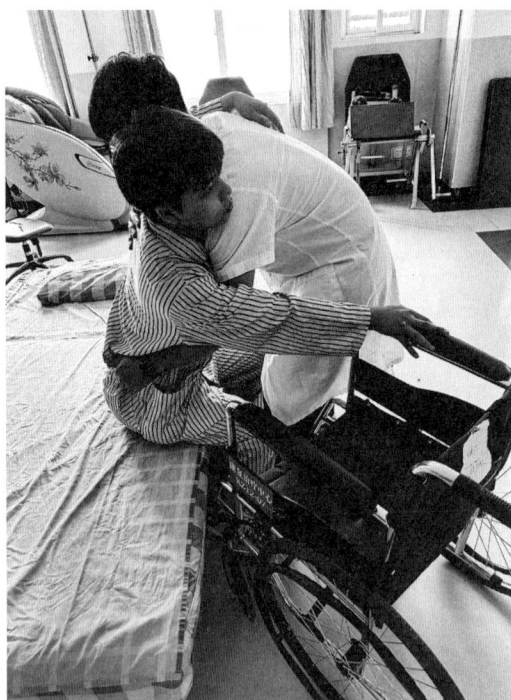

图 4-62　床椅转移训练

七、呼吸训练

中风患者脑组织受损后，常引起大脑皮质、间脑、脑桥、延髓和脊髓等部位的呼吸节律、呼吸运动调节中枢发生异常，导致呼吸功能下降，中风患者的呼吸肌力量往往仅有健康成年人的一半。呼吸过程中膈肌功能下降，会导致腹横肌活动和腰椎稳定性的下降，进而影响患者的平衡能力。在中风早期就应加强呼吸功能训练，这一时期的呼吸训练，应根据患者的病情及清醒程度，分别采用被动、辅助主动或主动的方式，强化呼吸肌功能。尽可能帮助患者维持或改善肺部及胸廓的弹性，保持气道的畅通，提高肺活量和有效咳嗽的能力。呼吸训练也有助于包括肋间肌、腹肌、膈肌、盆底肌在内的肌肉的恢复，这些肌肉是核心的主要组成部分，对维持姿势的稳定、躯干的对称性有着极其重要的作用，对改善吞咽功能亦有积极作用。

1. 被动协助式胸腔活动

患者仰卧时，背部会伸直，肋骨及胸骨则由于腹肌张力的不足而浮起，肩膀也会往上耸起。所以，在诱发正确的呼吸动作前，必须先矫正胸部的姿势。治疗方法是治疗师站在床头，双手置于患者两侧下肋骨的侧前面，利用身体前倾的重量，将患者下肋骨往内、往下压，以此被动方式将肋骨推回正常位置。当患者在平静呼吸时，由治疗师维持胸腔处于正确姿势，有利于患者使用横膈膜式呼吸，同时激活其他呼吸肌（图 4-63）。

2. 协助式吐气

治疗师站在患者身旁，双手分别置于患者胸腔两侧，并向内、向下压，同时，令患者吐气并发声。也可以让患者尝试将肋骨主动维持在正确的吐气姿势，治疗师可以给予少许帮助（图 4-64）。

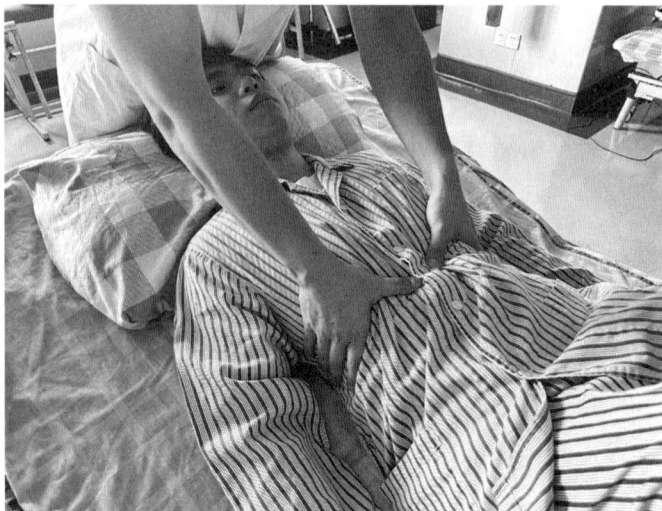

图 4-63 被动协助式胸腔活动训练

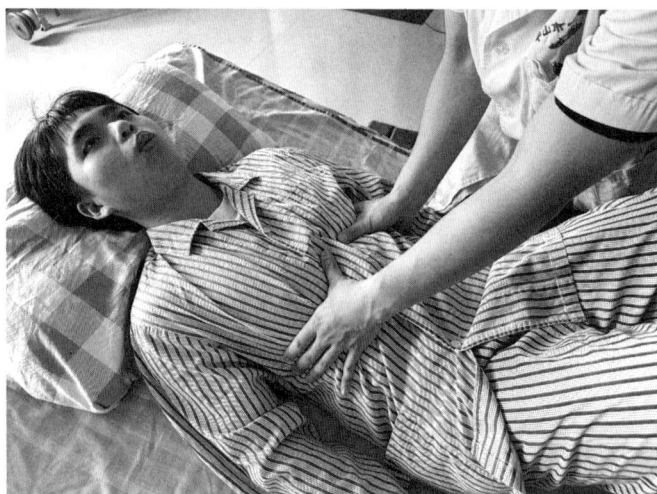

图 4-64 协助式吐气训练

3. 横膈膜式呼吸

治疗师将双手分别置于患者下肋骨两侧，将肋骨向内、向下压，维持胸腔于正确的姿势之后，治疗师以一手食指及拇指维持住肋骨，再令患者平静地呼吸，另一手则指导腹部的升降（图 4-65）。

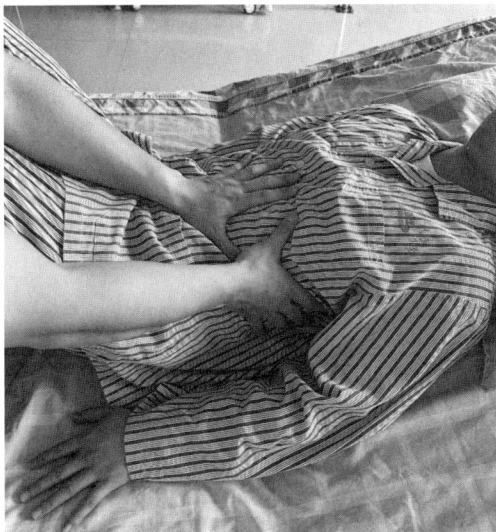

图 4-65　横膈膜式呼吸训练

4. 放松练习

患者首先采取放松体位，包括卧、坐、站等。以坐位为例，最合适的体位为前倾倚靠位，即头靠在置于前面桌子上的被子或枕头上，两手放于被子或枕头上。这一体位有助于放松患者的颈背部肌肉，并可以固定肩胛带以减少呼吸时的过度活动。前倾体位时，因腹肌的张力下降，腹部在吸气时容易隆起，有助于腹式呼吸（图 4-66）。

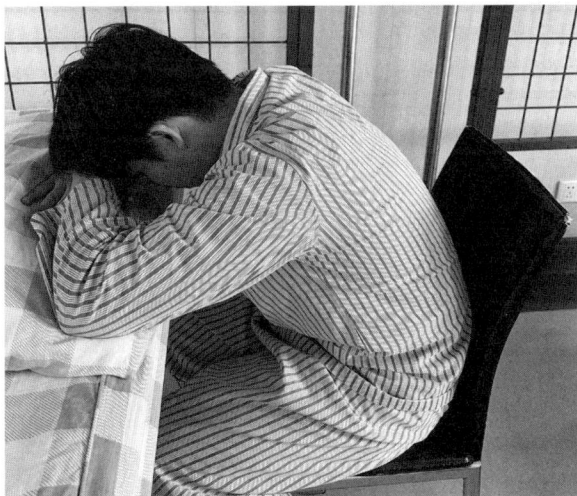

图 4-66　放松练习

5. 腹部加压呼吸法

用加压的方法诱导患者恢复腹式呼吸，宜在卧位或坐位下进行。通常患者将自己的手按压在上腹部或下胸部来集中注意力，并在呼气收缩腹部的同时用手挤压上腹部或下胸部的两侧，以进一步增加腹压和减轻膈肌张力，从而使膈肌进一步上抬。吸气时对抗所加的压力，徐徐将腹部隆起，同时下胸部向外膨隆，与此同时将手上所加的压力逐渐减轻。如此反复，可以帮助患者明确腹式呼吸的方法，逐渐改善和增加膈肌的活动（图4-67）。

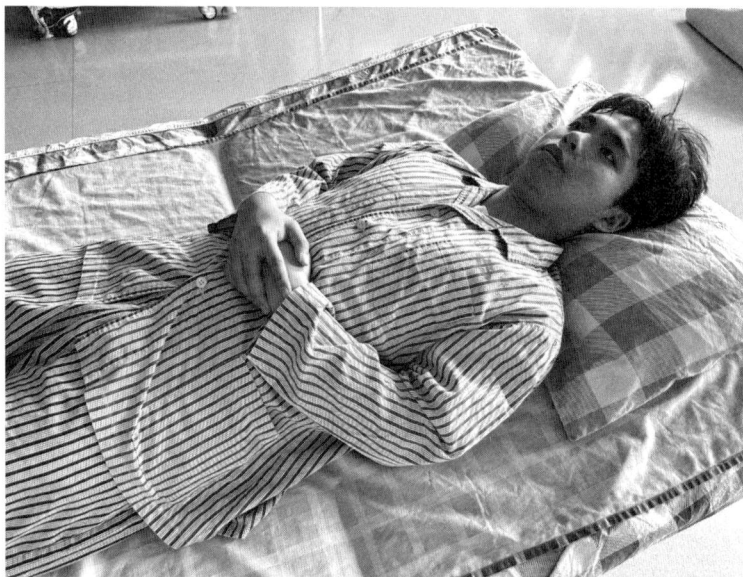

图4-67　腹部加压呼吸法

6. 缩唇呼气法

在呼气时将嘴唇缩紧，增加呼气时的阻力，而这种阻力可以向内传递到胸腔支气管，使支气管在呼气时管内腔能保持一定的压力，防止呼气时支气管和小支气管过早塌陷，增加气体从肺泡内的排出，减少肺内残气量（图4-68）。

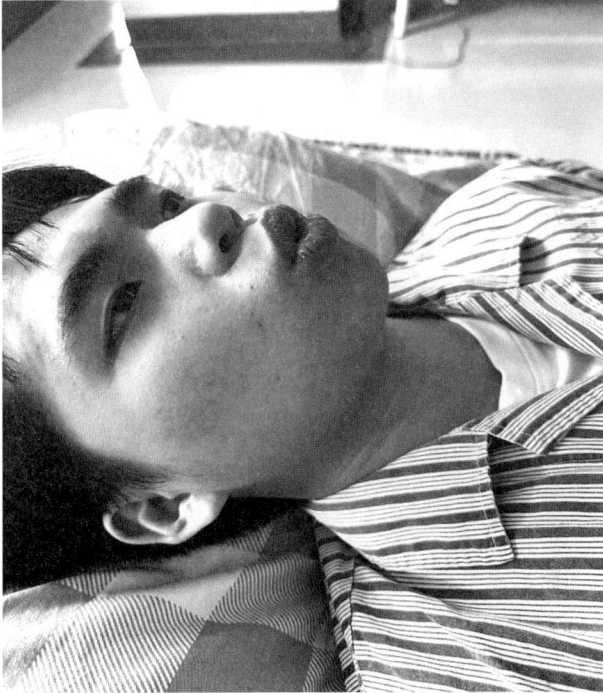

图 4-68　缩唇呼气法

八、前庭康复训练

中风后的平衡功能障碍，如为颈内动脉系统，则由于感觉、运动中枢和椎体束损害引起肌肉张力失衡、肌肉启动顺序错误而导致头和躯干的姿势控制障碍、异常步态等；而椎基底动脉系统则是因为小脑或前庭中枢功能不全而出现平衡、协调功能障碍。所以早期进行前庭康复训练，有助于患者更好地恢复平衡及步行功能。

1. 凝视稳定性训练

患者伸出健侧手的示指至眼睛正前方 20cm 处，嘱其视线直视示指的同时左、右、上、下移动头部（图 4-69）。

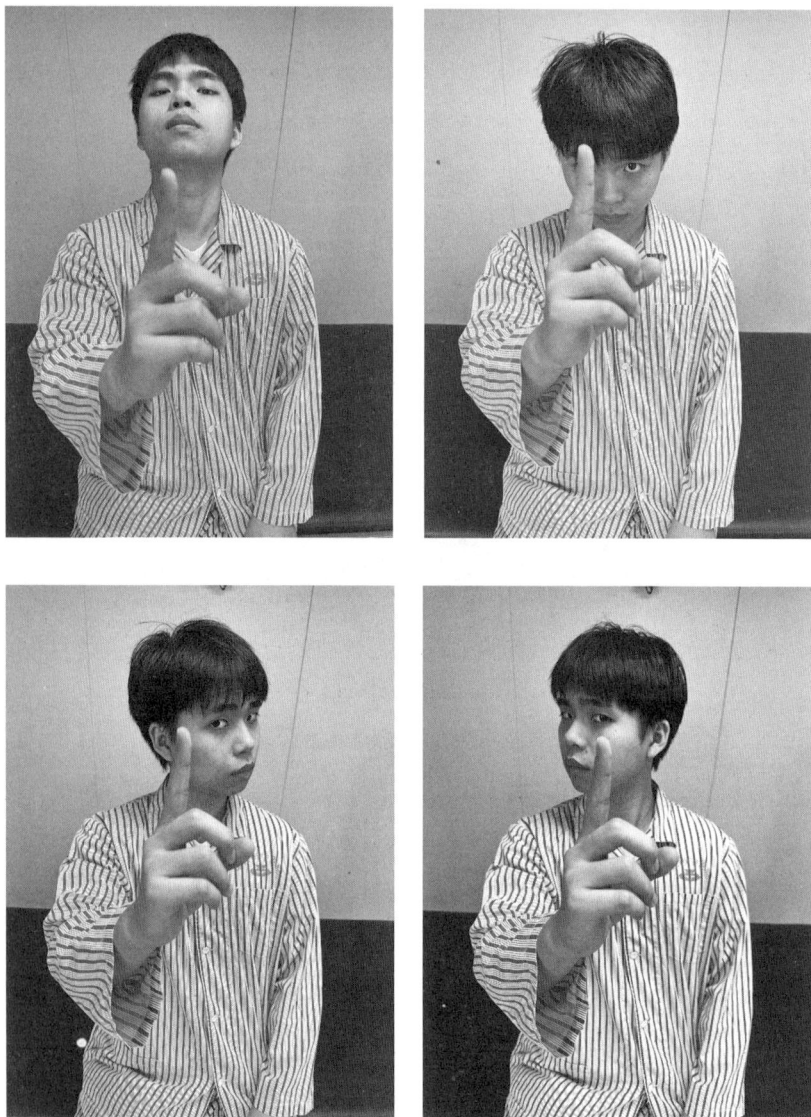

图 4-69　凝视稳定性训练方法 1

　　治疗师面对患者，双手各拿一张卡片，嘱其先直视其中一张卡片后保持头静止，再将视线转移到另一张卡片上，然后再将头转向卡片方向，整个过程均应保持视线清晰对焦（图 4-70）。

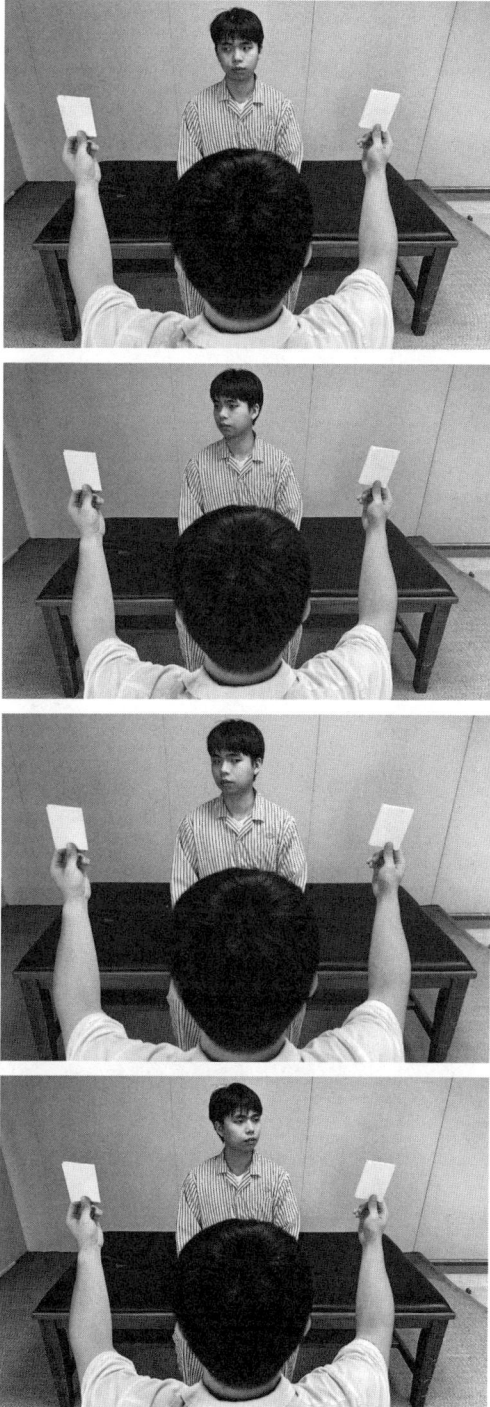

图 4-70　凝视稳定性训练方法 2

2. 眼球运动

治疗师面对患者，双手各拿一张卡片，嘱患者在头部保持静止不动的情况下，看到一侧卡片后快速地将视线转移到另一侧卡片上（图4-71）。

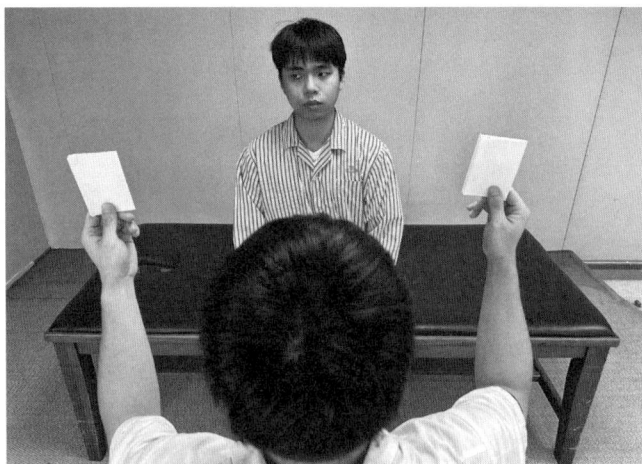

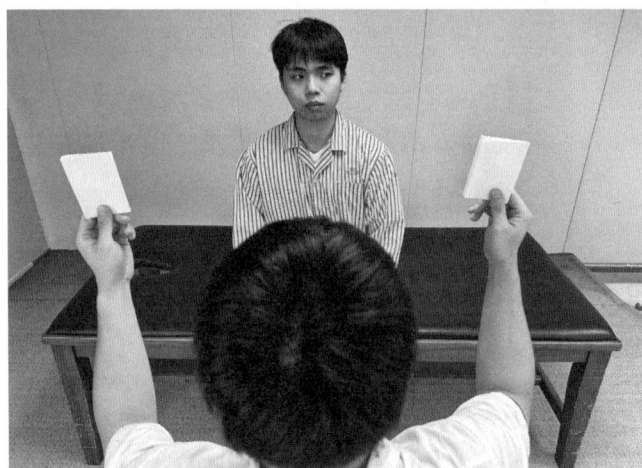

图4-71 眼球运动训练方法1

嘱患者伸出健侧手的示指至距离眼睛正前方20cm处，然后左、右、上、下移动其示指，患者视线跟随手指移动但保持头部静止不动（图4-72）。

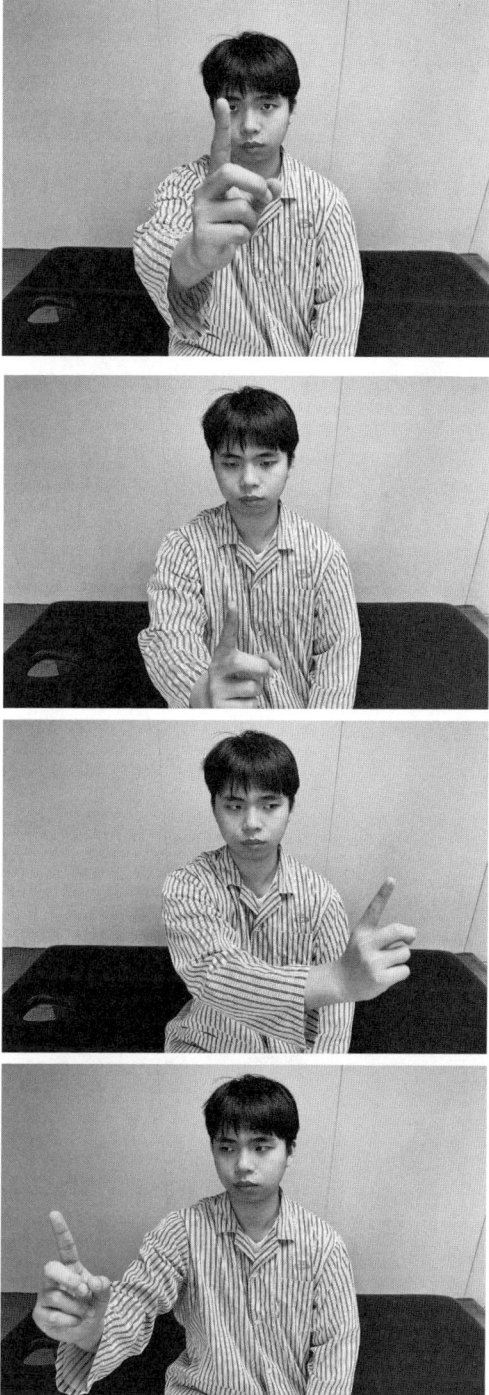

图 4-72 眼球运动训练方法 2

九、吞咽功能障碍训练

吞咽功能障碍主要是由于舌咽、迷走和舌下神经的核性或核下性损害产生的真性延髓麻痹和双侧大脑皮质或皮质脑干束损害引起的假性延髓性麻痹，临床以假性延髓性麻痹更为常见。患者常因呛咳拒食引起脱水、低蛋白血症及营养不良，也常因食物误吸入气管导致吸入性肺炎甚至窒息而危及生命。有吞咽功能障碍的患者发生肺炎的风险为无吞咽功能障碍患者的 3 倍，早期进行吞咽功能筛查和训练，能有效降低中风患者误吸性肺炎的发生率。

1. 间接吞咽训练

改善咽反射的训练包括用冰冻的湿棉签反复刺激患者的软腭及咽后壁；声门上吞咽练习，让患者吸气，憋气，然后慢慢咽温开水，再呼气，最后咳嗽；闭锁声门训练，让患者吸气，憋住然后大声发"啊"音（图 4-73）。

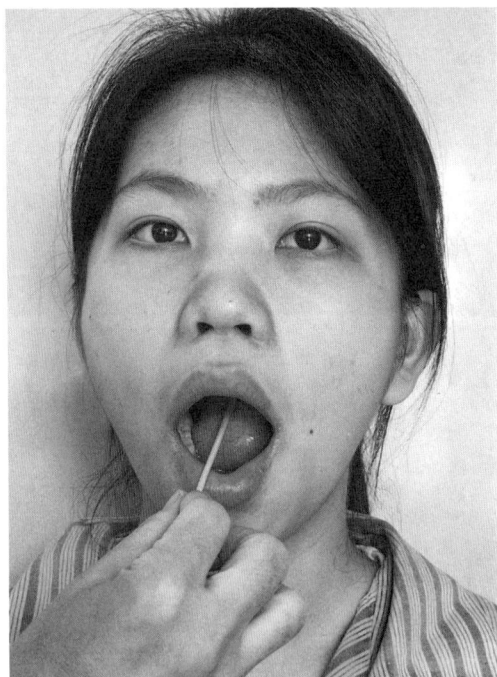

图 4-73　间接吞咽训练

2. 口腔、颜面肌及舌随意运动训练

患者将舌向前、后、左、右反复伸展，反复紧抵左右口角、上腭及上下牙龈，做鼓腮及咬合运动（图 4-74）。

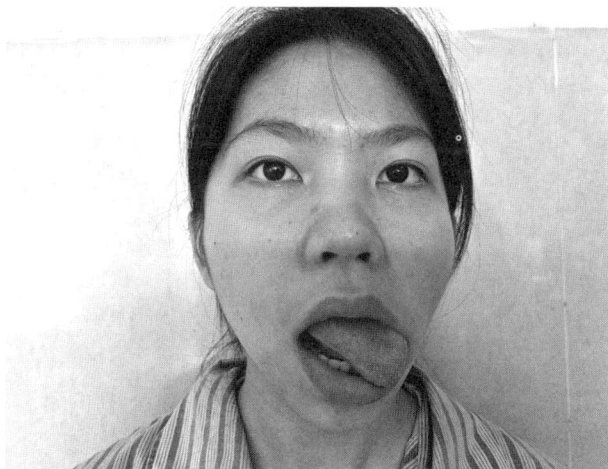

图 4-74　口腔、颜面肌及舌随意运动训练

3. 直接进食训练

对于神志清醒，有咽反射，并可随意咳嗽的患者给予进食训练，根据病情选择合适的进食体位、食物形态及进食量（图 4-75）。

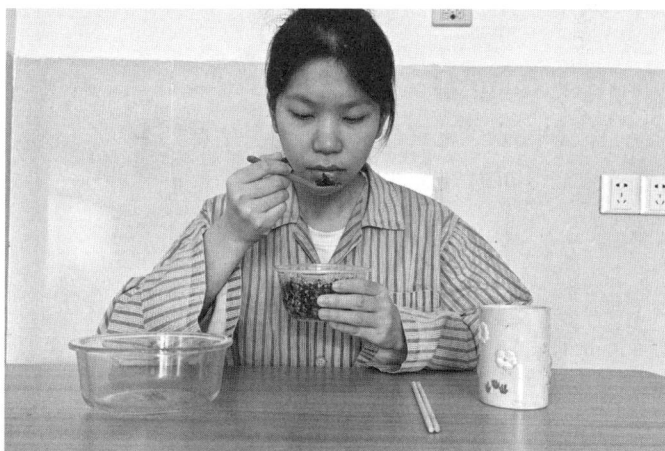

图 4-75　直接进食训练

4. 吞咽电刺激

将两组表面电极分别粘贴在患者的舌骨上肌群和面神经颊支上，通过低频脉冲电流在神经肌肉接头或运动终板处产生外周运动神经的去极化，使肌肉群受到电流刺激后产生局部肌肉收缩，重新建立吞咽反射的皮层控制功能，改善和恢复吞咽功能（图 4-76）。

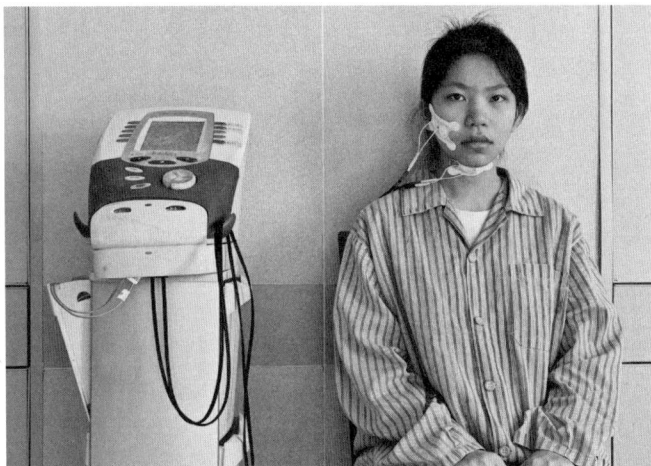

图 4-76　吞咽电刺激训练

十、认知功能训练

认知障碍的常见类型有知觉功能障碍或失认症、运用功能障碍或失用症、注意障碍、记忆障碍或遗忘症、思维障碍，对认知功能障碍进行评定后，可有针对性地进行训练。

1. 知觉功能障碍训练

让患者对常用、必需的、功能特定的物品反复辨认，如水杯、衣服等。必要时可在物品上贴上标签。如患者出现触觉失认，可以用粗糙的物品沿患者手指向指尖方向移动，进行反复刺激，建立稳定的感觉输入（图 4-77）。

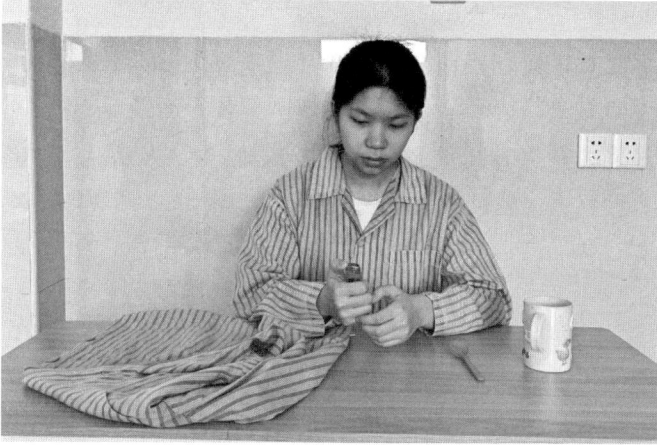

图 4-77　知觉功能障碍训练

2. 运用功能障碍训练

治疗师将患者拟完成的活动拆解成几个步骤，分别进行教授，在操作前可以让患者闭上眼睛想象动作，然后睁眼尝试完成。在进行特定活动前，给予本体觉、触觉、运动觉的刺激，如指导患者给人体模特穿衣服，给予声音、视觉的暗示，穿衣前让患者用手去感受衣服的重量、质地，变换不同的穿衣技巧（图 4-78）。

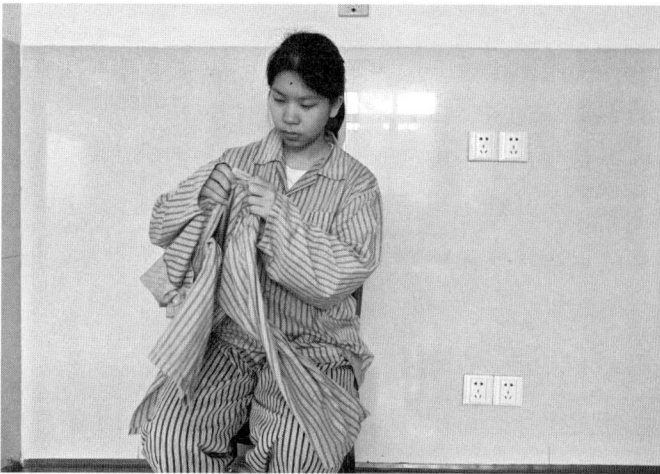

图 4-78　运用功能障碍训练

3. 注意障碍训练

要求患者保持一段时间的注意力，并逐渐延长注意时间，增加注意内容。如安排患者看一段录像、听一段录音或学习一项简单技能，通过逐渐调整时间长度和内容提高其注意力。还可应用猜词游戏、时间感训练、数目顺序、代币法等进行训练（图 4-79）。

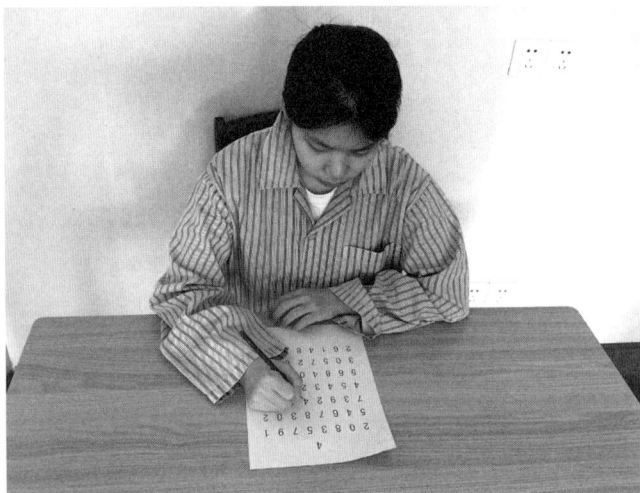

图 4-79　注意障碍训练

4. 记忆障碍训练

记忆障碍训练包括顺向记忆、逆向记忆、数列记忆，可在常规训练的基础上，给予患者个体化训练，包括照片记忆训练、地图作业训练、复述短小的故事、彩色卡片拼图训练等。通过多种感官的输入，不断训练患者的记忆功能，包括视觉、听觉、触觉的输入，甚至包括味觉，通过多种手段不断刺激患者，加强记忆训练（图 4-80）。

5. 思维能力训练

对患者进行对比和分类训练，让患者对不同的物品进行分类，从粗分类到进一步的细分类，向患者出示成对的、有共同点的物品或词组，让患者回答其共同之处（图 4-81）。

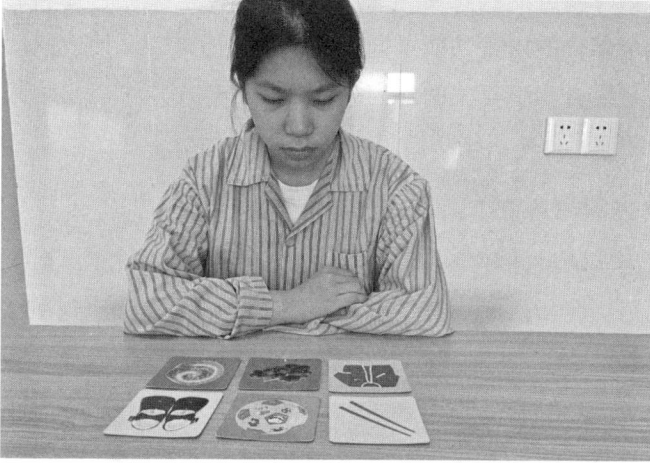

图 4-80　记忆障碍训练

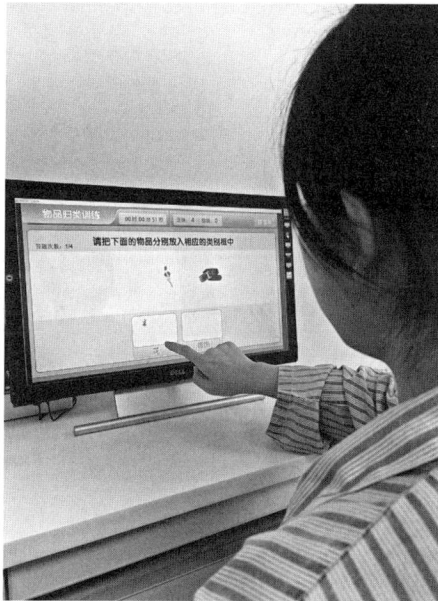

图 4-81　思维能力训练

十一、言语功能训练

中风后的病灶位于与语言产生相关的特定结构，特别是左侧大脑半球颞叶附近的病灶易导致口语、听理解、复述、命名、阅读和书写六个部分的语言功能不同程度受损。另外，即使中风后的病灶并非在与语言产生相关的特定结构，局部损伤也可能影响其他大脑区域的功能，导致言语功能障碍。

1. 听理解能力训练

可用实物或图片等物品，将数张训练图片摆放在桌面上，患者听到指令后，指认桌面上的图片。如果指认正确率达到90%，可增加图片数量，反之可适当减少图片数量（图4-82）。

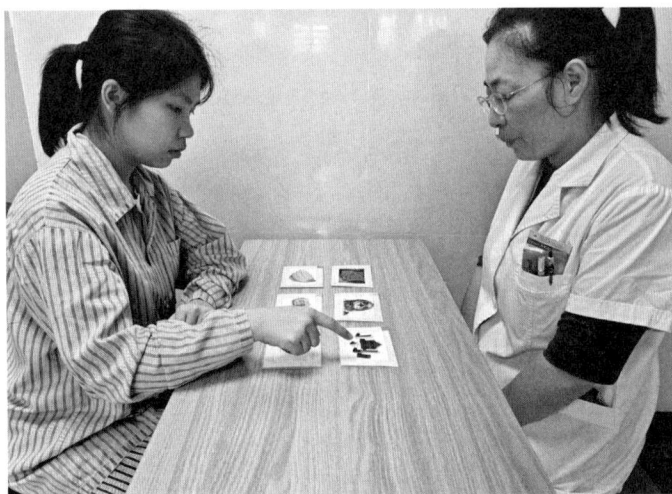

图4-82 听理解能力训练

2. 复述训练

根据患者的具体情况确定所复述语句的长短，通常是根据单音节、双音节、短句、长句的顺序进行训练，应确保患者完全理解语句的意思后再进行复述，并确保复述的语句内容清晰（图4-83）。

3. 命名训练

用图片进行训练，让患者逐一进行命名，若患者无法命名，可给予视觉刺激或听觉刺激，如文字刺激、口头提示等（图4-84）。

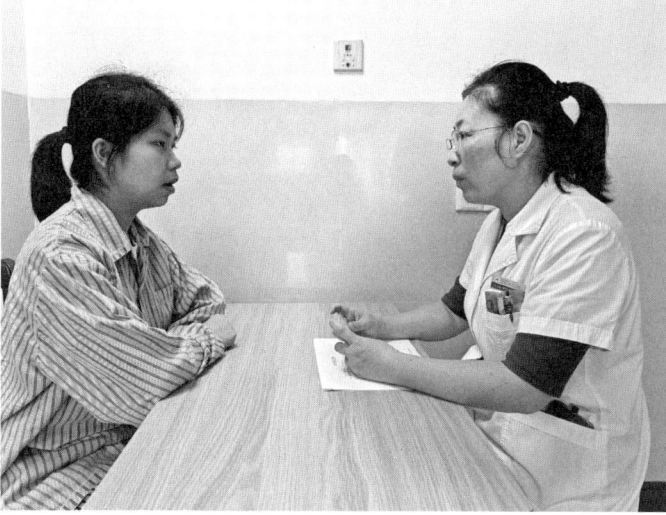

图 4-83　复述训练

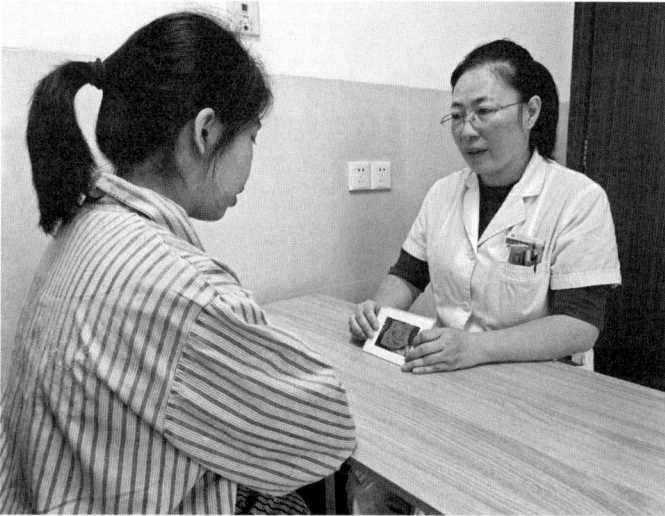

图 4-84　命名训练

4. 组句训练

将图片放在患者面前，让其根据图片上所提供的内容进行组句训练，如圆圆的苹果、弯弯的小河、蓝色的衣服、黄色的杯子、买香蕉、吃苹果等（图 4-85）。

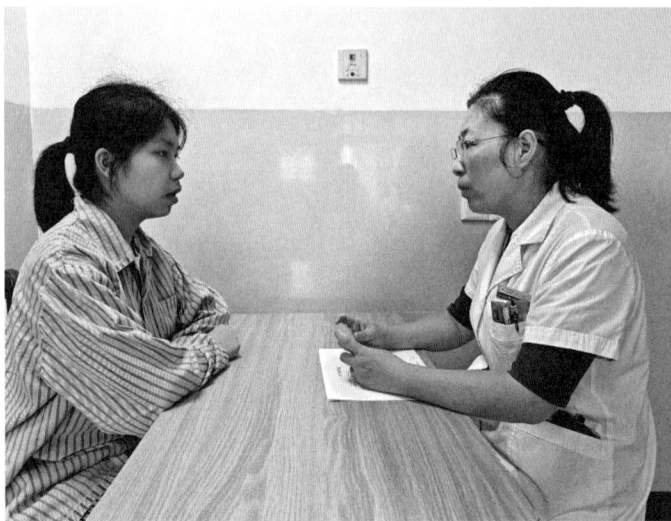

图 4-85　组句训练

5. 阅读训练

将多张图片放在患者面前，让其将图片和字卡的内容进行匹配。对于阅读能力较好者，则可阅读简短类文章后回答相应问题，以锻炼其阅读能力（图 4-86）。

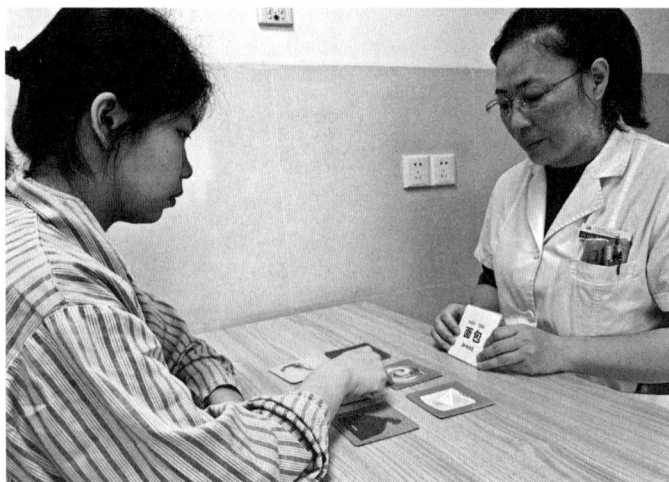

图 4-86　阅读训练

6. 朗读训练

让患者朗读字卡上的内容，治疗师可进行口头提示，按照单词、短句、长句、短文的顺序进行训练（图4-87）。

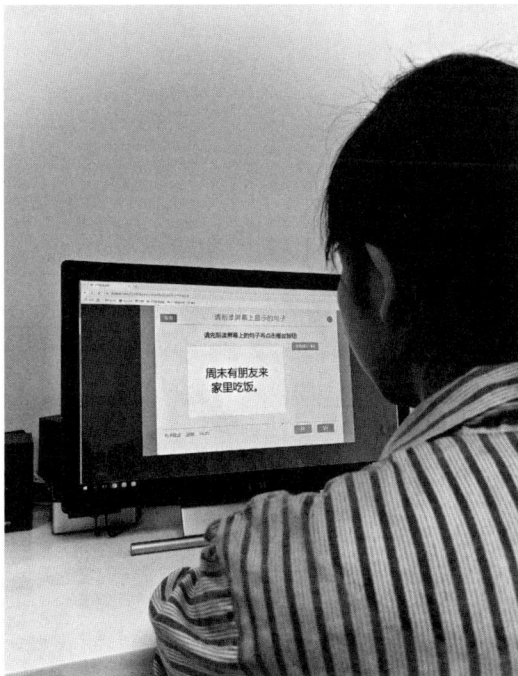

图4-87 朗读训练

7. 书写训练

书写训练方式需按照患者实际情况确定，针对书写水平低下者，可从抄写开始，让患者抄写字卡内容。熟练后可提高难度，让患者看一眼字卡后，移开字卡，凭借自身记忆写出字卡上的字。抄写训练达标后，给予默写训练，用文字书写图片内容，治疗师可适当提示偏旁部首，逐渐减少提示次数（图4-88）。

8. 计算训练

根据患者的具体情况，进行计算训练，如加减乘除，先从简单的两数相加开始，如1加2等于几，随着计算能力的改善逐步加大难度（图4-89）。

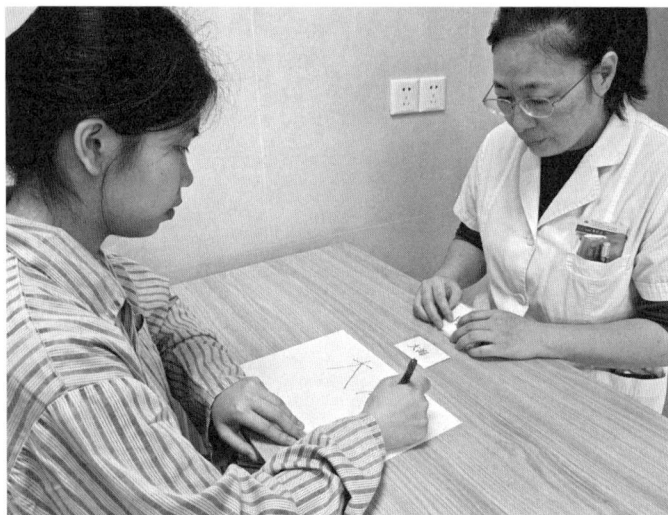

图 4-88　书写训练

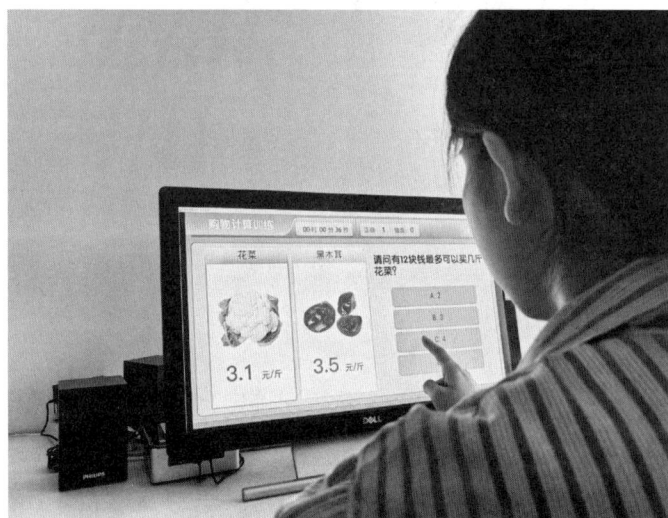

图 4-89　计算训练

9. 唱歌训练

根据患者的喜好和发声程度选定音乐练习，可以让患者跟唱，也可以由患者自行演唱（图 4-90）。

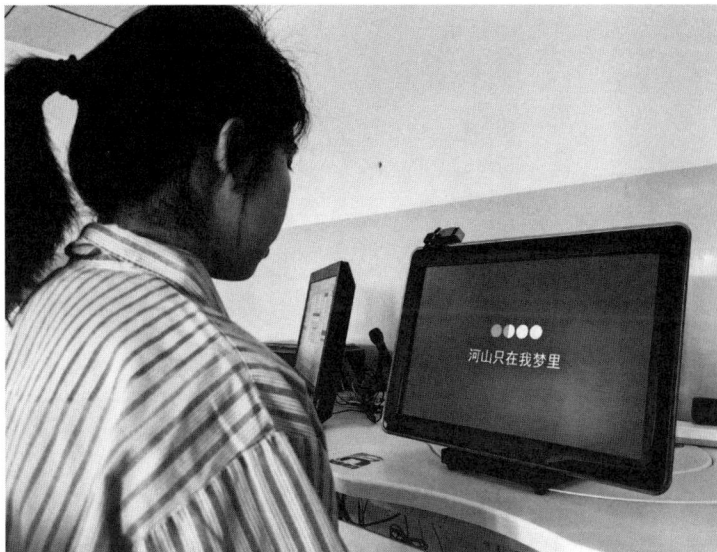

图 4-90　唱歌训练

十二、物理因子治疗

物理因子治疗在中风后的康复过程中起着至关重要的作用，通过在局部组织引起物理、化学、生理变化，如神经反射作用、经络作用、体液作用和组织适应等，从而更好地改善患者的躯体、心理等功能障碍，提高患者的生活质量。

1. 间歇性气压疗法

间歇性气压治疗是通过模拟人体肌肉泵进行周期性的机械挤压，将静脉血液和淋巴液驱向近心端，促进静脉及淋巴回流，加速血流速度，有效防止血液瘀积。当气囊放气时骤然减压使静脉血迅速自动充盈，从而增大血流速度，缓解患肢组织的缺血缺氧状态，有效预防深静脉血栓栓塞的形成及促进肿胀消退（图 4-91）。

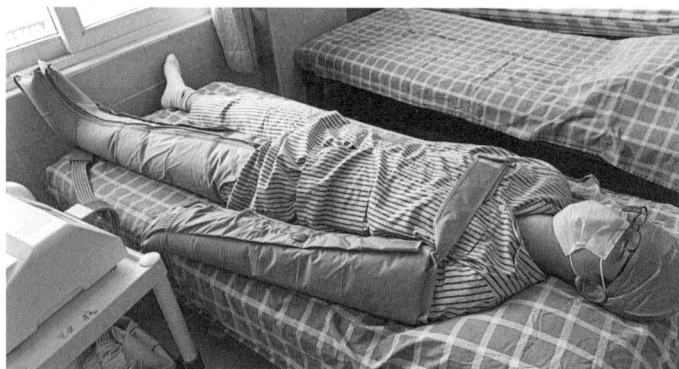

图 4-91 间歇性气压疗法

2. 神经肌肉电刺激

神经肌肉电刺激主要是通过刺激特定的肌肉，如上肢的伸肌群以及下肢的屈肌群等，使其产生收缩，从而维持肌肉活性，促进局部血液循环，防止肌肉萎缩，减少痉挛的发生。另外，诱发的感觉冲动还可以激活相应的皮质环路，促进中枢运动控制功能的恢复（图 4-92）。

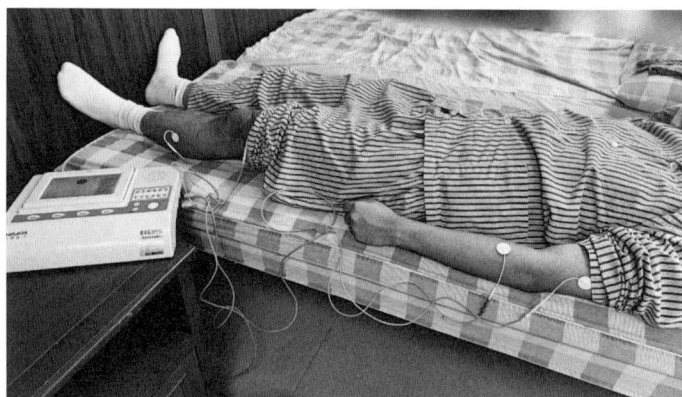

图 4-92 神经肌肉电刺激

（1）重复经颅磁刺激

重复经颅磁刺激（repetitive Transcranial Magnetic Stimulation，rTMS）可特异性调节刺激脑区的神经兴奋性。临床上使用 rTMS

促进中风后功能恢复主要有两种方式：一种是通过低频（≤1Hz）rTMS 刺激健侧半球，降低其兴奋性，以减少健侧半球对患侧半球的抑制作用；另一种是通过高频（≥5Hz）rTMS 刺激患侧半球，增加其兴奋性，从而恢复双侧半球间的竞争抑制平衡。在急性期，健侧半球应用低频 rTMS 比在患侧半球应用高频 rTMS 能更有效地改善患侧肢体的运动功能（图 4-93）。

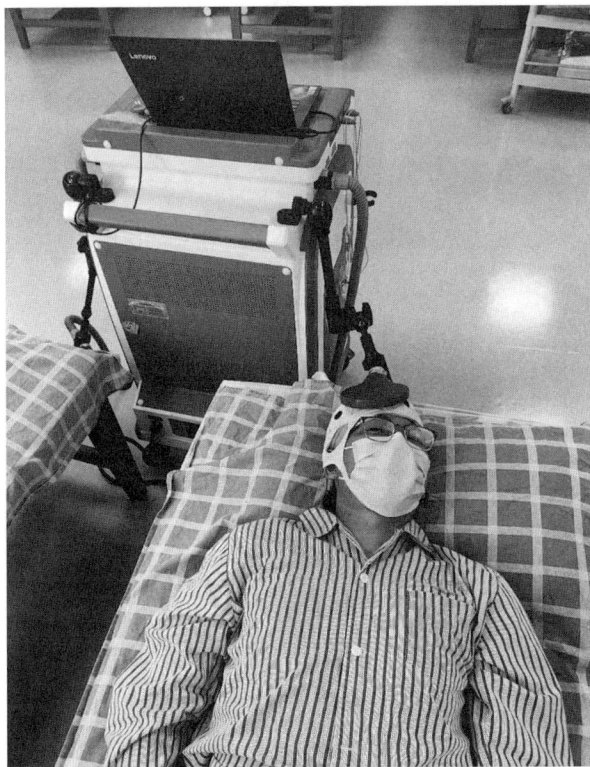

图 4-93　重复经颅磁刺激

（2）经颅直流电刺激

经颅直流电刺激（transcranial direct current stimulation，tDCS）为一种新型非侵入性脑刺激治疗技术，是由刺激输入控制软件、供电设备及阳极与阴极两个电极片构成的。其中阳极刺激可引起刺激部位神经细胞去极化，增强大脑皮质的兴奋性，而阴极刺激则引起神经细胞超极化，抑制大脑皮质的兴奋性，刺激部位皮质神经元兴奋性的改变，诱发脑功能的变化从而达到治疗作用。针对脑卒中急性期的治疗模式有两种，分别为双极调节和单极调节，而双极调节（电极的阳极放在患侧 M_1 区、阴极放在健侧 M_1 区）是临床常用方案（图 4-94）。

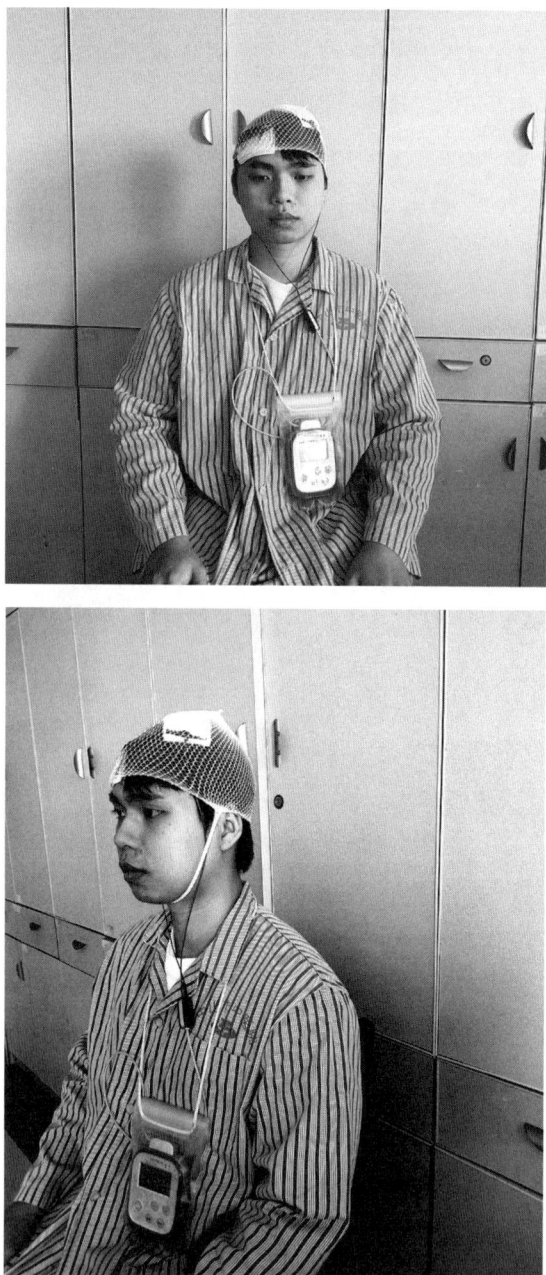

图 4-94 经颅直流电刺激

十三、心理治疗

患者在发病早期不能接受现实，常有否认、拒绝、恐惧、焦虑、抑郁等多种心理障碍。为了使患者认清现实，调整心理状态，须对患者进行心理评估，并根据患者的心理障碍进行心理治疗。在日常照护中，要从语言、行动、表情方面给予关怀。对患者关心的问题，应给予正确解答，并结合现实生活中的案例进行讲解说服。利用具体事物让患者振奋精神，提高情绪。可针对其喜欢的人物、情景，诱导其振奋精神，增强康复训练的愿望。也可协助患者从事能激发思考及保持活力的爱好，如下棋、打牌等。家属应鼓励患者正确对待当前的疾病，消除不良情绪，增强战胜疾病的信心。必要时，可加用适当药物配合治疗（图 4-95）。

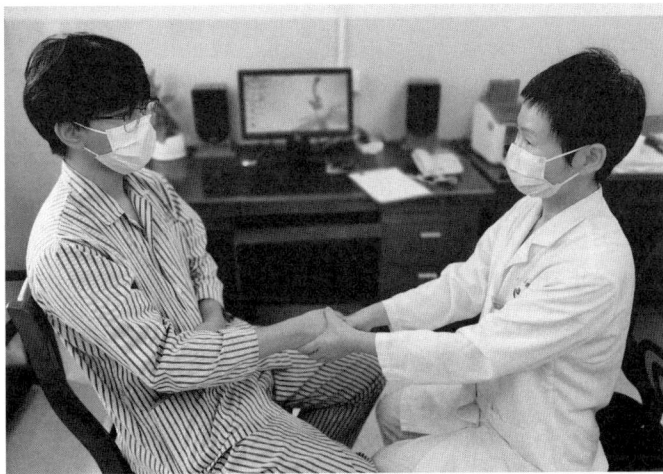

图 4-95　心理治疗

第五章　中风恢复期及后遗症期的康复策略

中风恢复期是指发病后 2 周～ 6 个月，中风病的病理生理及生化改变是一个动态发展过程。功能的恢复除了即时修复阶段，脑组织受损处一些局部因素的消除如水肿、坏死组织碎屑的吸收和侧支循环的开放外，更多是神经结构的使用依赖性重组，也就是需要反复的练习和训练，以使剩余脑组织产生新的或更有效的功能性连接，但不规范或错误的训练也可能产生负面的结果，导致误用综合征的发生。所以这个阶段是恢复的关键阶段，规范化治疗将对患者的预后产生重要影响。此期的康复治疗是在急性期的基础上，重点抑制异常运动模式、优化功能性运动、促进选择性运动及恢复平衡及步行功能、提高日常生活活动能力。以 Bobath 观念为基础，基于任务导向性的运动控制训练能优化运动技巧，促进肌张力正常化；以"中枢－外周－中枢"闭环康复理论为理念的新型康复治疗技术，如非侵入性脑刺激技术、运动想象疗法、镜像疗法等，将大大促进神经肌肉功能的恢复。

第一节　运动控制训练

对于中风患者来说，最困难但又最重要的任务是如何促进肌张力正常化及如何优化运动技巧让动作更容易完成。当肌张力过低时，患者不能维持身体的抗重力姿势。当肌张力过高时，则需要花费更大的力气去对抗拮抗肌过高的张力来完成动作。如果患者经常费力地运动，势必导致痉挛加重及异常运动模式的强化。在训练过程中应将上肢或下肢作为一个标志，如果在训练上肢或下肢之外的动作时出现上肢的屈曲或下肢的伸展，则需要判断所进行的活动对于患者而言难度是否过大或是给予的支持是否充分。

一、躯干运动控制训练

1. 腹肌的选择性活动训练

患者取仰卧位，将健侧腿放于患侧腿上方，治疗师一手稳定患者胸部，轻轻下压患者胸骨，另一手放于患者膝盖上方，协助患者稳定下肢，在患者主动配合下有节律地向左右两侧摆动。随着动作平稳进行，治疗师逐渐减少帮助直至患者独立完成。当患侧上肢无明显痉挛时，可让患者抬起健侧上肢，以增加难度（图 5-1）。

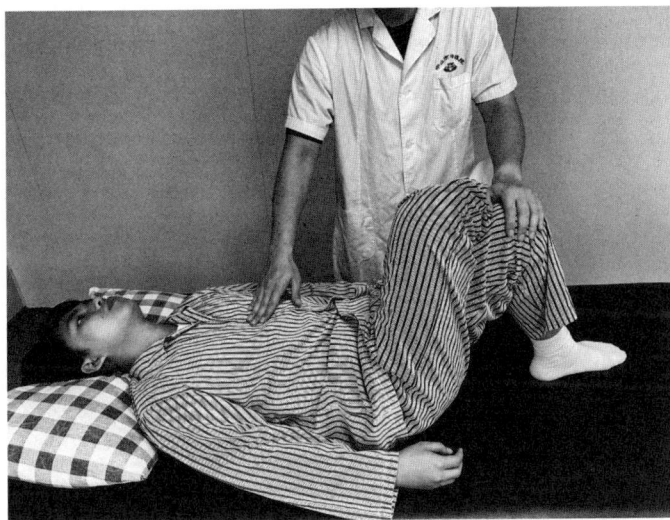

图 5-1　腹肌的选择性活动训练

2. 躯干的旋转活动训练

患者取仰卧位，治疗师站在患者健侧，患者双侧髋、膝关节屈曲倚靠在治疗师身上，治疗师一手托住患者的骶尾部，另一手固定患者胸椎，利用身体的移动使患者腰椎完成旋转动作，当动作完成过程无抵抗感后可让患者逐渐尝试主动完成该动作（图5-2）。

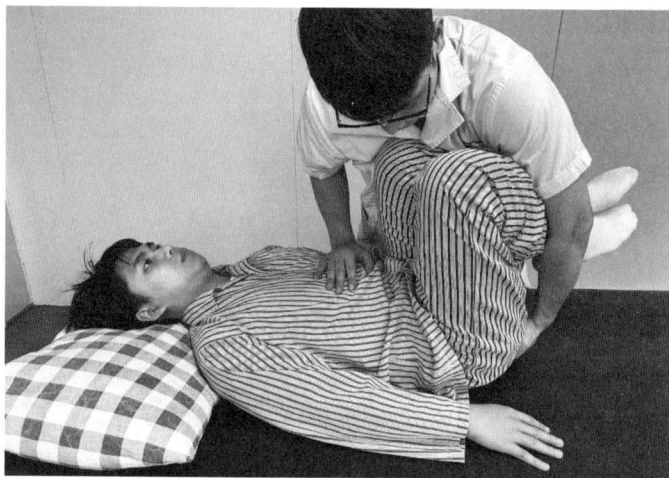

图5-2 躯干的旋转活动训练

3.躯干的屈曲活动训练

患者取仰卧位，双侧髋、膝关节屈曲，治疗师一手协助患者双手抱膝，另一手放在患者后背给予一定的支撑，让患者前后摆动身体，熟练后可逐渐增大活动幅度（图5-3）。

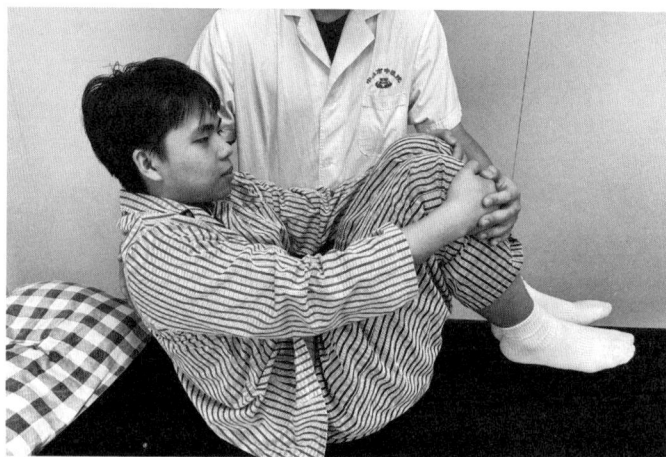

图5-3 躯干的屈曲活动训练

4. 腰椎的选择性屈伸训练

患者取坐位，治疗师位于患者侧方，一手置于患者下背部，另一手放于患者胸骨柄处，协助患者骨盆节律性地前后运动，完成腰椎屈伸。在活动过程中，患者上部躯干及颈肩部应保持不动（图 5-4）。

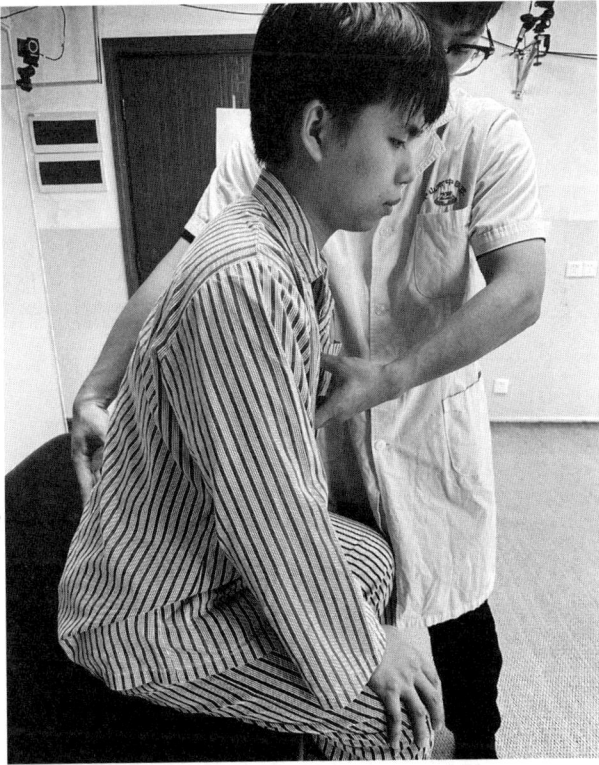

图 5-4　腰椎的选择性屈伸训练

5. 桥式运动训练

患者双下肢屈髋屈膝，双足平放于床面，上肢十指交叉上举，保持肘关节伸展。治疗师协助患者控制骨盆，让患者将臀部抬离床面。随着控制能力的提高，可逐渐过渡到单侧（患侧）下肢支撑完成此动作（图 5-5）。

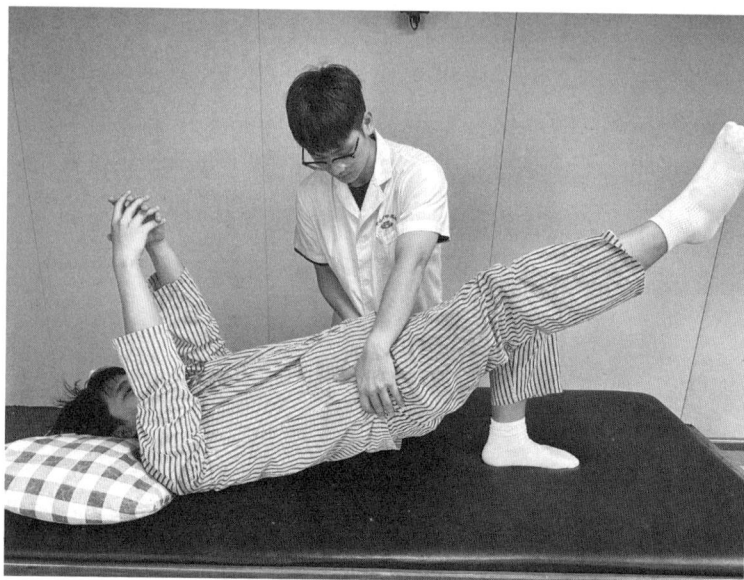

图 5-5　桥式运动训练

二、上肢与手的运动控制训练

1.肩胛带运动控制训练

（1）肩胛带的被动运动训练

患者取坐位，治疗师一手扶持患侧上肢近端，另一手托住肩胛下角，先辅助患者被动完成肩胛骨各个方向的运动，随着患者控制能力的提高逐渐过渡到辅助主动、主动运动（图 5-6）。

（2）肩胛带的负重训练

患者取立位，双手支撑在治疗床上，治疗师协助患者保持上肢肘关节伸展、腕关节背伸位，让患者左右交替移动身体重心。也可取手膝位，治疗师协助患者保持其患侧肘关节伸展，腕关节背伸，通过身体重心前后、左右移动调整肩胛带的负荷（图 5-7）。

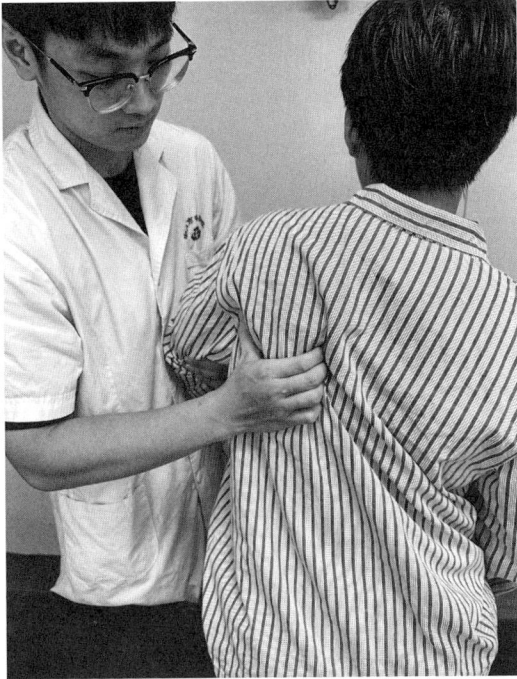

图 5-6　肩胛带的被动运动训练

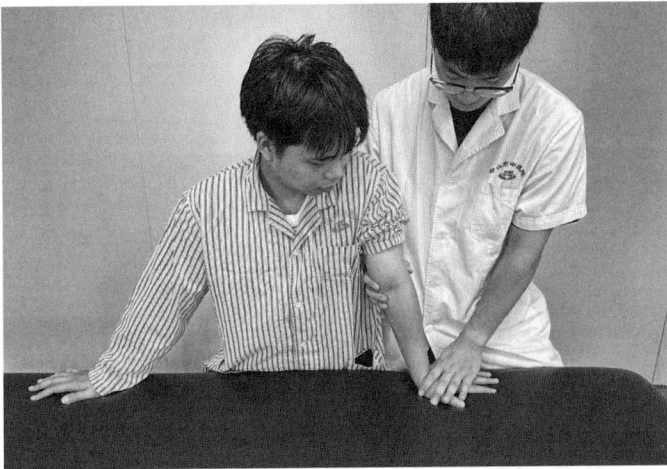

图 5-7　肩胛带的负重训练

（3）肩胛带的抗阻训练

患者取立位，治疗师一手协助患者维持肩外展、肘伸展、腕背伸，另一手握住患手，沿着纵轴向肩关节处施加适当推力，让患者与治疗师进行对抗（图 5-8）。

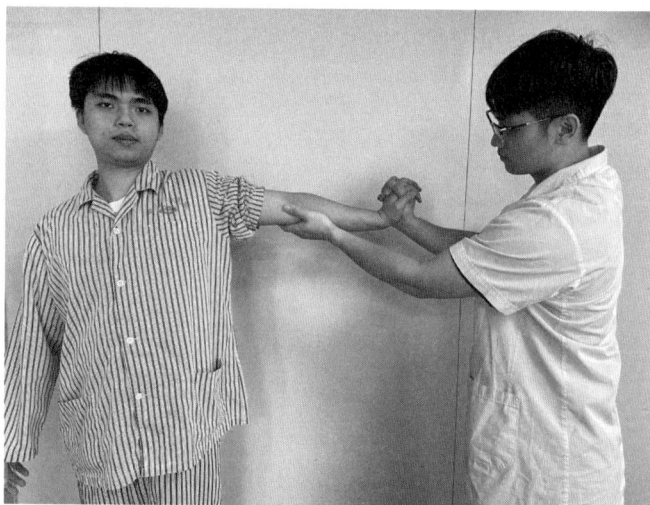

图 5-8　肩胛带的抗阻训练

（4）肩胛带的闭链运动训练

患者取坐位或立位，在治疗师的辅助下患侧上肢保持肩外展、肘伸展及腕背伸姿势后用适当的力量推墙，当患者能较轻松地独立完成此动作后，可在手掌和墙面之间放一个小的 Bobath 球，进一步加强肩胛骨的控制能力（图 5-9）。

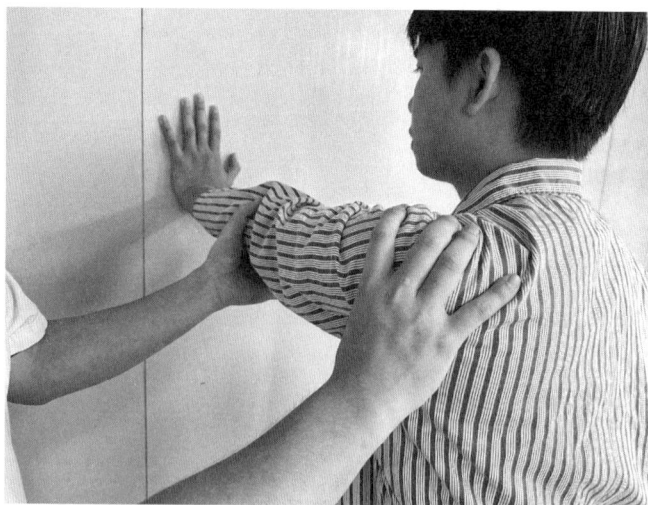

图 5-9　肩胛带的闭链运动训练

2. 上肢痉挛的抑制训练

（1）上肢前屈位的抑制动作训练

患者取仰卧位，治疗师将患者的患侧上肢向前、向上抬起，肘关节靠在患侧肘上保持肘关节的伸展。治疗师用一只手的拇指将患手拇指维持在外展位，另一只手将患手其余手指维持在伸展位，用适当的压力让患侧腕关节背伸（图5-10）。

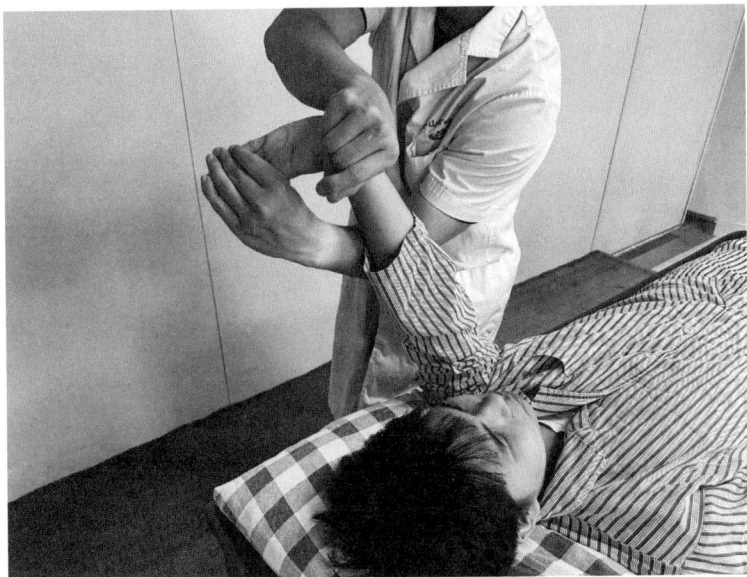

图 5-10　上肢前屈位的抑制动作训练

（2）上肢外展位的抑制动作训练

患者取仰卧位，治疗师一手控制患手使四指伸展，另一手拇指将患手拇指维持在外展位，其余手指压迫患手大鱼际，双手用适当的压力让患侧腕关节背伸。在维持此姿势下向水平外展方向运动，并逐渐做前臂旋后动作（图5-11）。

（3）滚桶训练

患者取坐位，双手十指交叉将前臂放于滚桶上，利用健侧带动患侧上肢向前推动滚桶的同时完成肩关节屈曲、肘关节伸展、前臂旋后、腕关节背伸动作（图5-12）。

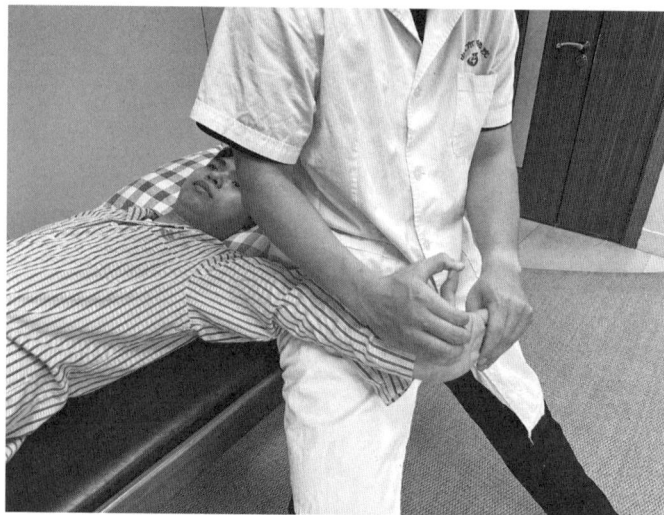

图 5-11　上肢外展位的抑制动作训练

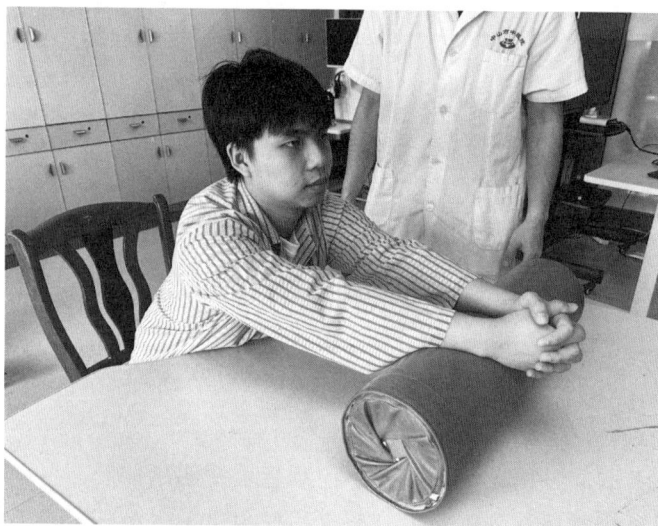

图 5-12　滚桶训练

3. 上肢近端的控制训练

（1）肩前屈位下肘关节伸展控制训练

患者取仰卧位，治疗师协助患者将患侧肩关节屈曲 90°，在此体位下治疗师快速拍打患侧肱三头肌肌腹并让患者尝试主动伸直屈曲的肘关节。当患者熟练后，可减少刺激和辅助量，逐步过渡到由患者独立完成（图 5-13 ）。

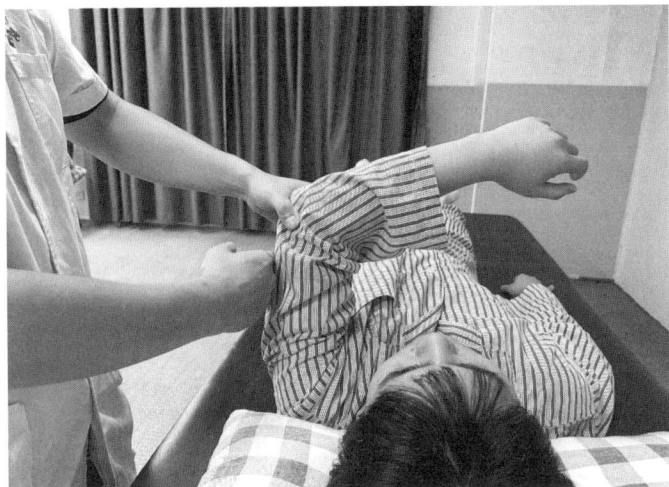

图 5-13　肩前屈位下肘关节伸展控制训练

（2）控球训练

患者取坐位，将患侧手放于前面的篮球上，在保持肘关节伸展的前提下，尝试控制球向不同方向滚动，可逐渐加大滚动的幅度（图 5-14 ）。

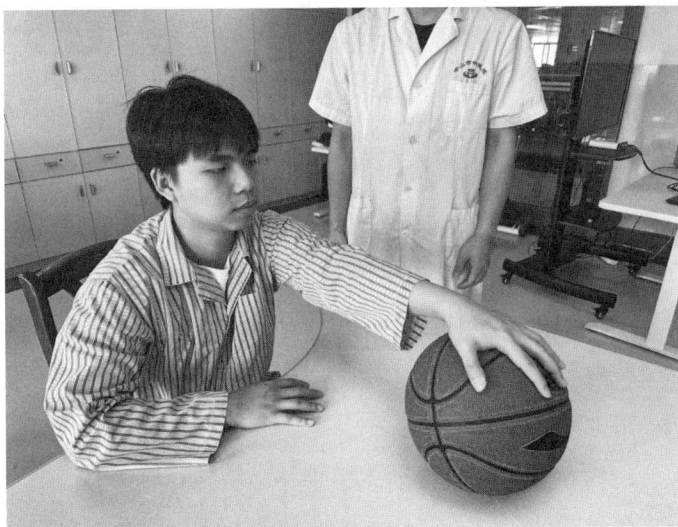

图 5-14　控球训练

（3）上肢空间定位放置训练

患者取坐位，治疗师一手协助患者将患侧上肢维持在肩关节屈曲、肘关节伸展位，另一手放在空间任意位置，让患者尝试用患手去触碰治疗师的手指。当患者熟练后，可让其尝试在维持肩前屈肘伸展的姿势下将上肢放在不同的空间位置并维持一定时间（图5-15）。

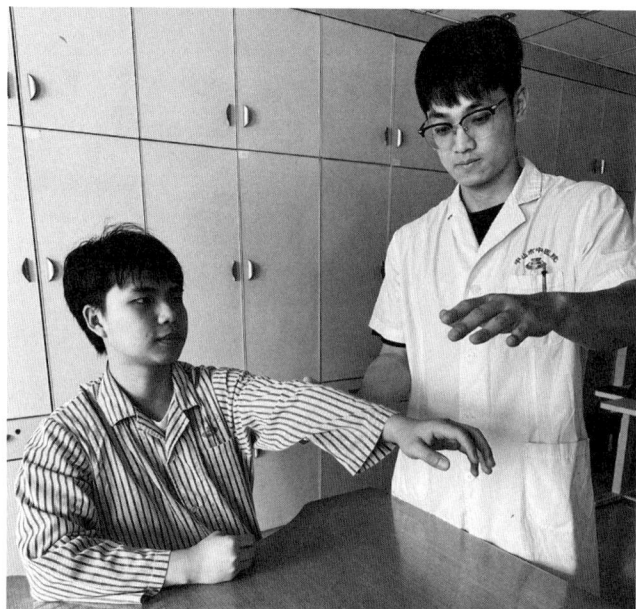

图5-15　上肢空间定位放置训练

（4）磨板训练

患者取坐位，将磨板调到合适的角度，治疗师协助患者将患手固定在磨具手把上，患者利用健侧上肢带动患侧完成肩关节屈曲、肘关节伸展、腕关节背伸运动。随着功能水平的提高，可改为双侧上肢旋后位抓握模具，再从双手磨具改为单手磨具（图5-16）。

（5）前臂旋前、旋后控制训练

患者取坐位，治疗师协助患手握持体操棒，保持体操棒呈水平状态后，患者尝试交替完成前臂旋前、旋后控制运动（图5-17）。

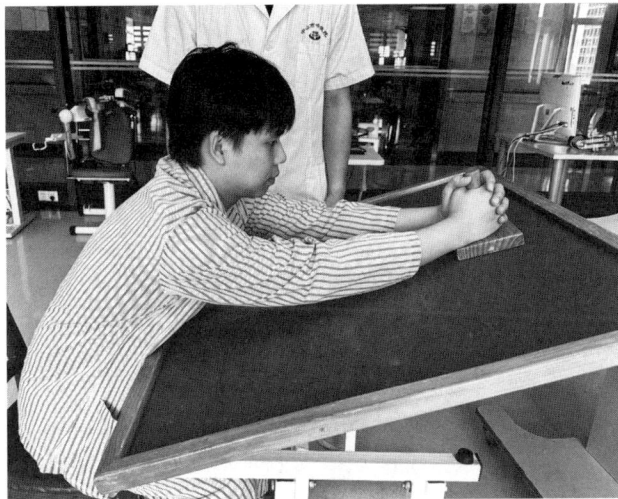

图 5-16　磨板训练

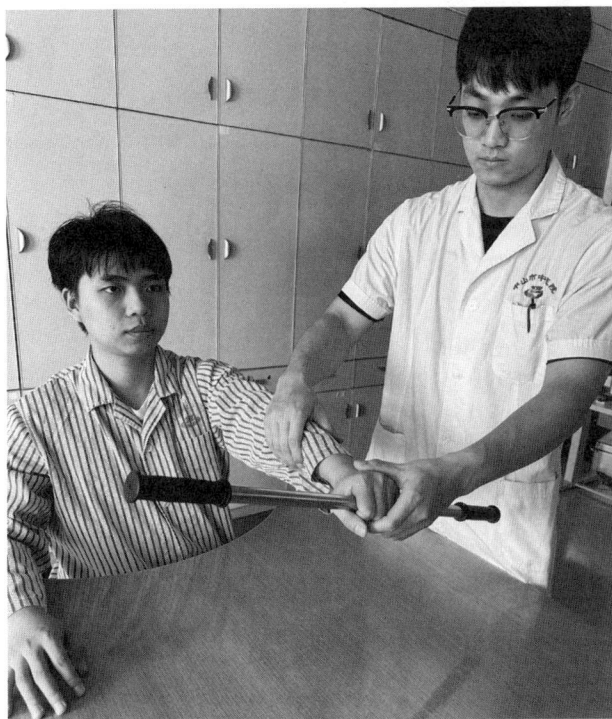

图 5-17　前臂旋前、旋后控制训练

4.手指的运动控制训练

（1）手指痉挛抑制训练

患者取仰卧位或坐位，治疗师用一手的拇指抵住患手拇指处于外展，其余手指压迫患者大鱼际，另一手固定其肘关节并将患侧前臂旋后，停留数秒（图5-18）。

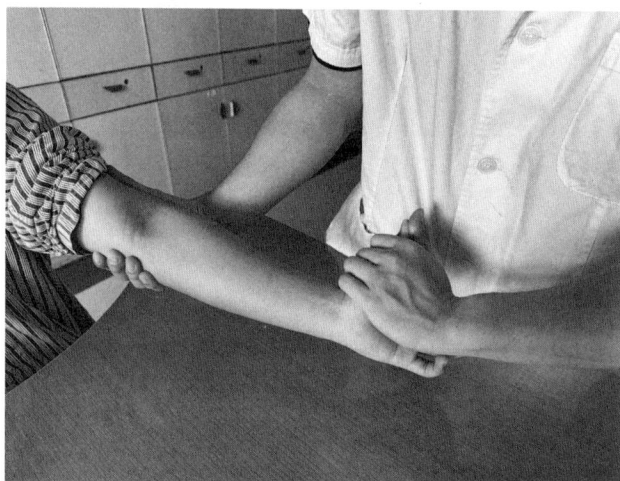

图5-18　手指痉挛抑制训练

（2）手指伸展训练

患者取仰卧位，治疗师一手托住患侧上肢，另一手手指伸展，从患者前臂伸肌群起始部开始，快速向指尖方向滑扫，当到达患侧手背时，稍向下压并加速，到患侧手指时，减轻向下的压力，迅速离开患侧手指。进行2～3次手法后，协助将患侧上肢置于肩前屈90°、肘伸展、腕掌屈位，让患者尝试伸展其手指（图5-19）。

（3）腕关节背伸、手指伸展动作训练

患者取坐位，双肘支撑，双手托腮，保持前臂旋后、腕关节背伸、手指伸展位，让患者仔细体会双手在面部的受力程度。治疗师一手固定患侧腕关节，另一手将患侧手抬离脸颊，然后再让患者慢慢恢复到原先的姿势（图5-20）。

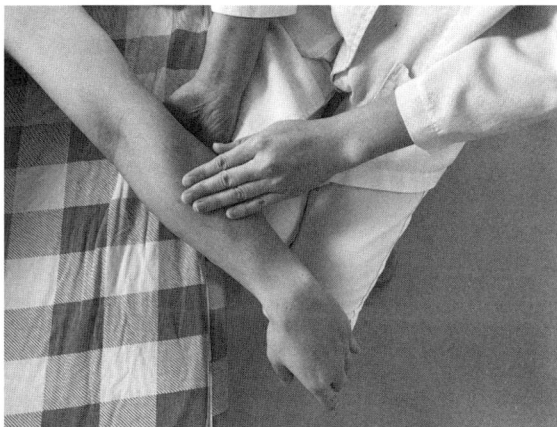

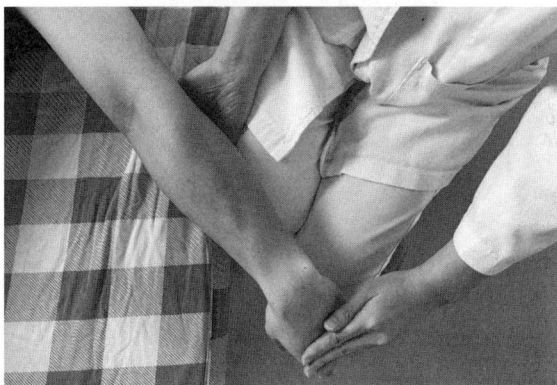

图 5-19 手指伸展训练

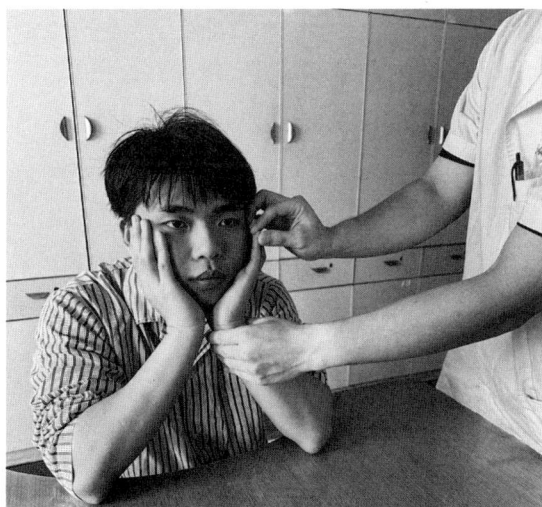

图 5-20 腕关节背伸、手指伸展动作训练

5.手的精细动作训练

（1）对指训练

患手五指展开，然后用大拇指分别去触碰其余四指的指尖，每次触碰完后大拇指均回到外展位再继续触碰另一指的指尖（图 5-21）。

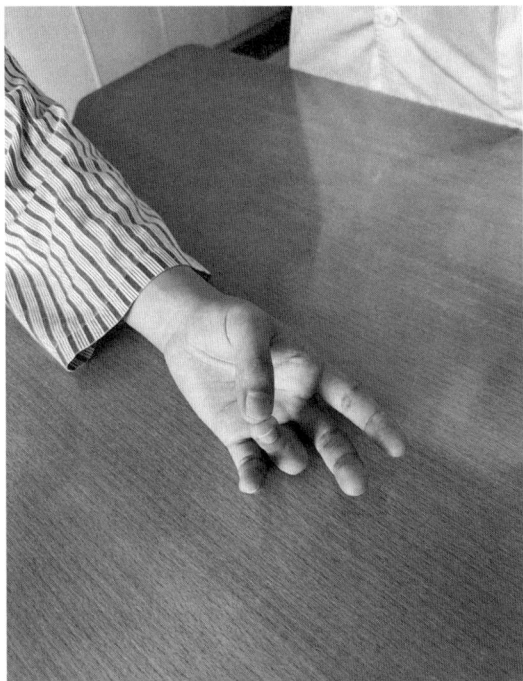

图 5-21　对指训练

（2）对抗训练

患手五指展开，拇指依次触碰其余四指的指根处。

（3）翻书页

患手五指展开，拇指内收挑起单张纸，其余四指固定住纸张，前臂旋转，翻向下一页（图 5-22）。

（4）捡小物品

准备不同大小的豆类、纽扣、坚果等，让患者用患手依次将物品由大到小从一个盘子捡到另一个盘子中（图 5-23）。

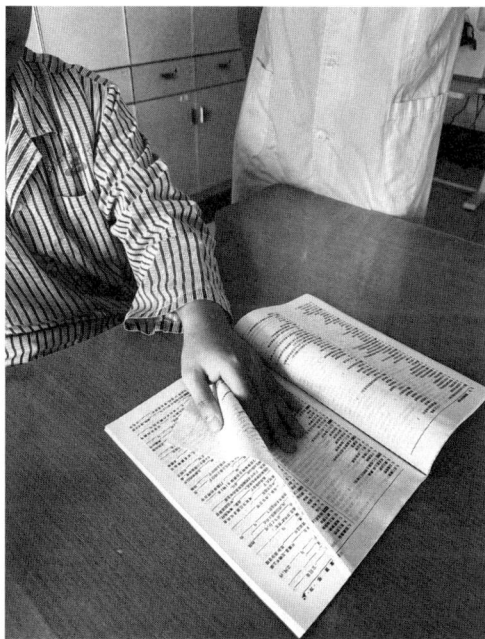

图 5-22 翻书页训练

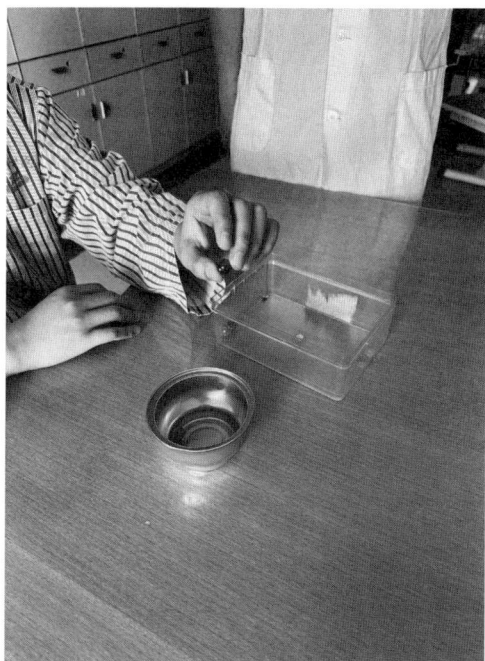

图 5-23 捡小物品训练

6. 基于功能的任务导向性训练

任务导向性训练是以个体、任务与环境之间的相互作用为基础，将训练内容与日常生活中的功能活动相结合，根据个体实际功能状态，分析影响功能障碍的可能因素，有针对性地改善这些可能因素，将训练细致化、具体化，并在训练中设定具体目标，从而让患者获得最大程度的功能重组。中风恢复期的手与上肢逐渐出现分离运动，此时慢慢地向辅助手进步，如利用患侧手固定杯子，用健侧手倒水，随后患手握住杯子，在健侧手的辅助下完成喝水动作。或是用患侧手固定橡皮泥，健侧手用木钉模拟擀面皮等。基于功能的任务导向性训练比单纯的肌力及运动控制训练更有利于上肢功能的恢复。

7. 手与上肢康复的中枢干预与外周干预的融合

中枢神经系统作用于大脑调节神经可塑性的技术可分为内源性中枢干预和外源性中枢干预。内源性中枢干预包括运动想象（mental imagery，MI）、镜像疗法（mirror therapy，MT）和脑机接口（brain-computer interface，BCI）。要求患者在大脑中主动发出指令，以激活相应的大脑区域和回路，促进神经重塑。而外源性中枢干预目前临床上常用的方法包括 tDCS、TMS 等。tDCS 可以通过电流直接影响神经元的兴奋性。TMS 可以通过改变磁场，在皮层产生反向感应电流，平衡左右半球的兴奋性，从而促进功能重塑。

外周干预是一系列作用于躯干和四肢的康复治疗。包括神经发育技术，如 Bobath 技术、Brunnstrom 技术、本体感受神经肌肉促进技术和 Rood 技术，还包括任务导向性训练（task-oriented training，TOT）、功能性电刺激（functional electrical stimulation，FES）、强制性诱导运动疗法、生物反馈技术和康复机器人等。这些外周干预通过外部刺激持续向中枢神经系统提供感觉信息并强化正确的运动模式来促进中枢神经系统的可塑性。

基于"中枢－外周－中枢"闭环康复理论，通过中枢干预促进功能脑区激活并提高神经可塑性，外周干预强化感觉与运动控制模式对中枢的正性反馈与输入，利用两者间的有机融合，形成"闭环"式信息反馈作用于患者特定脑区或与功能相关脑区。可以更好地实现手与上肢功能的改善。

三、下肢运动控制训练

1. 床边抬起、放下控制训练

患者取仰卧位，患膝屈曲，将小腿垂于床边，治疗师一手握住患者下肢，另一手将患者的足趾背屈，拇指在患者足背部下压，抑制踝关节跖屈。患者将下肢抬起放于治疗床上，维持膝关节屈曲位，再将患足放回床沿（图5-24）。

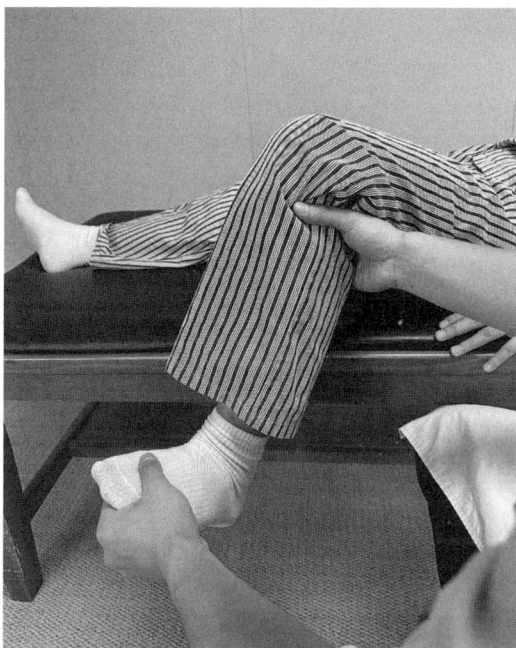

图5-24　床边抬起、放下控制训练

2. 下肢全活动范围的控制训练

患腿屈髋屈膝，治疗师一手协助患者保持踝关节背屈、外展位，另一手放在患腿腘窝处，然后引导患者下肢伸直，伸腿时避免内收内旋。当接近完全伸直位时，让患者将下肢抬起，重新进行上述动作（图5-25）。

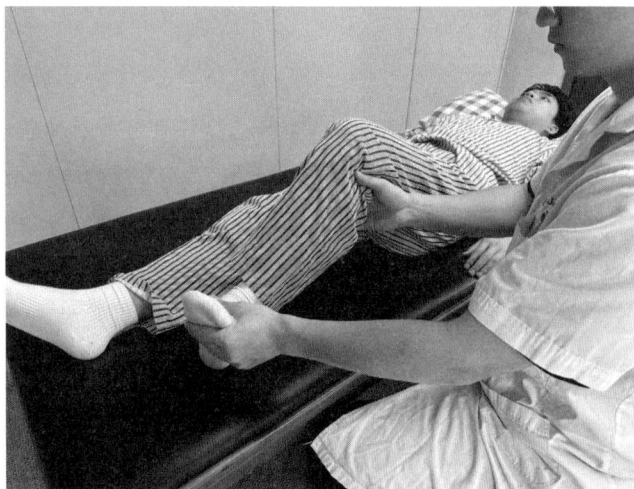

图 5-25　下肢全活动范围的控制训练

3. 下肢的空间定位放置训练

治疗师将患者下肢摆放于不同位置，并让患者自主维持此姿势一定时间。摆放位置由简单到复杂，如一开始的屈髋屈膝、足放平于床面，到后期的髋屈曲、膝伸直、踝背屈位（图 5-26）。

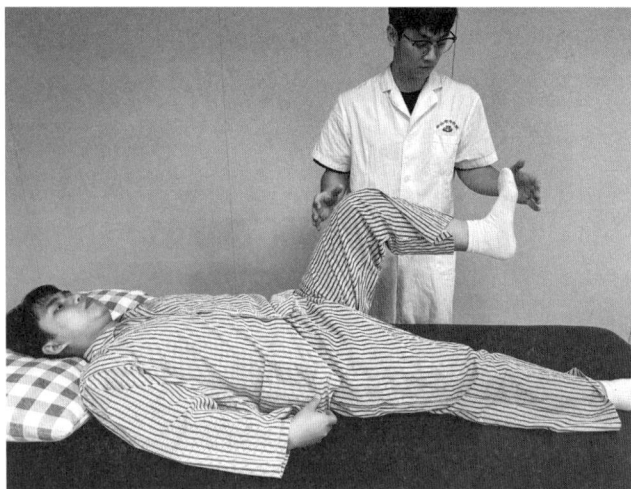

图 5-26　下肢的空间定位放置训练

4. 双下肢交替屈伸训练

治疗师双手分别握住患者双侧足趾，在使患足不出现内翻的状态下，引导患者双下肢交替完成全关节活动范围的屈伸运动（图5-27）。

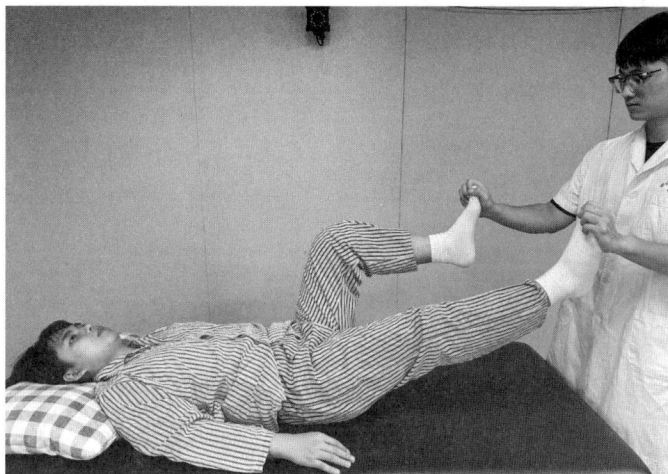

图 5-27　双下肢交替屈伸训练

5. 下肢的控球训练

患者取仰卧位，将患侧下肢放于球上，健侧下肢伸直并抬离床面，在空中做各个方向的活动，患侧下肢控制球保持不动（图5-28）。

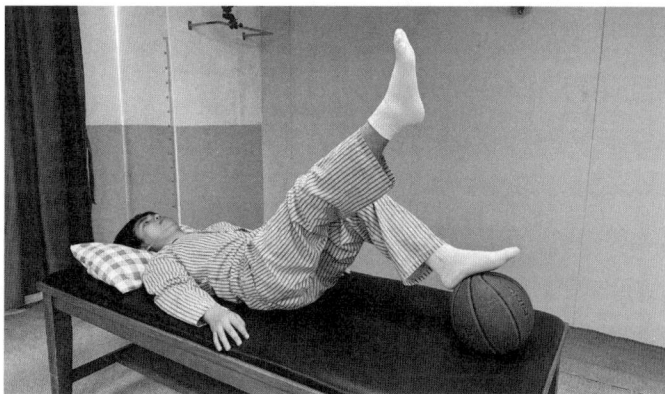

图 5-28　下肢的控球训练

6. 下肢的夹球训练

患者取仰卧位，双侧下肢放在球上，利用髋、膝关节屈曲，将球向大腿近端滚动（图5-29）。

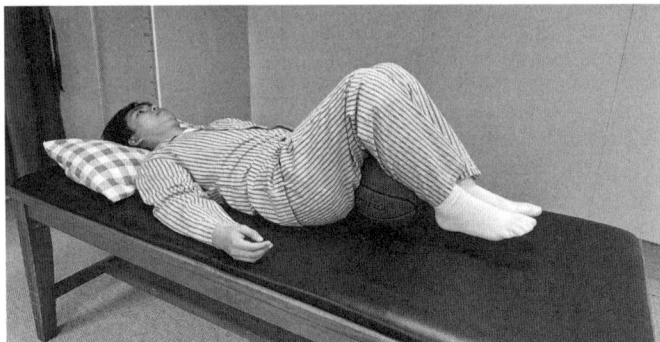

图 5-29　下肢的夹球训练

7. 屈髋位下的膝关节控制训练

患者取端坐位，足平放于地面，先将患侧膝关节完全伸直，再缓慢地回到原位（图 5-30）。

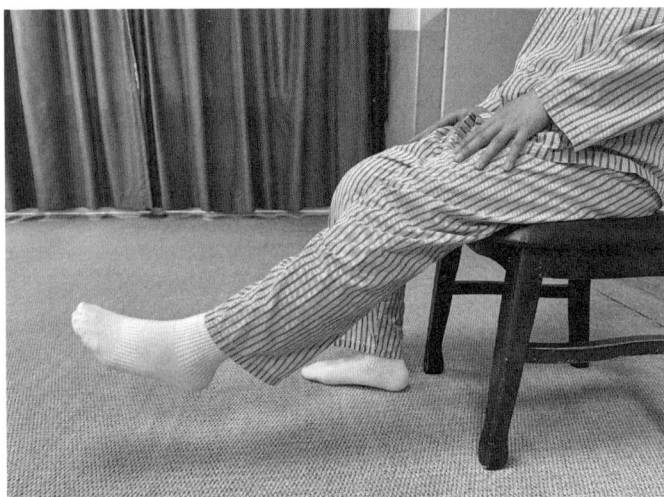

图 5-30　屈髋位下的膝关节控制训练

8. 踝关节背屈运动训练

患者取仰卧位，患侧下肢屈髋屈膝，治疗师将手置于患侧膝关节上方并施加向下的推力，患者主动屈曲髋关节与之对抗的同时完成踝关节背屈运动。当下肢处于屈曲状态时，患者能较好地完成背屈运动后，逐渐减少屈髋屈膝的角度，直至下肢完全伸直时踝关节仍能完成背屈动作。另外，也可用冰块、软毛刷或快速拍打外踝的方式刺激踝关节背屈（图 5-31）。

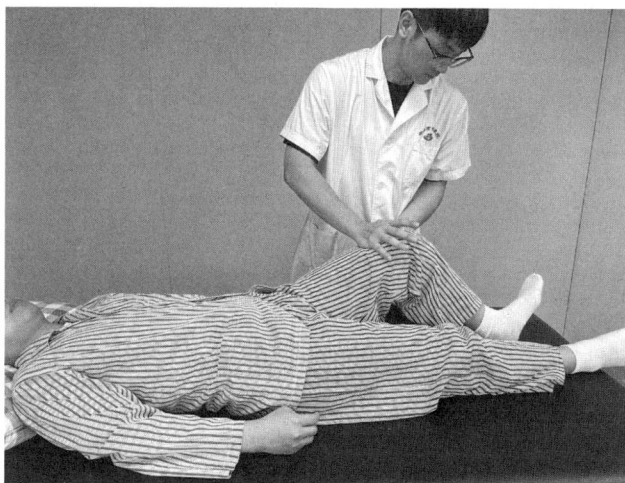

图 5-31　踝关节背屈运动训练

第二节　姿势控制与平衡训练

维持身体在支撑面上的稳定性，需要身体产生参与目标定向性运动和适应运动的姿势调整。姿势调整是由肌肉活动和身体阶段运动产生的，是内部机制（肌力、视觉、本体觉、前庭觉等）与动作产生的环境共同作用的结果。在日常活动中，即使是简单的动作，比如呼吸或是转头都会引起身体中轴线的摆动，通常在踝和髋关节处有很小的、几乎不能察觉的肌肉活动来抵抗这种摆动。当受到预期的外部干扰时，姿势调控多由以往的经验记忆形成先行性姿势控制，形成前瞻性平衡。比如当上肢取物活动时，由骨、躯干、肩胛带的前馈自动改变身体部位及移动重心。而当受到预期之外的干扰时，则会使用反馈机制恢复反应的姿势控制（反应性平衡控制）。良好的平衡能力是完成日常生活活动必不可少的功能，所以平衡训练是中风患者康复训练中最重要的组成部分。基于姿势控制神经生理学基础，多感觉（视觉、躯体感觉、前庭觉）整合输入，中枢神经系统（大脑皮质、小脑、基底节、脑干、脊髓）有效调控，运动系统（跨步策略、够取抓握策略）有效输出有机结合将大大促进患者的姿势控制及坐、站平衡能力，如视觉反馈训练、前庭康复、坐、站位下够取抓握训练等。

一、坐姿的矫正训练

中风患者早期坐姿通常处于坍塌状，也就是骨盆后倾位，而胸椎则代偿性地过度后凸。这种身体力线的改变，导致患者胸椎无法为头、颈、肩部提供稳定支撑，限制了上肢随意运动的恢复。另外，长时间骨盆后倾将导致下肢伸肌张力进一步增高。因此，早期训练坐位时，应当注意矫正患者的不良坐姿。治疗师一手放在患者腰椎处引导骨盆回到正中位，使髋关节充分屈曲，另一手帮助患者伸展其胸椎，使躯干垂直于骨盆上。当患者能够熟练掌握动作后，鼓励患者在日常生活如看电视、进食时尽可能采用这种坐姿（图5-32）。

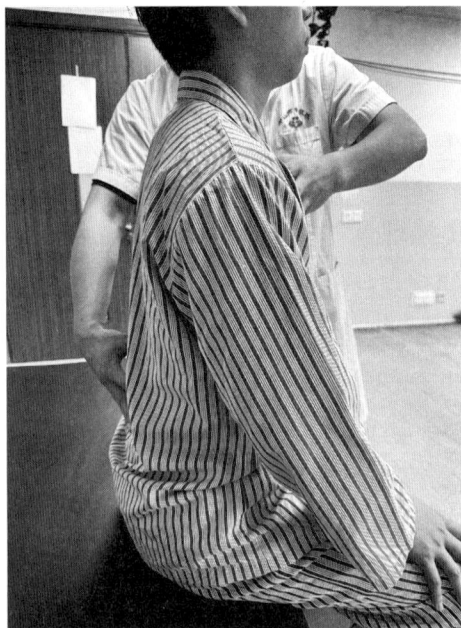

图 5-32　坐姿的矫正训练

二、坐位平衡训练

中风患者坐位平衡的常见问题包括双腿过度分开以扩大支撑面，以下肢移动代替身体重心的调整，用上肢或下肢进行保护性支撑来帮助身体完成各个方向的活动。

1. 移动重心时调整姿势训练

患者取坐位，双手放于大腿上，治疗师站在患者身后，伸出一只手的示指，让患者分别从身体两侧转头向后看治疗师的示指，再回到中立位（图 5-33）。

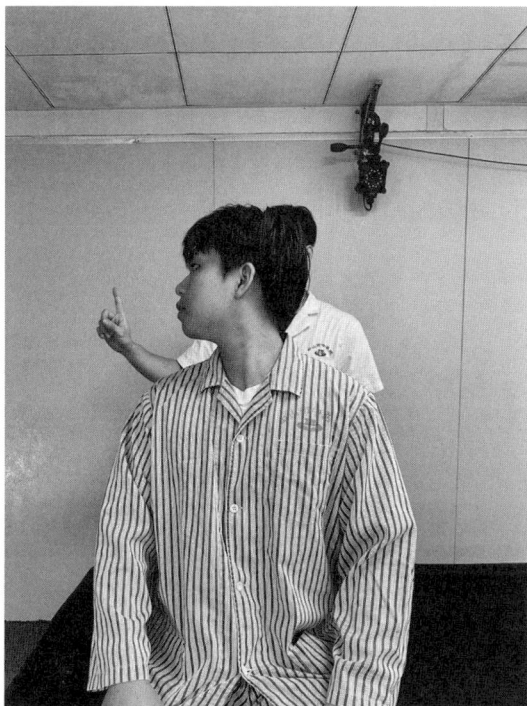

图 5-33　移动重心时调整姿势训练方法 1

患者取坐位，治疗师辅助患者将患侧前臂支撑在侧方的枕头上，让其自行将身体摆正回正中位（图 5-34）。

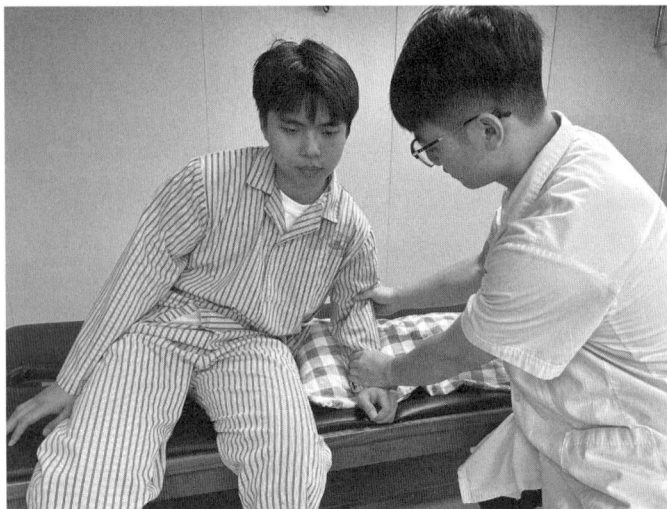

图 5-34　移动重心时调整姿势训练方法 2

　　患者取坐位，双手十指交叉，躯干前倾，用双手触碰前方治疗师的手掌（或物品）后再回到原位，之后再分别练习双手触碰前下方地面及两侧地面。必要时治疗师可协助支持患侧上肢（图 5-35）。

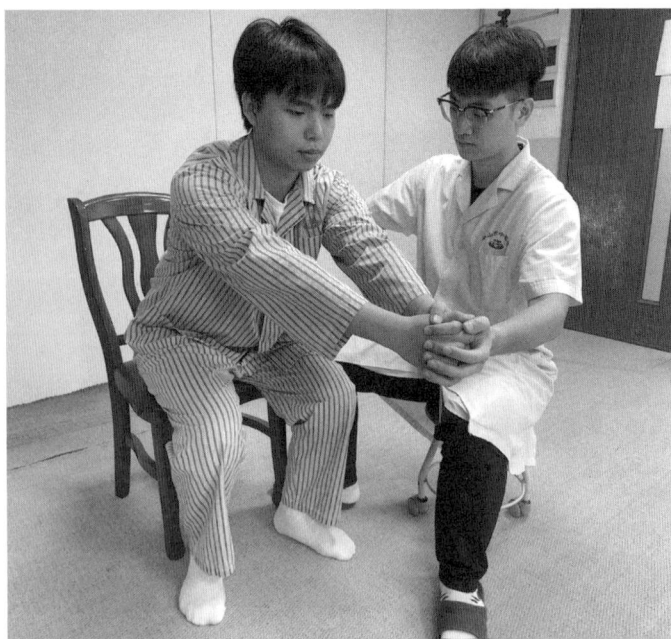

图 5-35　移动重心时调整姿势训练方法 3

2. 坐位平衡反应诱发训练

患者取坐位，治疗师握住患者的小腿向两侧摆动，破坏患者的平衡，诱发患者头颈部、躯干向正中线和一侧上、下肢外展（图 5-36）。

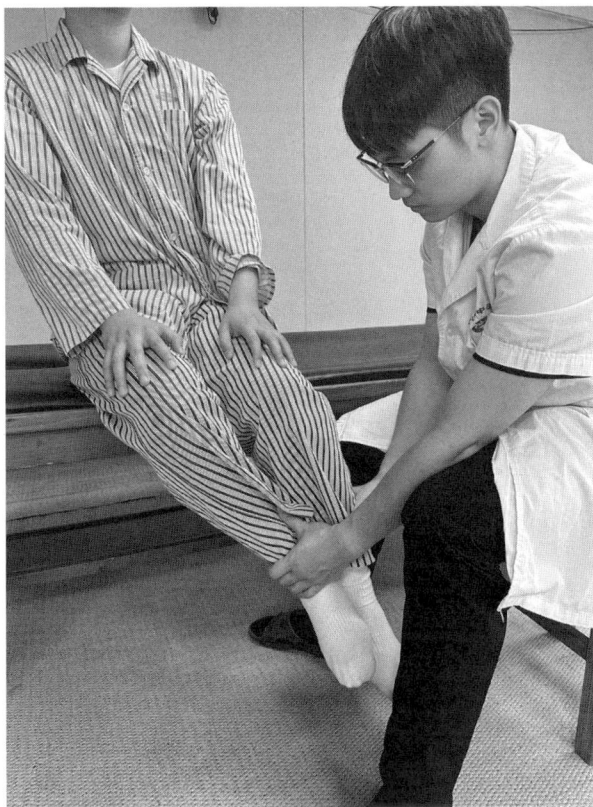

图 5-36　坐位平衡反应诱发训练

3. 增加训练的复杂性

患者取坐位，让患者从侧下方地面拾起一件物品，或者让患者练习分别用双手拾起地面上的物品、拿到前方桌子上的物品以及向后伸手取物品（图 5-37）。

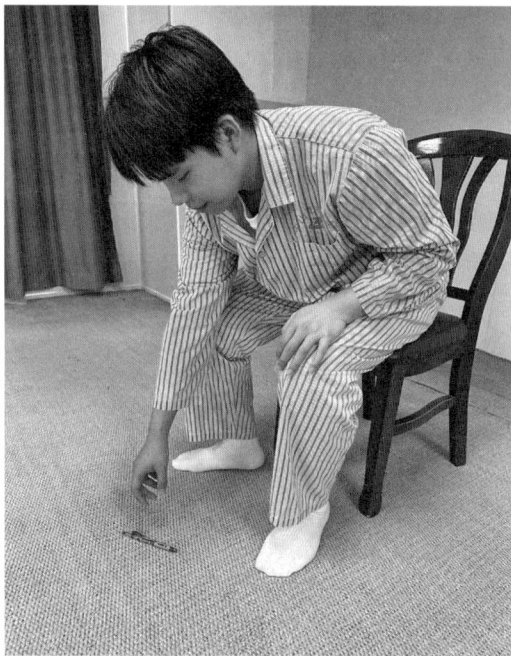

图 5-37　坐位平衡的复杂性训练

三、站起及坐下训练

中风患者站起及坐下的常见问题包括躯干前倾不足，重心不能充分前移，过早地伸髋伸膝，向后倾倒。

1. 躯干在髋部前倾伴膝前移训练

患者取坐位，双足平放于地面，与双肩同宽，通过屈髋伴伸展颈部和躯干练习重心前移，治疗师协助患者向下推其双足，使其充分着地（图 5-38）。

2. 肩、膝前移站起训练

治疗师一手放在患者患侧肩胛骨处，引导患者的肩部尽量前移，另一手放在其患膝上，当膝前移时，沿着胫骨下压膝部，使患足充分着地后引导患者站起。对于首次练习的患者，让患者坐在较高的椅子或床上更容易完成站起（图 5-39）。

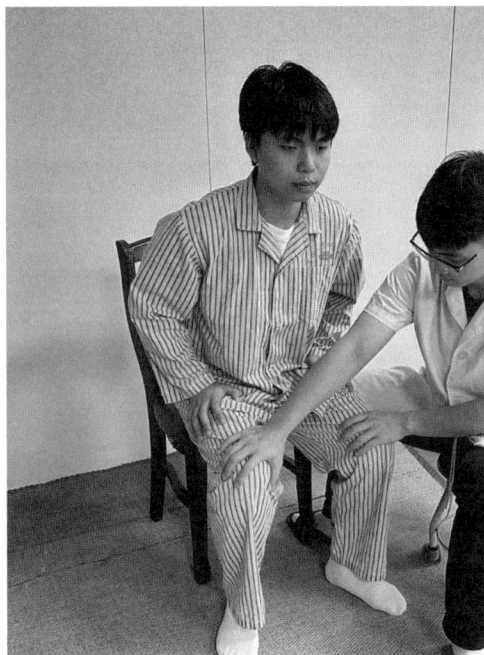

图 5-38 躯干在髋部前倾伴膝前移训练

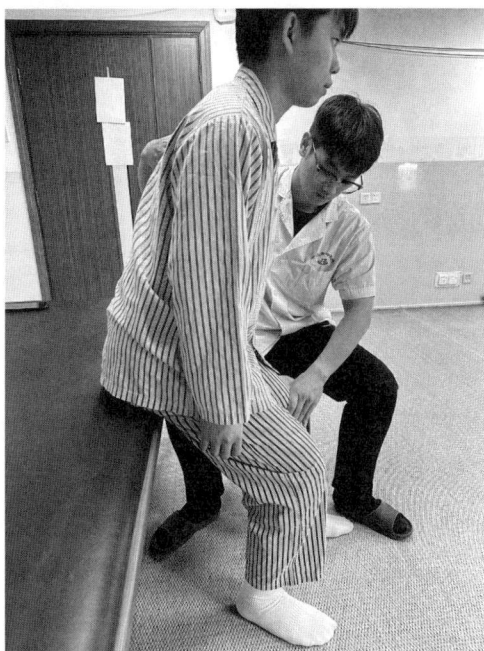

图 5-39 肩、膝前移站起训练

3. 增加训练的复杂性

让患者坐在不同材质的物体上，如沙发、软床等，也可以让患者尝试用患侧下肢支撑站起或一边完成动作一边跟其他人交谈等（图5-40）。

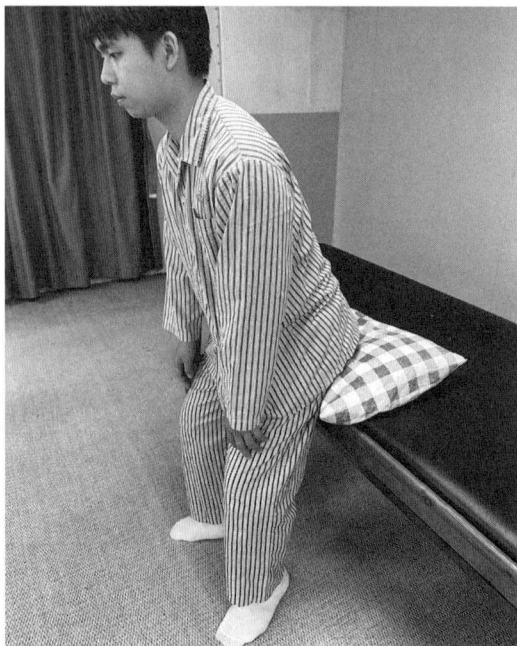

图 5-40　站起及坐下的复杂性训练

四、立位平衡训练

1. 髋关节对抗训练

患者取仰卧位，患足置于床边踏板上，让患者练习小范围的伸髋动作。当动作熟练后，可在站立负重位下反复进行伸屈髋关节练习（图5-41）。

2. 膝关节等长收缩训练

患者取坐位，让患者伸直膝关节，并在末端维持一定时间后再放松（图5-42）。

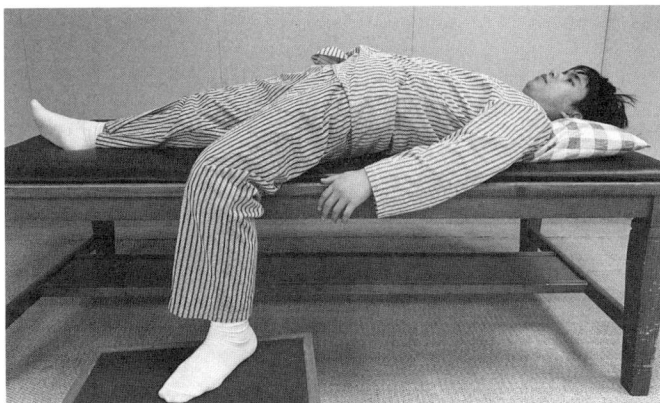

图 5-41　髋关节对抗训练

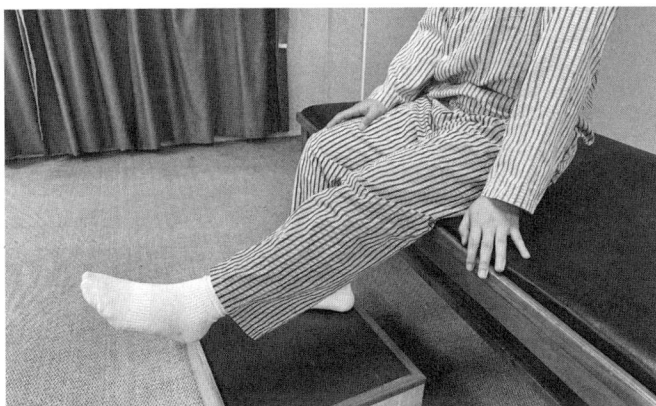

图 5-42　膝关节等长收缩训练

3. 膝关节离心收缩训练

患者取坐位，治疗师将患者患侧膝关节抬到完全伸展位后松开，让患者控制患腿缓慢回落（图 5-43）。

4. 重心转移时调整姿势训练

患者取站立位，双足与肩同宽，让患者分别抬头看天花板、转头看身体两侧后方以及用手分别向前、侧方、后方取物品，注意每次完成某一动作后都应当让患者身体和头部回到中立位之后再进行下一个动作（图 5-44）。

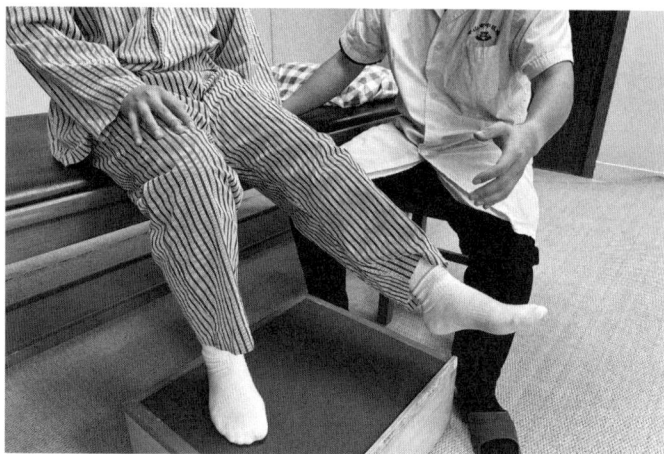

图 5-43　膝关节离心收缩训练

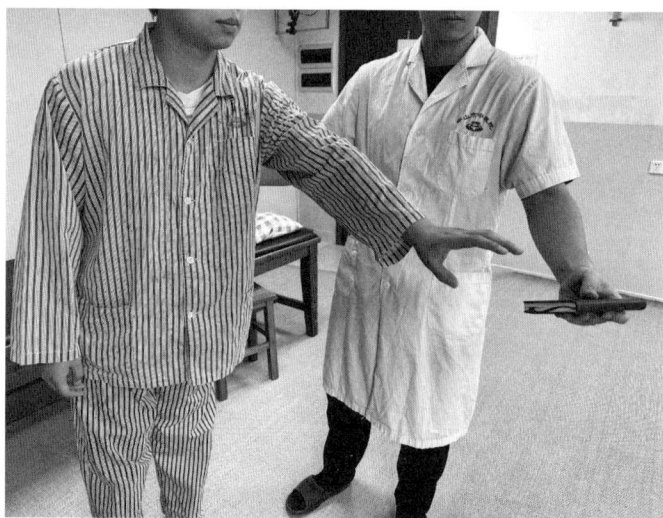

图 5-44　重心转移时调整姿势训练

5. 立位的平衡反应诱发训练

将平衡板置于平行杠内，患者站于平衡板上，治疗师双手协助控制患者骨盆，缓慢摇动平衡板，诱发患者头颈部及躯干向正中线及一侧上肢外展（图 5-45）。

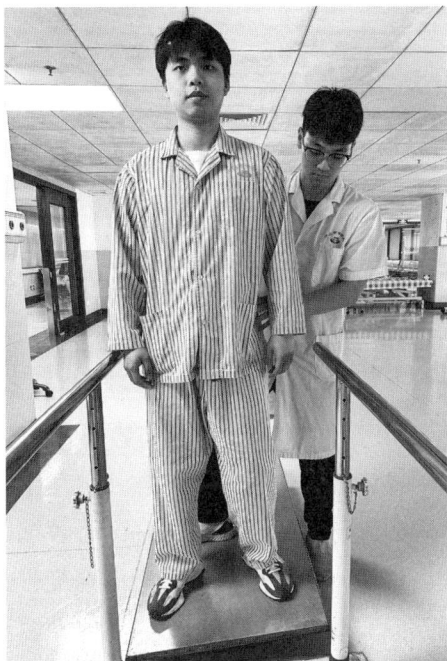

图 5-45　立位的平衡反应诱发训练

6. 增加训练复杂性

患者保持站立位，可让患者接住治疗师抛过去的布球、用健侧腿或患侧腿向不同方向迈步或跨过障碍物、在不稳定的支撑面上如平衡半球上站立等（图 5-46）。

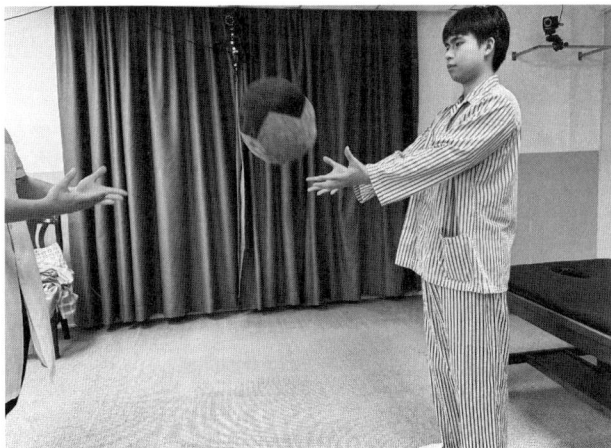

图 5-46　立位平衡的复杂性训练

第三节　步行训练

直立行走的能力在人类生命进程中起着十分重要的作用，它解放了人类的双手，也扩大了我们的生活范围。步行能力是完成大多数日常生活活动的先决条件，但步行又是最复杂的、需要全身参与的运动，步行训练不仅是刺激下肢活动或加强相关肌肉那么简单，还需要多种程序相互作用，包括知觉、姿势张力、选择性运动能力，还受到个人、活动及环境三者之间相互作用的影响。许多患者容易犯的错误是在平时的训练中只注重肌肉的向心收缩训练而忽略了离心收缩和等长收缩训练，当正常人以舒适的速度行走时，肌肉只需产生很小的力量就能驱动身体的移动，其他驱动因素来源于地面的反作用力和惯性。随着步行的进行，肌肉的运动主要是等长收缩或离心收缩形式，这两种形式是用于维持直立姿势、抵抗重力的能量节省，以及身体节段能量转换的收缩形式。另外容易被忽略的一点就是体能的训练，功能性步行能力还依赖于个体的体能，中风患者由于神经功能缺损或因长时间制动导致体能下降，而体能的下降又导致患者的步行距离、训练强度、日常活动范围受到限制。如果希望患者能在不同条件下完成各种社会活动中的行走功能，那么患者的步行速度需要达到 1.1 ～ 1.5m/s，体能需要足以让患者连续行走500m 以上。

一、徒手步行训练

1. 支撑期伸髋训练

患者取立位，在保持髋关节伸展的前提下，练习用健侧腿上、下台阶（图 5-47）。

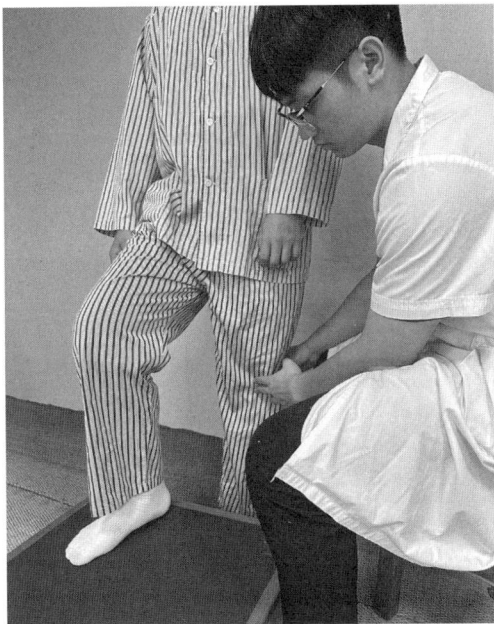

图 5-47　支撑期伸髋训练

2. 支撑期屈膝训练

患者取立位，将健侧腿置于台阶上，在患侧腿负重的情况下练习小范围的膝关节屈伸控制训练（图 5-48）。

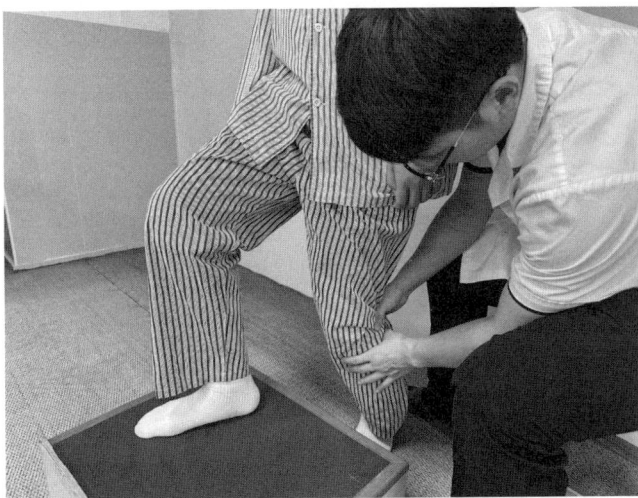

图 5-48　支撑期屈膝训练

3.骨盆水平侧移训练

患者取立位，练习将重心从一侧下肢转移到另一侧下肢，治疗师用手控制其移动范围在 2.5cm 左右。等患者熟练后，让患者练习侧方行走，先将重心转移到健侧，向侧方迈患侧腿，然后健侧腿合拢，再迈下一步（图 5-49）。

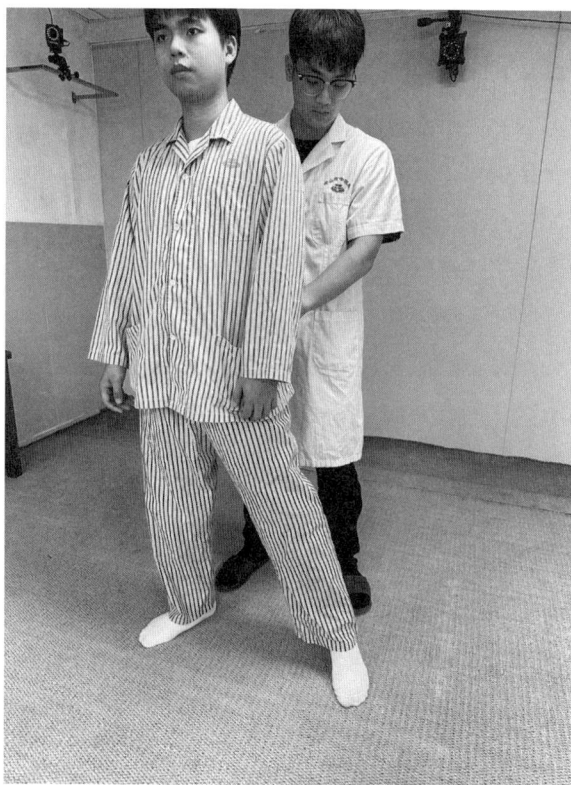

图 5-49　骨盆水平侧移训练

4.摆动初期屈膝训练

患者取俯卧位，治疗师将患者患侧膝关节屈曲，让患者小范围屈伸其膝关节，练习屈膝肌群的离心和向心收缩，并将膝关节停留在空间的不同位置。待患者熟练后可进阶到立位，患者健侧腿在前，患侧腿在后，将重心前移至健侧后，治疗师引导患侧膝关节屈曲，足蹬地（图 5-50）。

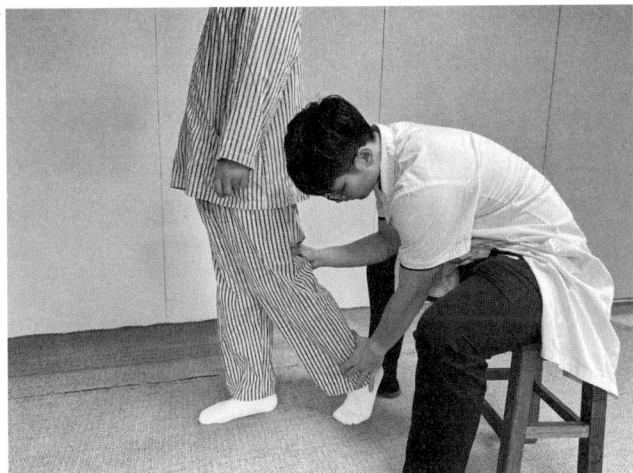

图 5-50 摆动初期屈膝训练

5. 控制双肩行走训练

治疗师站在患者身后，将双手轻搭在患者双肩上，让患者先迈健侧腿后再迈患侧腿。当患者迈患侧腿时，治疗师诱发患者双上肢呈对角线摆动（图 5-51）。

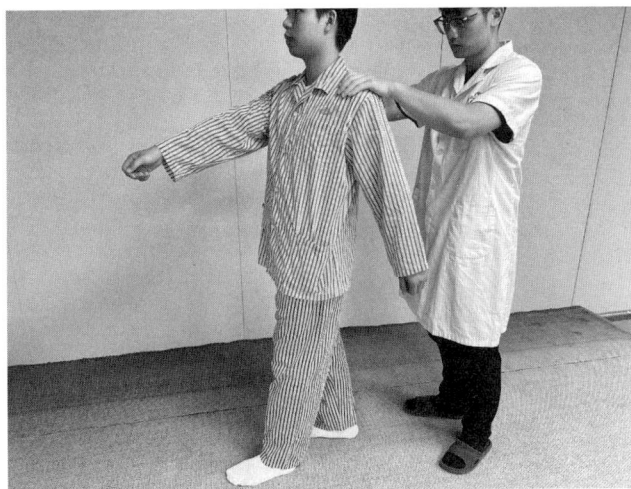

图 5-51 控制双肩行走训练

6. 控制骨盆步行训练

治疗师双手置于患者骨盆两侧，用拇指抵住患者臀部，使髋关节伸展、骨盆后倾。当健侧下肢处于摆动相时，治疗师协助患者将重心转移到患侧，防止膝关节过伸，并维持患侧下肢的稳定。当患侧下肢处于摆动相时，治疗师将患侧骨盆向前下方加压，防止骨盆上抬，并协助患者向前旋转骨盆（图 5-52）。

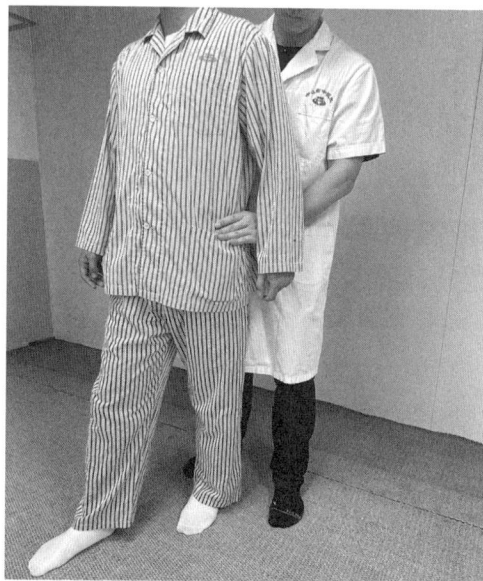

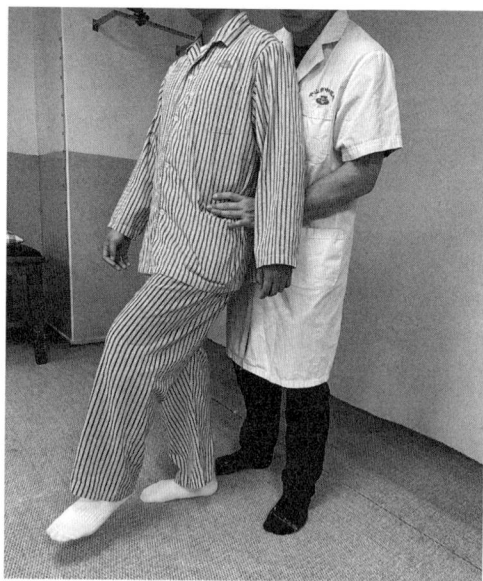

图 5-52 控制骨盆步行训练

7. 增加训练复杂性

增加训练复杂性，比如在不同的环境中进行行走练习、行走的同时做其他事情、改变行走的速度、跨越不同高度的障碍物等（图 5-53）。

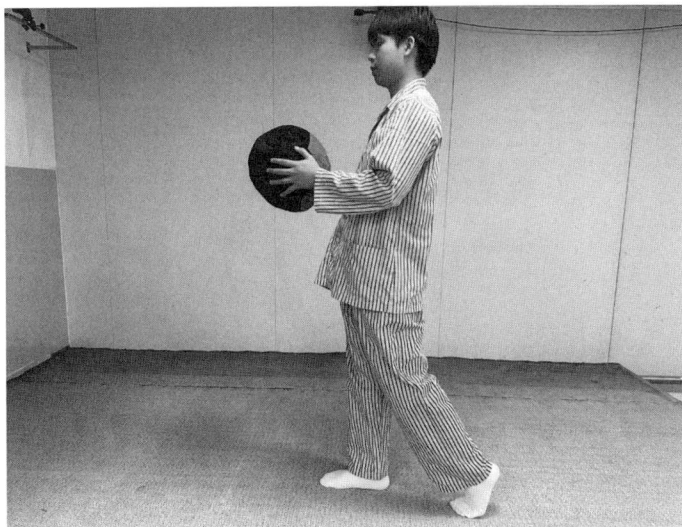

图 5-53　徒手步行的复杂性训练

二、减重步行训练

减重步行训练系统由两部分组成，即减重装置和电动活动平板。减重控制台控制电动升降杆的升降，随着升降杆的升高，患者被逐渐向上吊起，下肢负重减轻。这种减重装置可以让支撑能力不足的中风患者早期进行步行训练，属于强制性运动训练，能有效激活患者运动皮质和脊髓节律性运动中枢。但在使用中有时需要多名治疗师参与协助患者完成正确的步行模式，限制了其在临床上的广泛应用。临床上初始的减重量多采用减掉患者身体质量的30% ～ 40%，初始速度设定为 0.1 ～ 0.5m/s，每次训练 30 ～ 40min，采取间歇训练法，但主要还是需要根据患者个体情况，如耐受程度、疲劳恢复情况来决定（图 5-54）。

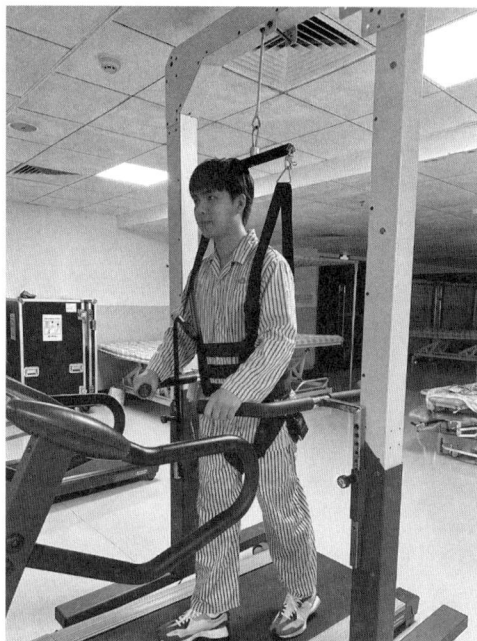

图 5-54　减重步行训练

三、机器人步行训练

机器人辅助步态训练（Robot-assisted gait training，RAGT）是根据患者不同康复阶段采取不同的训练方法，来改善脑卒中患者早期行走能力的有效方式。外骨骼机器人装备主要分为两类：一类是以 Lokomat 系统为主导的静态机器人，采用的是固定跑步机；另一类是动态外骨骼机器人，装备未连接到固定结构，患者可在地面上进行非固定训练。后者通过使用单侧或双侧机器人，允许患者在地面行走并探索环境。目前国际上较为成熟的外骨骼机器人设备有 Keeogo、AlterG、SMA 等。RAGT 的优点是通过提供体重支持帮助中风患者进行高强度、持续、重复而复杂的步态训练，从而改善下肢协调，改善姿势控制和适应程度，优化患者步态。此外，RAGT 也减轻了康复师的负担，保证了患者的安全。但现阶段 RAGT 的康复模式、训练时长、频率等与训练效果的关系尚不明确，另外价格昂贵、穿戴不灵活等问题，导致其在临床上无法普及。

四、体能训练

早期的体能衰退发生在中风后的前 6 周，中风患者身体活动减少，骨骼肌肉系统、心血管系统等可能出现病理性变化，导致心肺功能显著下降，峰值摄氧量数值范围通常在 8 ～ 22mL/kg/min，相当于健康个体的 26% ～ 87%，所以中风患者比一般人群更容易出现肌肉疲劳，中风患者的体能往往难以满足独立生活的生理需求，也导致其社会参与和生活质量的下降。有氧运动作为一种循证干预方法，具有促进高氧化型肌纤维发育和运动单位募集的潜能，在心脏康复中占据不可或缺的位置，目前也被应用于中风康复计划中。中风患者的有氧运动可通过功率自行车、Motomed 训练仪、活动平板实现，训练时长及强度需个体化制定，通常刚开始训练时可从 40% ～ 60%VO₂MAX 低负荷水平开始，训练时间逐渐增加至 30min，3 次 / 周。当持续时间达到 30min 时，可逐渐增加运动强度。

五、拐杖的使用

人类保持立位姿势，以及一旦开始迈出一步之后的步行，在一定程度上我们是能够下（无）意识地自动完成的，这也是为什么人能够边走路边看手机，其主要依赖于脊髓的中枢步行模式发生器（central pattern generator，CPG）。人类在每日的步行中通过不断重复的动作，脊髓内的神经传导通路被不断强化，形成了 CPG 系统的作用机制，CPG 系统使步行成为一种高度自动化的运动。CPG 以脑干为中心，受大脑皮层、基底节、小脑所调节，同侧上下肢 CPG 的关系弱，对角线上下肢 CPG 的关系强，腰腹部和骨盆是对角线上下肢连接的桥梁。对于潜力较好的患者，不建议过早地使用拐杖，因为使用拐杖时，健侧上肢的 CPG 兴奋会导致患侧下肢 CPG 受到抑制，不利于节律性步行的恢复。但对于年龄较大或恢复潜能较差的患者，早期使用拐杖有助于支持患者的平衡、承重和稳定性。使用拐杖行走有 3 种方法，如果需求为稳定性，可先出拐杖，然后出患侧腿，当拐杖和患侧腿稳定后健侧腿再移动；如果需求是为了提高步行速度，拐杖与患侧腿先同时迈出，落地重心稳定后健侧腿再移动，这种两点式步行可以明显提高行走速度；而当患者下肢前移能力较差时，可以尝试先出拐杖，然后迈健侧腿，当健侧腿处于患侧腿前面时，患侧腿处于摆动相的启动状态，屈髋肌群受到牵拉，短时间内兴奋性增高，所以往前移动会显得更容易。

第四节 日常生活活动能力训练

日常生活活动（activities of daily living，ADL）是人类为维持和适应生存环境每天反复进行的最基本、最具有共性的活动，是个人自我照顾及生活独立程度的重要指标。ADL 可分为基础性日常生活活动（Basic Activities of Daily Living，BADL）和工具性日常活动（Instrumental Activities of Daily Living，IADL）。BADL 也称个人日常生活活动，即通常所说的自理活动，是指人们为了保持每天需要进行的日常任务和活动，是以照顾自己身体为目的的活动，这些活动是人们在社会中生存的基础，其中包括进食、个人卫生、穿脱衣服、洗澡、如厕、大小便控制、功能性移动（如床上活动、床椅转移、室内步行、上下楼梯）等。IADL 是指人们在家庭和社区环境中维持日常生活所必需的一系列复杂的活动，包括使用手机、铺床、洗衣服、备餐、使用电器、购物、乘车、开车、处理财务等需要使用工具完成的日常生活活动。由于每个人的价值观及做事方式会受到个体及文化等因素的影响，因此，每个人的工具性日常生活活动项目的差异性较大。

进行 ADL 训练，一方面能减少患者对照顾者的依赖性，增加其独立程度；另一方面也可通过 ADL 训练提高身体的功能，如肢体的协调性、认知功能等，在一定程度上还能提升个体的自尊心及自我成就感。只要患者的病情稳定，治疗师就应鼓励患者主动参与到 ADL 训练中。

一、穿、脱上衣及裤子训练

准备适合患者穿着的衣裤，上衣首选开衫散口方扣或圆扣的衣服，如果患者功能较好也可选用套头衣服；裤子选用带松紧带的。穿衣时，先穿患侧，后穿健侧；脱衣时，先脱健侧，后脱患侧。

穿上衣时，患者坐好，用健手将衣袖穿进患侧上肢，拉至肩部，再用健手将另一衣袖拉到健侧斜上方，再穿进健侧上肢，整理衣服系扣（图5-55）。

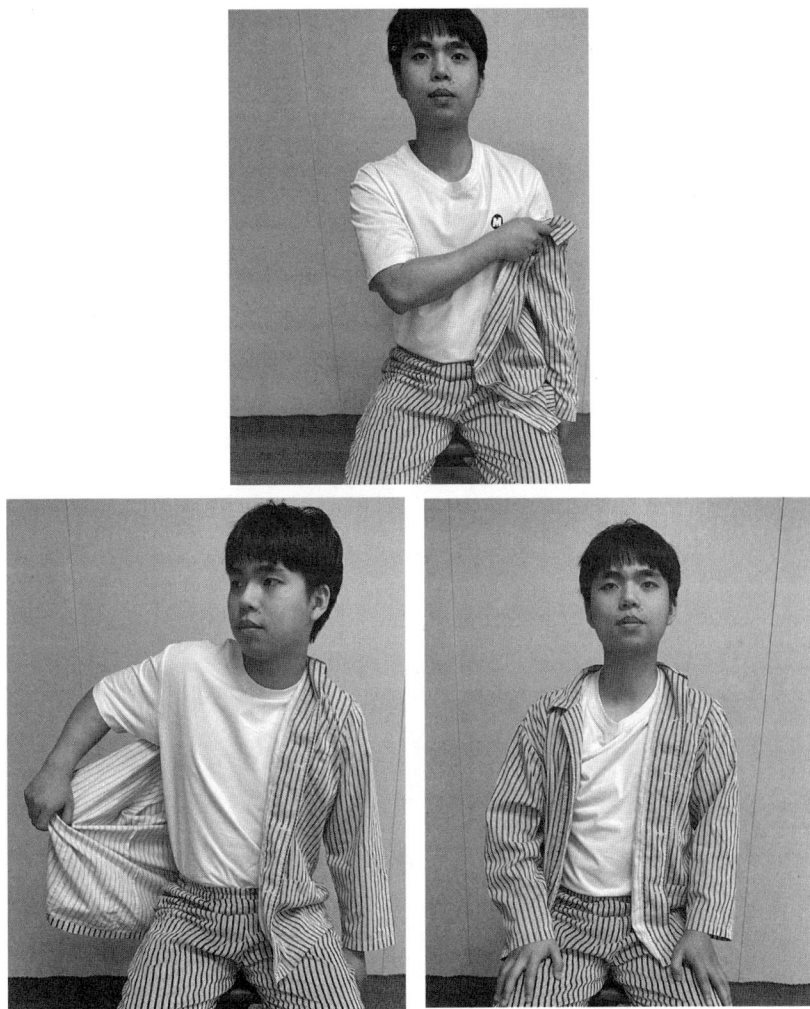

图 5-55　穿上衣训练

脱上衣时，患者坐好，先用健手脱下健侧衣袖，再用健手脱下患侧衣袖（图 5-56）。

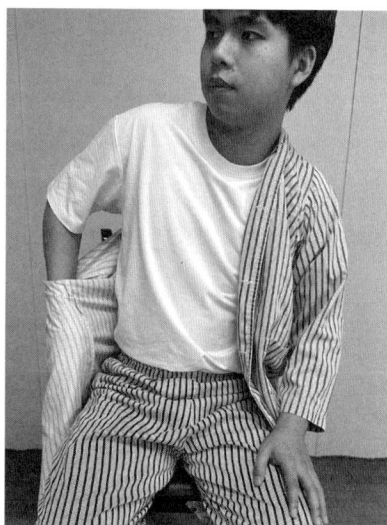

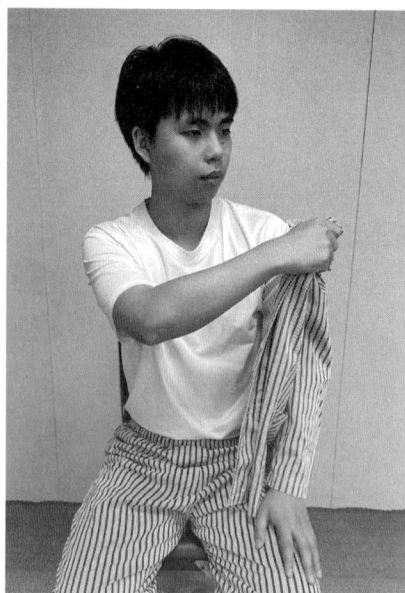

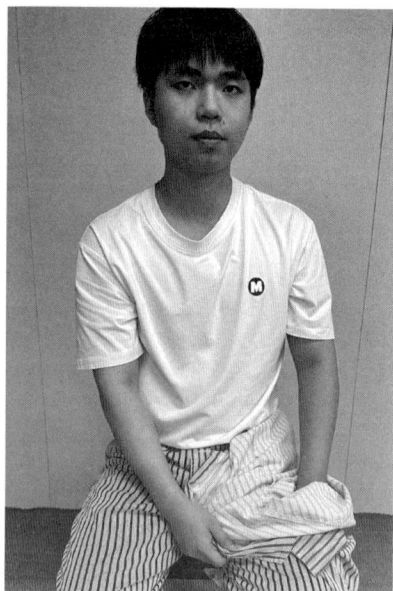

图 5-56 脱上衣训练

　　穿裤子时，患者坐好，先穿患侧至大腿处，再穿健侧至大腿处，再缓慢站起把裤子提至腰部，整理好（图 5-57）。

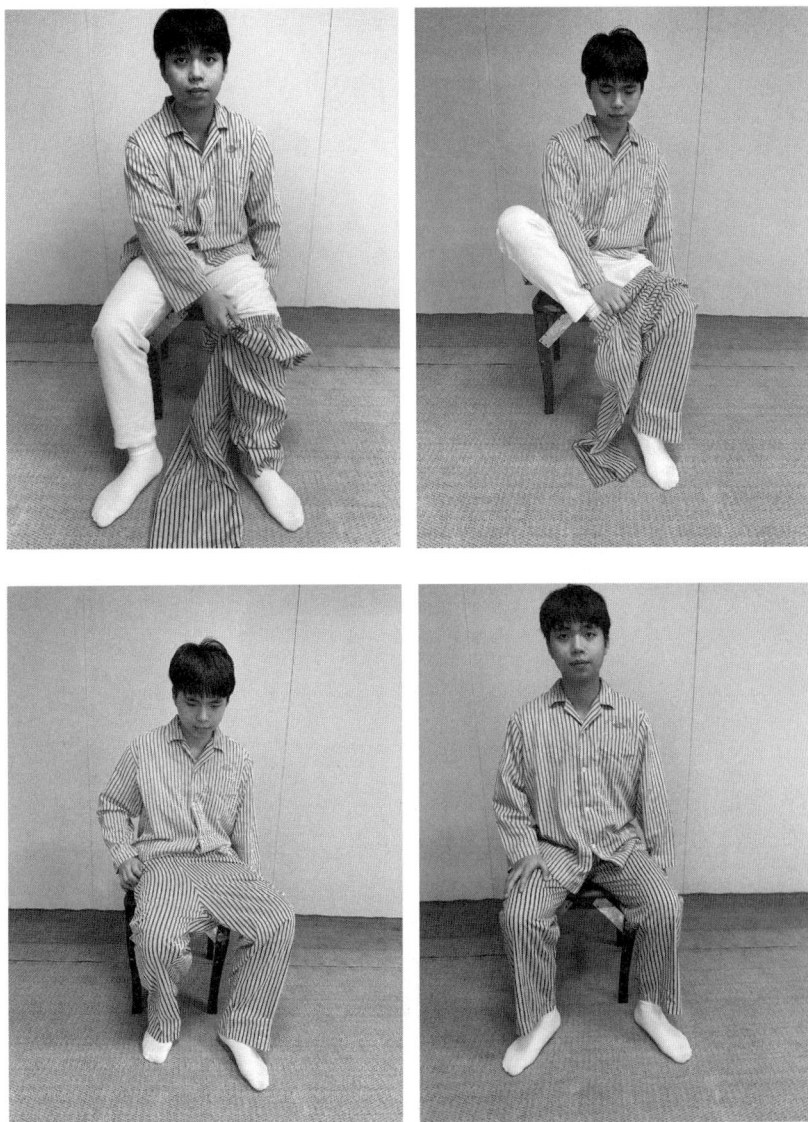

图 5-57　穿裤子训练

脱裤子时，患者坐好，先脱健侧，后脱患侧（图 5-58）。

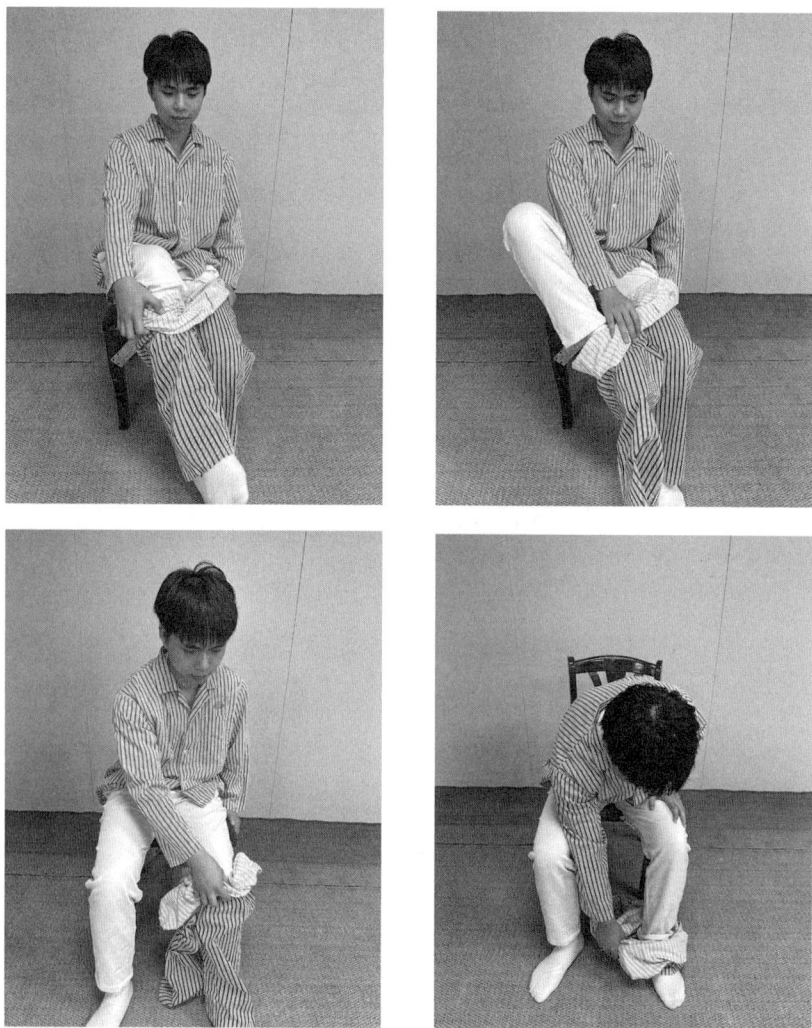

图 5-58　脱裤子训练

二、穿、脱袜子和鞋的训练

穿袜子时，将患侧膝关节抬起置于健侧膝关节上方，用健侧手为患足穿好袜子或鞋，再将患侧下肢放回原位。脚掌着地，重心转移至患侧，再将健侧下肢放在患侧下肢上方，穿好健侧的袜子或鞋。脱袜子和鞋的顺序与之相反。鞋子尽量选择高帮搭袢运动鞋，不能太小或太紧，防止足内翻（图 5-59）。

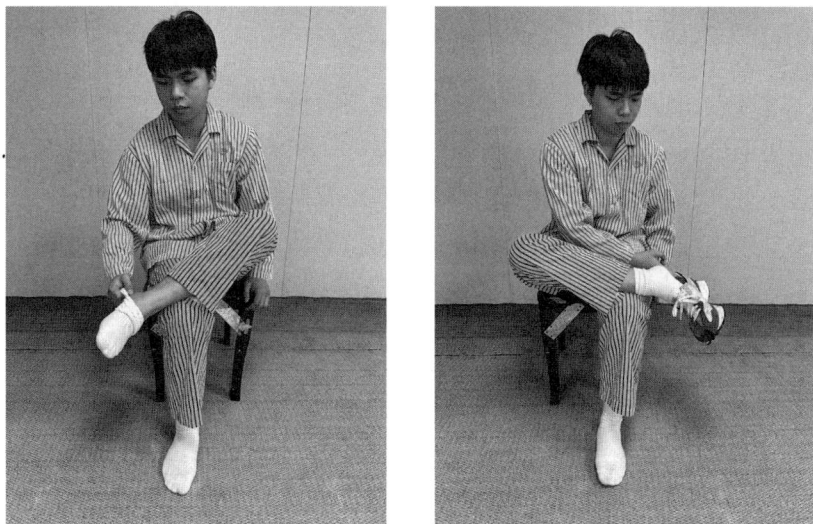

图 5-59　穿、脱袜子及鞋的训练

三、洗漱及个人卫生训练

洗漱及个人卫生训练包括洗脸、刷牙、剃须、梳头、化妆及剪指甲等。病后早期应鼓励患者单手进行活动，各种用品的位置要便于患者取放。毛巾要小，可套在水龙头上用单手拧干，刮胡须可用电动剃须刀（图 5-60）。

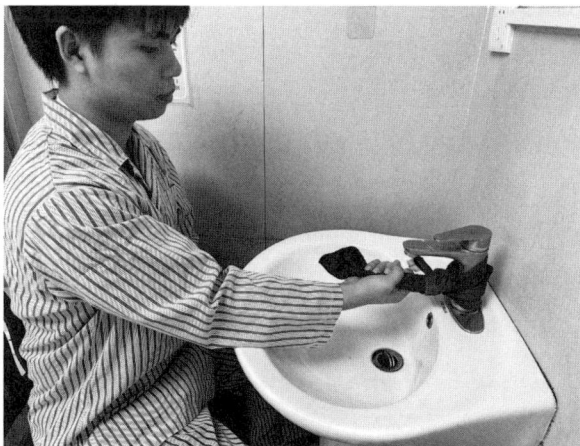

图 5-60　洗漱及个人卫生训练

四、进食训练

进食训练一般可用单手完成，必要时使用辅助工具。例如，在用患手进餐时，可用粗柄勺子以便抓握，用有支架的筷子便于两支筷子分开，用可套在手指上防止筷子滑落的带套圈的筷子。水杯要轻且便于抓握，必要时可用吸管饮水。为防止餐具滑动，可在餐具下放防滑垫。（图 5-61）。

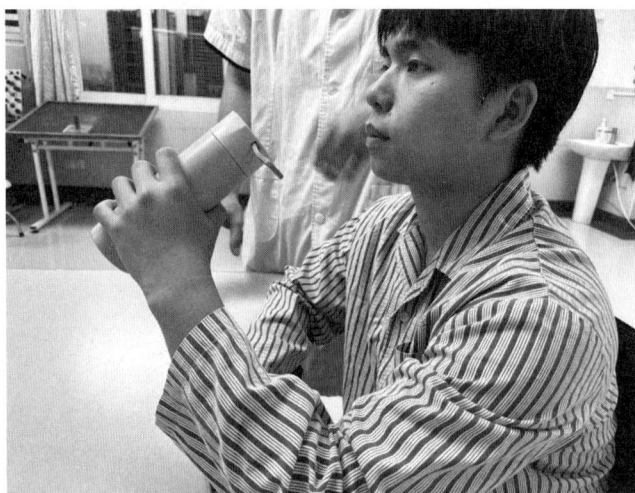

图 5-61　进食训练

五、上、下楼梯

患者离开医院或康复中心等保护性环境，经常会面对上下楼梯的问题。为了使患者更好地回归生活，当患者能够练习步行时，治疗师就可以开始教患者以正确的方式两脚交替上、下楼梯。上楼梯时，患者可用健侧手扶着扶手，健侧腿先迈上台阶，治疗师再协助患者抬起患腿，将患足放上台阶。对于大多数患者来说，下楼梯要比上楼梯更困难，尤其是用患侧腿向下迈步时。治疗师应站在患者的患侧，患者用健侧手扶着扶手，治疗师协助患者完成膝关节的屈曲及迈步动作，使患侧腿先迈下一层台阶。当患足正确地放在台阶上并开始负重时，治疗师帮忙控制膝关节，防止膝过伸，然后再让患者将健侧腿迈至下一个台阶（图 5-62）。

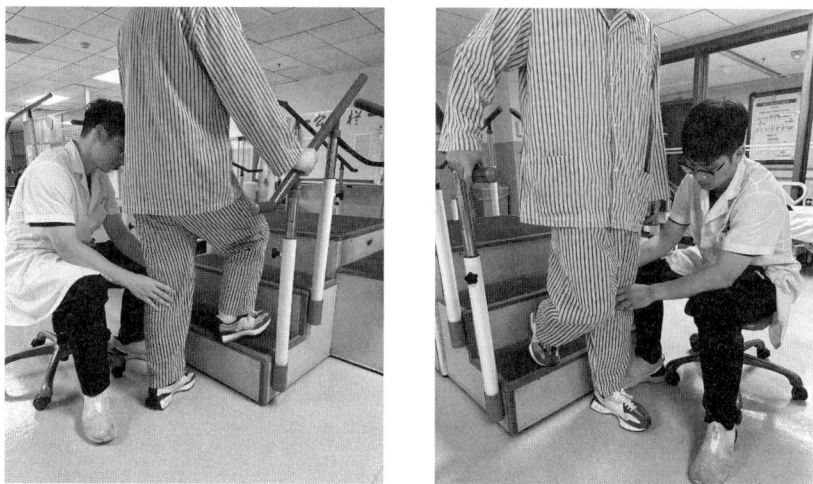

图 5-62 上、下楼梯训练

第五节 康复辅具

中风患者由于上运动神经元的损害而出现肌力低下、肌张力异常、运动控制障碍和深浅感觉障碍等问题，在步行中存在足下垂、足内翻、膝过伸等异常步态。过去在中风康复中，使用矫形器的主要目的是针对患者的异常运动模式、痉挛的控制、畸形的预防和矫正，是对残疾状况的一种补偿和矫形治疗。近年来逐渐提倡在早期康复中就开始使用矫形器，用于预防废用和误用综合征，促进运动功能和 ADL 能力的恢复。矫形器的使用应根据患者的功能状态选择，弛缓性瘫痪以稳定支持、补充和代偿为目的，而痉挛性瘫痪则以抑制痉挛和矫正畸形为主。中风患者的康复辅具种类众多，根据功能障碍可分为上肢辅具、下肢辅具、进食辅具和其他辅具等。

一、上肢辅具

上肢辅具主要包括肩托、肘腕手矫形器、腕手矫形器和分指板等。其中，肩托是针对肩关节半脱位的患者。对于有手功能障碍的患者，可以佩戴肘腕手矫形器、腕手矫形器和分指板等相应的康复辅具（图5-63）。

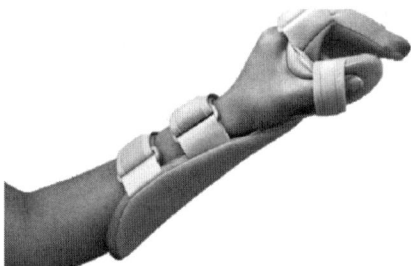

图5-63　上肢辅具

二、下肢辅具

下肢辅具包括足矫形器、踝足矫形器、膝踝足矫形器、髋内收外展控制矫形器、膝部矫形器，以及轮椅、拐杖和助行器等。对于有足下垂、轻度内翻尖足的患者，可采用轻质塑料踝足矫形器；对于重度马蹄内翻足或痉挛严重的患者，可采用双侧金属支条或硬塑料踝足矫形器；在使用踝足矫形器后仍不能充分控制中风患者膝过伸的情况下，可以考虑使用膝部矫形器（图5-64）。

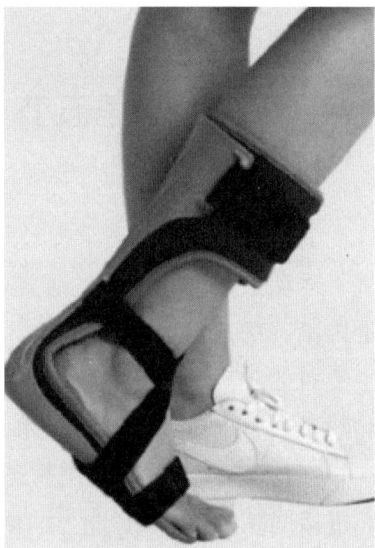

图5-64　下肢辅具

三、进食辅具

可以帮助患者进食，减轻家人和陪护人员的负担。进食辅具有轻便餐具、曲柄匙羹、持杯器、吃饭辅助机器人等。

四、其他康复辅具

其他康复辅具还包括对于存在言语功能障碍的患者，下载专用的沟通软件来帮助其与人沟通；对于尿便失禁的中风患者，可使用尿便失禁预警监测装置；在日常生活中，对于手指无力且精细运动能力差的患者可应用纽扣器辅助穿衣；上肢关节活动受限或不能弯腰的患者可使用拉衣钩；穿袜器、鞋拔等适用于弯腰困难的患者等。相较于单一功能的康复辅具，多功能康复辅具更加符合中风患者的需求。

第六节　吞咽功能障碍训练

中风患者在发病后 3 周内和 3 周后吞咽障碍发生率分别可达 46.3% 和 58.8%。吞咽是一个复杂的过程，由广泛的双侧神经网络支配，包括皮质、皮质下和延髓灰质脑区，以及连接这些区域的白质束，不同病变部位均可导致吞咽功能障碍。除脑干外，感觉运动皮质、顶颞皮质和岛叶皮质也在正常吞咽功能中发挥重要作用，感觉运动皮质区受损，可能会造成喉闭合不全和咽部残留，引发渗透或误吸。而吞咽启动延迟与顶颞皮质受损有很大关联，喉上抬不充分及咽期延长与岛叶有关。此外，基底节、内囊及丘脑损伤是导致脑卒中后吞咽障碍的主要皮质下结构。其中咽期时间延长与基底节受损有一定关联，内囊受损会出现舌骨前移减小、咽部残留、咳嗽反射减弱等症状。恢复期患者的吞咽康复治疗策略包括饮食干预、代偿训练、行为疗法、神经肌肉电刺激、中枢调控技术等。

一、饮食干预

饮食干预是改变食物和液体的质地，根据 2017 年国际吞咽障碍饮食标准化倡议，可将食团从低黏度到高黏度分成 8 个稠度级别。改变食物质地，例如增稠液体和将固体食物制成泥，可以降低误吸频率，但要注意质地改变也会导致咽部残留物增加，摄入低质地的食物可能导致营养不良和肌肉减少症。

二、代偿性训练

代偿性训练是通过改变食物通过的路径和采用特定的吞咽方法使吞咽更安全。对于不同类型吞咽障碍患者，吞咽姿势的改变可改善或消除吞咽时的误吸症状。通过头颈等部位的姿势调整可以使吞咽通道的走向、腔径的大小和某些吞咽器官的组成结构（如喉、舌、杓状软骨）的位置有所改变和移动，从而减少或避免误吸和残留。如转头或侧头吞咽、空吞咽与交替吞咽、用力吞咽、点头样吞咽、低头吞咽等。

三、行为疗法

行为疗法是吞咽障碍患者最广泛使用的治疗方法，通过特定的行为训练和技术手段改善患者的吞咽功能。如下颏抗阻力训练可增加经口摄入量并提高吞咽的安全性。Shaker 练习可以改善渗透误吸评分量表评分和功能性经口摄食。吞咽相关器官的肌肉训练可以改善舌肌力量和口咽参数，增加口腔摄入。吸气和呼气肌肉训练可以改善咳嗽反射和吞咽功能，降低呼吸道并发症的风险。

四、神经肌肉电刺激

神经肌肉电刺激是经皮电极传递电流，刺激舌骨上或舌骨下肌肉收缩，产生类似吞咽的动作。刺激频率为 80Hz 时对吞咽障碍患者效果最佳，且能诱发面颊部肌肉及咽部颌下群肌肉的运动。但设置刺激强度时要以患者的主观耐受为参考，在患者能耐受的范围内尽可能增加强度。

五、神经调控技术

目前常用的神经调控技术包括 tDCS、rTMS。tDCS 的阳极可使静息膜电位去极化，从而增加神经元兴奋性，阳极 tDCS 可促进中风患者的吞咽障碍恢复。由于吞咽功能受双侧大脑支配，刺激健侧或患侧半球均有可能改善吞咽功能。低强度电流具有更好的治疗效果，多采用 1.5mA/10min 或 1.0mA/20min 进行刺激。rTMS 通过作用于大脑皮层的磁场产生感应电流，改变皮层神经元的动作电位，从而影响大脑的代谢和神经活动。高频 rTMS 作用于健侧半球可促进吞咽功能的恢复，刺激患侧皮质延髓束也可改善吞咽功能。目前针对中风后吞咽障碍多采用 3Hz 或 5Hz 的高频刺激疗法。

第七节 认知功能障碍训练

中风后脑损伤的部位及面积与认知功能障碍有着密切关系。认知相关的关键脑区包括前额叶皮层、颞叶内侧、顶叶、基底节区。此外，海马体是大脑中记忆网络的重要组成部分，大脑后动脉缺血可引起海马体损伤，从而导致认知功能减退及永久性记忆损害。中风后认知功能的恢复有赖于受损神经细胞的修复和皮质重建，而强化功能训练可加速皮质重建过程。主要的康复训练策略分为恢复性策略和补偿性治疗策略。

一、恢复性策略

恢复性策略是基于大脑可塑性及功能重组理论，通过对特定的认知功能缺陷或障碍进行功能性活动再训练的策略。包括实践练习、记忆训练、定向力训练、知觉障碍训练、计算机辅助认知训练、思维推理能力训练、执行功能训练等。

二、补偿性治疗策略

补偿性治疗策略是通过宣教让患者及其家属学会针对特定的活动能力损害，管理自身的认知障碍来克服日常生活中的障碍，包括改变生活环境或改变做事的方式。如记忆障碍可以通过借助外在方法（如一些辅助电子或非电子设备）和内在方法（如编码和检索策略、自我记忆训练）进行补偿。

第八节　言语功能障碍训练

中风患者语言功能的恢复具有异质性，在中风 2 周后，语言的恢复速度会明显放缓，不同语言成分达到稳定改善的时间也不同（持续 6 周～ 6 个月）。在恢复期，脑结构功能的关系重组，特别是完整神经元间神经联系失能的修复，包括脑水肿的减轻、突触及突触连接再生、代偿神经网络的建立等，促进了语言功能的恢复。恢复期患者可采用言语和语言治疗（Speech and Language Therapy，SLT）、旋律语调疗法、强制性诱导失语症治疗、rTMS、tDCS 等技术改善患者的言语功能。

一、言语和语言治疗

SLT 主要的训练方式包括个人训练（一对一训练）、自主训练、小组训练及家庭训练。其中以个体化需求为导向的训练目标，使失语症患者能够最大限度地进行实用性日常交流。SLT 主要的训练方法包括 Schuell 刺激法、阻断去除法、luria 功能重组法及补偿技术等。其中 Schuell 是最常用的训练方法，也是多种失语症治疗方法的基础。Schuell 刺激法是应用强的、控制下的听觉刺激，最大限度地促进失语症患者对损害的言语符号系统进行再建和恢复。首先了解患者的职业、教育经历、生活经历、兴趣爱好等，再根据其失语程度和类型，反复使用患者容易接受的话题，通过听、视、触、嗅给患者相应的刺激，刺激的标准、方式、强度、教材应循序渐进，当患者无法做出正确反应时，应给患者相应的提示，如打手势、复述、读音、说话、写字等，对伴有构音障碍的患者应示范发音的口型、舌位、传授正确的发音技巧。通过刺激 – 反应 – 反馈回路，激活言语中枢功能低下的神经细胞，增加神经纤维的数量，加强脑功能的代偿作用。

二、旋律语调疗法

旋律语调疗法是一种使用语言的韵律、音调改善患者语言表达能力的治疗方法。主要用于治疗语言产出缺陷、语言灵活性低、复述及理解相对保留的非流利性失语症患者。开始训练时，治疗师根据患者语言功能的受损情况，利用夸张的语调和旋律，有节奏地哼唱不同难度的日常用语，并让患者跟唱。然后，患者与治疗师一起，根据手部节拍对这些日常用语进行复述。最后，治疗师逐渐停止哼唱，患者根据节拍和语调独立哼唱剩余的词汇或短语。

三、强制性诱导失语症治疗

强制性诱导失语症治疗不仅强调患者的交流方式仅限于口头语言，避免非语言性表达的使用，还强调了与日常生活内容相关的短期高强度训练，并根据患者的训练情况逐渐增加任务难度。该疗法也是治疗慢性失语症患者的有效康复策略之一。

四、神经调控技术

在恢复期，rTMS 的治疗作用主要是通过语言网络重塑来实现的，即抑制非优势半球语言镜像区兴奋性和提高优势半球语言功能区兴奋性，低频刺激右侧额下回对改善非流利性失语患者的命名能力有显著效果。tDCS 刺激靶点多位于患侧大脑半球，通过阳极 tDCS 刺激患侧残余语言网络来实现语言功能的长期恢复。阴极 tDCS 放置于右侧语言镜像区，降低右侧半球的活动，也可明显改善言语功能。

第九节　物理因子治疗

此期的物理因子治疗重点是针对偏瘫侧上肢的伸肌（如肱三头肌和前臂伸肌）和偏瘫侧下肢的屈肌（如股二头肌），改善患者的伸肘、伸腕、伸指功能，以及屈膝和踝背伸功能。常用方法有神经肌肉电刺激（痉挛肌治疗仪）、肌电生物反馈、脑电仿生电疗法及神经调控技术等。

一、神经肌肉电刺激

神经肌肉电刺激（痉挛肌治疗仪）（图 5-65）可以输出两路同频率、同波宽的低频脉冲方波，两路方波的延迟时间为 0.1 ～ 1.5s。

治疗时先后对一对痉挛肌和拮抗肌进行刺激，通过肌梭和腱器官反射，发生交互抑制，可以兴奋拮抗肌的传入纤维，使之发生被动的节律性收缩；另外，可以兴奋脊髓的中间神经元，使支配痉挛肌的α运动神经元受到抑制，使痉挛肌的兴奋性下降，痉挛程度减轻，肌张力降低，调整屈伸肌肌群间的张力平衡。

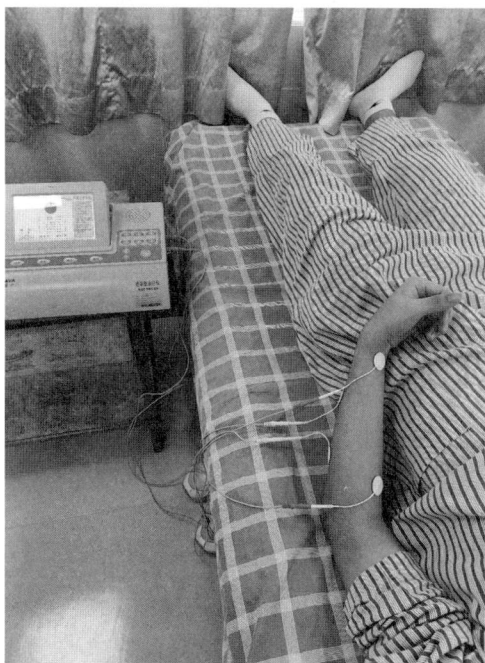

图 5-65　神经肌肉电刺激

二、肌电生物反馈

肌电生物反馈（图 5-66）是恢复期常用的外周神经干预方法，通过检测、采集患者肌肉的肌电信号后转换成图像，指导语言等视觉、听觉信号，让患者感知肌肉的运动状态，并在肌电生物反馈仪发出的指令指导下进行训练，可诱导主动肌与拮抗肌的协同运动，重建正确的运动模式，并将这种模式传导到神经中枢，促进受损神经的再生、修复，从而重新建立神经传导通路，恢复患者的主动控制能力。

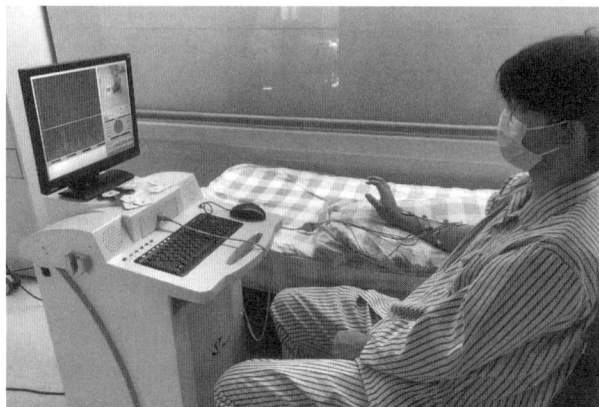

图 5-66 肌电生物反馈

三、脑电仿生电疗法

脑电仿生电疗法（图 5-67）是通过模拟大脑 α 节律（8～12Hz）和 β 节律（13～25Hz），抑制病理性弥散性慢波和局限性尖波、棘波等，缓解脑血管痉挛、狭窄，改善脑循环及大脑缺血、缺氧状态，有利于肢体功能的康复。

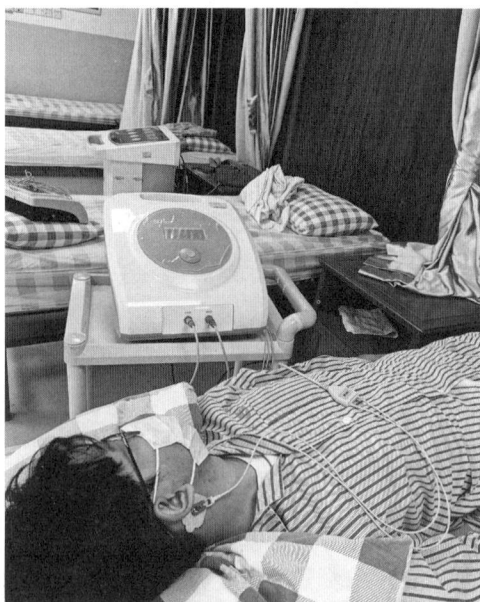

图 5-67 脑电仿生电疗法

第十节　后遗症期的康复治疗策略

　　脑卒中后遗症期是指脑损害导致的功能障碍经过各种治疗，受损的功能在相当长的时间内不会有明显的改善，一般多在发病后1～2年。此期的康复治疗为三级康复，患者应继续进行维持性康复训练，防止失用性功能退化和其他各种并发症。对于患侧功能恢复较差的患者，应将日常生活技能结合于康复训练中，充分诱导发挥健侧肢体的代偿作用。对于患者的家庭生活环境，进行必要和可能的改造，让患者更好地适应家庭生活、回归家庭。同时积极调动家庭及社会资源，对患者进行必要的心理疏导，激发其主动参与社会家庭活动，尽可能提高患者自理日常生活的能力，使患者回归家庭、社会和工作。

第六章　中风病的中医治疗

第一节　中药治疗

中风病的治疗遵循"急则治其标，缓则治其本"的根本原则。一般而言，初期急则治其标，以损其有余为主；中期标本兼顾，举其偏者以补其弊；后期缓则治其本，以补其不足为主。

一、急性期治疗原则

中医学认为，中风病是本虚标实之证。"本"指的是正气亏虚，包括脏腑功能失调、气血阴阳亏虚等；"标"是指风、火、痰、瘀等病理因素。《灵枢·刺节真邪》云："虚邪偏客于身半，其入深，内居荣卫，荣卫稍衰，则真气去，邪气独留，发为偏枯。"本虚是中风发病的基础。在此基础上，或肝肾阴虚致肝风内动，或脾失健运聚湿成痰，或肾水不足心火暴盛，或气虚运血无力、血液瘀滞，从而导致中风。故中风一旦发生，往往是风火痰瘀肆虐的结果。

中风急性期一般采用开闭固脱，阳闭宜辛凉开窍，阴闭宜辛温开窍、凉肝息风、和血止血、清热化痰、通腑泻下、利水渗湿。

1. 开窍法

开窍法，适用于闭证。国家中医药管理局医政司颁布实施的《中风病诊断标准》中，在"中脏腑"条下有"闭证"，并分为"阳闭"和"阴闭"两类。

阳闭属风阳痰火证，表现为突然昏倒，不省人事，面红目赤，直视或斜视，瞳孔可见缩小，两侧不等大，口噤气粗，喉中痰鸣息涌，大便秘结，偏瘫，项强身热，两手紧握或拘急、抽搐，舌质红或绛，苔黄腻或黄燥焦黑，脉弦滑数。可选用"温病三宝"进行救治。

安宫牛黄丸，出自吴鞠通的《温病条辨》，组成为牛黄、郁金、犀角、黄连、朱砂、梅片、麝香、珍珠、山栀、雄黄、黄芩。功用为清热开窍、豁痰解毒。主治温热病热陷心包，中风昏迷，小儿惊厥。

紫雪丹，出自《太平惠民和剂局方》，组成为石膏、寒水石、磁石、滑石、犀角、羚羊角、木香、沉香、玄参、升麻、甘草、丁香、朴硝、硝石、麝香、朱砂。功用为清热解毒，镇痉息风，开窍定惊。主治温热病、热邪内陷心包，症见高热烦躁、神昏谵语、抽风惊厥、口渴唇焦、尿赤便秘及小儿热盛惊厥。

至宝丹，出自《太平惠民和剂局方》，组成为水牛角、朱砂、雄黄、生玳瑁、琥珀、麝香、龙脑、金箔、银箔、牛黄、安息香。功用为清热开窍，化浊解毒。主治痰热内闭心包证，症见神昏谵语、身热烦躁，痰盛气粗，舌红苔黄垢腻，脉滑数，以及中风、中暑、小儿惊厥属于痰热内闭者。

阴闭属痰湿证，表现为神昏嗜睡或不省人事，半身不遂，肢体松软，面色垢滞，痰涎壅盛，舌质暗淡，苔白腻，脉沉滑或沉缓。方选苏合香丸，出自《太平惠民和剂局方》，组成为白术、青木香、水牛角、香附子、朱砂、诃黎勒、白檀香、安息香、沉香、麝香、丁香、荜茇、龙脑香、苏合香、薰陆香。功用为芳香开窍，行气止痛。主治中风、中暑、痰昏迷、心胃气痛。亦可选用涤痰汤，出自《奇效良方》卷一。组成为南星（姜制）、半夏（汤洗七次）、枳实（麸炒）、茯苓（去皮）、橘红、石菖蒲、人参、竹茹、甘草。主治中风、痰迷心窍、舌强不能言。

2. 固脱法

固脱法，适用于脱证。国家中医药管理局医政司颁布的中风病的诊断标准中，在"中脏腑"条下有"脱证"，其临床表现是神志昏迷，面色苍白，瞳孔放大，口开目合，手撒，二便失禁，气息低微，痰声如鼾，汗出肢厥，舌淡紫，苔白滑，脉沉细微。临床上可见内闭外脱证。方取参附汤，本方出自《世医得效方》，组成为炮附子、人参、肉豆蔻。功用为益气回阳固脱。主治阳气暴脱证，症见四肢厥逆、冷汗淋漓、呼吸微弱、脉微欲绝。

3. 息风法

息风法是近年来治疗中风的一种基本方法，适用于肝风内动之证。一般而言，息风法很少单独使用，其常与养血、滋阴、凉肝、镇肝等法联合应用。一方面是为了标本兼治，另一方面可以增强平肝息风之力。

因中风病来势急，一般的平肝息风药物常恐力弱，故常伍用重镇潜阳之品，此法称为重镇息风法。选用镇肝熄风汤，该方出自《医学衷中参西录》。由怀牛膝、生赭石、生龙骨、生牡蛎、生龟板、生杭芍、玄参、天冬、川楝子、生麦芽、茵陈、甘草组成。功用为镇肝息风，滋阴潜阳。主治类中风，症见头目眩晕，目胀耳鸣，脑部热痛，心中烦热，面色如醉，或时常噫气，或肢体渐觉不利，口角渐形㖞斜，甚或眩晕跌仆，昏不知人，移时始醒，或醒后不能复原，脉弦长有力。

中风病属阴虚者多，滋阴亦可息风，临床上常将滋阴法和平肝息风法结合起来使用，这就是滋阴息风法。方选大定风珠，出自《温病条辨》。组成为生白芍六钱、阿胶三钱、生龟板四钱、干地黄六钱、麻仁二钱、五味子二钱、生牡蛎四钱、麦冬（连心）六钱、炙甘草四钱、鸡子黄（生）二枚、鳖甲（生）四钱。水八杯，煮取三杯，去滓，入阿胶烊化，再入鸡子黄，搅令相得，分三次服。功用为滋阴息风。主治阴虚动风证。温病后期，神倦瘛疭，脉气虚弱，舌绛苔少，时时欲脱者。

阴血同源，养血亦可息风，故又常将平肝息风法与养血法结合起来应用，这就是养血息风法。方选阿胶鸡子黄汤，该方出自《通俗伤寒论》，组成为阿胶（烊化）、鸡子黄、生地黄、生白芍、茯神木、炙甘草、生石决明、生牡蛎、钩藤、络石藤。功用为养血滋阴，柔肝息风。主治邪热久留，灼伤真阴，肝风内动，阴虚血亏，筋脉拘急，手足蠕动，或头目晕眩，舌绛苔少，脉细而数。

中风伊始，风阳鸱张，故常将清热凉血法与平肝息风法结合起来运用，这就是凉血息风法。代表方为天麻钩藤饮，出自《中医内科杂病证治新义》。由天麻、钩藤、生决明、山栀、黄芩、川牛膝、杜仲、益母草、桑寄生、夜交藤、朱茯神组成。功用为平肝息风，清热活血，补益肝肾。主治肝经有热，肝阳偏亢，头痛头胀，耳鸣目眩，寐少多梦，或半身不遂，口眼㖞斜，舌红，脉弦数。

4. 泄热法

泄热法，适用于火热证。唐代孙思邈在《千金翼方》中言"凡中风多由热起"，从理论上概括了治疗中风泻火的必要性。明代缪希雍在《先醒斋医学广笔记》中较详尽地探讨了火热致中的病机。临床可运用寒下药物，通过荡涤肠胃、泻出肠中积滞或积水等，使燥屎、结痰、瘀血、热毒、停水等从大便而出，从而达到治疗疾病的目的。方选大承气汤，出自《伤寒论》，组成为大黄、厚朴、枳实、芒硝。功用为峻下热结。主治：①阳明腑实证。大便不通，频转矢气，脘腹满，腹痛拒按，按之硬甚或潮热谵语，手足汗出，舌苔黄燥起刺或焦黑燥裂，脉沉实。②热结旁流。下利清水，色纯青，脐腹疼痛，按之坚硬有块，口舌干燥，脉滑实。③里热实证之热厥、痉病或发狂等。

二、恢复期及后遗症期的治疗原则

中风病以本虚标实为患，病初风痰火瘀等实邪较甚，治以祛邪为主。急性期过后，病情趋于稳定，往往正虚邪实并见，或虚象较著，故在治疗上应标本兼顾。这一原则贯穿中风病恢复期及后遗症期，或益气以活血，或健脾以化痰，或滋阴以降火，或育阴以潜阳，临床上应视不同证型而选择应用。

1. 补气活血法

补气活血法，适用于气虚血瘀证。王清任认为中风半身不遂、偏身麻木是由于气虚所致。《医林改错》云："夫元气藏于气管之内，分布周身，左右各得其半。人行坐动转，全仗元气。若元气足，则有力；元气衰，则无力；元气绝，则死矣。若十分元气，亏二成，剩八成，每半身仍有四成，则无病。若亏五成，剩五成，每半身只剩二成半，此时虽未病半身不遂，已有气亏之症，因不疼不痒，人自不觉。若元气一亏，经络自然空虚，有空虚之隙，难免其气向一边归并。"这样，就会导致半身无气，无气则不能动，不能动即半身不遂。方选补阳还五汤，由黄芪四两（生）、归尾二钱、赤芍一钱半、地龙一钱（去土）、川芎一钱、桃仁一钱、红花一钱组成。水煎服。黄芪初用一二两，以后渐加至四两。至微效时，日服2剂，2剂服至五六日，每日仍服1剂。功用为补气活血通络。主治中风。半身不遂，口眼㖞斜，言语謇涩，口角流涎，小便频数或遗尿不禁，舌暗淡，苔白，脉缓。《金匮要略·水气病脉证并治》言"血不利则为水"。瘀血阻络，可选通窍活血汤，此方出自《医林改错》。由赤芍、川芎、桃仁（研泥）、红枣（去核）、红花、老葱（切碎）、鲜姜（切碎）、麝香（绢包）组成。功用为活血化瘀，通窍活络。主治血瘀所致的斑秃、酒渣鼻、荨麻疹、白癜风、油风等症。

2. 化痰通络法

《本草新编》云："中风未有不成于痰者也。"痰是导致中风的基本病理因素之一，因此，化痰通络法越来越受到医家的重视。李东垣认为"中风者，为百病之长，乃气血闭而不行，此最重疾"。治以真方白丸子，出自《瑞竹堂方》，组成为大半夏（汤泡7次）1两、白附子（洗净，略泡）1两、天南星（洗净，略泡）1两、天麻1两、川乌头（去皮尖，略泡）1两、全蝎（去毒，炒）1两、木香1两、枳壳（去瓤，麸炒）1两。功用为化痰祛风。主治诸风，可常服，永无风疾隔壅之患。症见中风痰涎壅盛，口㖞不语，半身不遂及小儿惊风抽搐。痰与风盛，气血不行，可选大活络丹，出自《兰台轨范》。组成为白花蛇、乌梢蛇、威灵仙、两头尖、草乌、天麻、全蝎、首乌、龟板、麻黄、贯众、甘草、羌活、肉桂、广藿香、乌药、黄连、熟地黄、大黄、木香、沉香、细辛、赤芍、没药、丁香、乳香、僵蚕、天南星（姜制）、青皮、骨碎补、白豆蔻、安息香、黑附子（制）、黄芩（蒸）、茯苓、香附（酒浸，焙）、玄参、白术、防风、葛根、虎骨（油酥，用代用品）、当归、血竭、地龙、犀角、麝香、松香、牛黄、冰片、人参。主治气血亏虚，肝肾不足，内蕴痰热，外受风邪，中风瘫痪，口眼㖞斜，言语謇涩，昏迷不醒；或气血亏虚，肝肾不足，风湿痹痛，经久不愈，关节肿胀，麻木重着，筋脉拘挛，关节变形，屈伸不利；或平素痰盛，复因恼怒气逆，痰随气升，上闭清窍，突然昏迷，呼吸气粗，喉有痰声，即痰厥昏迷者；或胸阳不振，痰浊阻络，气滞血瘀，痹阻心脉，胸部憋闷，或胸痛彻背，背痛彻心，喘息气短，即胸痹心痛等证。

3. 祛风活络法

刘完素在《素问病机气宜保命集》中言："中风外无六经之形证，内无便溺之阻格，知血弱不能养筋，故手足不能运动，舌强不能言语，宜养血而筋自荣，大秦艽汤主之。"大秦艽汤由四物汤与九味羌活汤相合化裁而成，将养血、祛风、清热熔于一炉，贯彻了祛外风的思想。

4. 滋水涵木法

《临证指南医案》云："内风，乃身中阳气之变动，肝为风脏，因精血衰耗，水不涵木，木少滋荣，故肝阳偏亢，内风时起。治以滋液息风，濡养营络，补阴潜阳……若阴阳并损，无阳则阴无以化，故以温柔濡润之通补……更有风木过动，中土受戕，不能御其所胜。"方选左归丸，出自《景岳全书》。组成为大怀熟地八两、山药（炒）四两、枸杞四两、山茱萸肉四两、川牛膝（酒洗，蒸熟）三两（精滑者不用）、菟丝子（制）四两、鹿胶（敲碎，炒珠）四两、龟胶（切碎，炒珠）四两（无火者不必用）。功用为壮水之主，培左肾之元阴。主治真阴肾水不足，不能滋养营卫，渐至衰弱，或虚热往来，自汗盗汗；或神不守舍，血不归原；或虚损伤阴；或遗淋不禁；或气虚眩晕；或眼花耳聋；或口燥舌干；或腰酸腿软。凡精髓内亏、津液枯涸之证均可用之。还可用地黄饮子，出自《圣济总录》，功用为滋肾阴，补肾阳，开窍化痰。组成为熟干地黄（焙）、巴戟天（去心）、山茱萸（炒）、肉苁蓉（酒浸，切焙）、附子（炮裂，去皮）、石斛（去根）、五味子（炒）、官桂（去粗皮）、白茯苓（去黑皮）、麦门冬（去心，焙）、石菖蒲、远志（去心）。主治下元虚衰，痰浊上泛之喑痱证。症见舌强不能言，足废不能用，口干不欲饮，足冷面赤，脉沉细弱。

第二节　针灸治疗

一、急性期治疗

《针灸大成》云："初中风跌倒，卒暴昏沉，痰涎壅滞，不省人事，牙关紧闭，药水不下，急以三棱针，刺手十指十二井穴，当去恶血。又治一切暴死恶候，不省人事，及绞肠痧，乃起死回生妙诀。"对于中风闭证，可选用十二井穴放血治疗。同时，根据辨证，可配伍其他腧穴。邪入于腑，处方为百会、耳前、发际、肩髃、曲池、风市、足三里、绝骨。邪入于脏，处方为百会、大椎、风池、肩井、曲池、足三里、间使。邪入于脏症见人事不省，多选用人中、中冲、合谷、大敦、印堂等穴。

对于中风病急性期脱证的治疗，重点在于迅速巩固将脱之阳气，古代文献中多以灸法治疗。如《医学纲目》中对于"五脏气绝"之证，以"脐下大艾灸之"治疗。明代医家张介宾在《景岳全书》中提出了三种方案：其一，以神阙为主穴，在脐中加入炒过的净盐隔姜灸一百壮或五百壮；其二，以丹田、气海为主穴；其三，以百会、风池、大椎、肩井、曲池、间使、足三里为主穴。神阙位于肚脐中央，是生命之根蒂，用大艾炷重灸此穴，以挽将绝之阳气。丹田、气海位于下腹部，二穴俱连命门，是培元固本之要穴，灸之有助增强元气。百会、风池、大椎、肩井、曲池、间使、足三里为主穴，主治气塞涎上、昏危不语等症，综合运用多点灸疗，以增强整体疗效。无论中风病是否有邪，急性期当以急则治其标、缓则治其本为治疗原则。

二、恢复期治疗

中风恢复期，邪入于脏则见"心中愦乱，神思不怡，或手足顽麻"；邪入于腑则见"手足麻痹，或疼痛良久"。根据中脏、中腑的不同，均以督脉、阳明经及少阳经穴为主。邪入于脏侧重调神，针刺百会、大椎、风池、肩井、曲池、足三里、间使。邪入于腑侧重治瘫，针刺百会、耳前、发际、肩髎、曲池、风市、足三里、绝骨。

"阳症，中风不语，手足瘫痪者""阴症，中风，半身不遂，拘急，手足拘挛"，选穴均选取合谷、肩髃、手三里、百会、肩井、风市、环跳、足三里、委中、阳陵泉。施治手法却不同，阳证，病在表，病情较轻，治宜先针无病手足，后针有病手足。阴证，病在里，气血亏虚，甚至虚阳外脱，故治宜先补后泻，旨在复其气血以扶正，急救固脱，使正气恢复后再行针祛邪外出。

三、后遗症期治疗

半身不遂主穴取申脉、手三里、腕骨、合谷、绝骨、行间、风市、三阴交。伴有疼痛，配太渊、曲池、肩髃、昆仑。出现角弓反张、眼目盲视，当刺百会、百劳、曲池、十宣、阳陵泉。

症见不识人时，针刺水沟、头临泣、合谷。伴有鼻塞不闻、时流清涕、偏正头风、惊痫、目上视、不识人，灸囟会。治中风不省人事，取人中、中冲、合谷。症见口眼㖞斜、口僻而瘫，多因风痰壅盛，气血上逆，元神被扰，经脉瘀阻，治疗中风口眼㖞斜、牵连不已的方案为申脉、人中、合谷、太渊、十宣、子髎、颊车针刺入一分，沿皮向下透地仓穴，在左则泻右，反之在右泻则左，可灸二七壮。治疗中风口眼㖞斜取听会、颊车、地仓，主治口噤不开，主穴取地仓透颊车、承浆、合谷、百会。

语言不利是指言语謇涩，以舌强不语、口角流涎为主要表现的中风后遗症。治疗中风不语取申脉、少商、前顶、人中、膻中、合谷、哑门。因中风惊怖而发不出声音，针灸通里。取金津、玉液、廉泉、风府治舌强难言。

中风病后遗症的四肢不利，症见手足拘急、屈伸不利、活动障碍。针对手足挛急、屈伸艰难，针刺后溪、手三里、足三里、曲池、尺泽、合谷、行间、阳陵泉。症见手足俱颤、不能行步、不能握物，针后溪、阳溪、曲池、腕骨、太冲、绝骨、公孙、阳陵泉。症见四肢麻木不仁，针申脉、肘髎、上廉、鱼际、风市、膝关、三阴交。症见手足瘙痒、不能握物，针申脉、臑会、腕骨、合谷、行间、风市、阳陵泉。症见足趾拘挛，筋紧不开，针足临泣、丘墟、公孙、阳陵泉，或灸足十趾节或握拳灸指尖。主症见手足拘挛，主穴取足临泣、尺泽、阳溪、中渚，兼症见手指伸缩疼痛，配穴取阳陵泉、绝骨、八邪，灸手十指节，握拳指尖用小艾炷灸五壮。如兼有拘挛，加外关、曲池、八邪。症见中风肘挛，针内关；症见气血运行不畅之风痹，针天井、尺泽、少海、委中、阳辅。

风邪引起的手足不遂，主穴取百会、耳前、发际、肩髎、曲池、风市、足三里、绝骨；兼手不能举，针灸阳池；兼手腕酸痛，不能屈伸，不能掌物，针灸外关；兼手软无力，拘挛不伸，针灸手三里；兼转筋拘急，行走无力疼痛，针灸昆仑；兼腿脚麻木，冷痹冷痛，针灸阳陵泉；兼脚膝疼痛，转筋拘挛，针灸承山。

治疗手臂麻木不仁，活动受限，取肩髎、曲池、合谷。症见手臂拘挛，两手筋紧不开，取穴阳池、合谷、尺泽、曲池、中渚。若足不能行，取丘墟、行间、昆仑、太冲。症见四肢麻木，取肩髎、曲池、合谷、腕骨、风市、昆仑、行间、手三里、绝骨、委中、通里、阳陵泉。

本病选穴重用阳经。阳主动，中风半身不遂，其病在阳，故取阳经穴为主。手阳明大肠经行走于上肢，内属于大肠，阳气盛。手阳明大肠经于肩髎穴与阳跷脉相交会，取手阳明经腧穴有通利关节、疏通活络的作用，为治疗上肢痛、麻、瘫诸疾的要穴。足少阳胆经分布于下肢的外侧，是阳气初生的经络，于环跳穴与足太阳膀胱经交会，取足少阳胆经腧穴有舒筋活络的作用。督脉为诸阳之会，是阳脉的督纲，足三阳经和阳维脉交会于督脉，督脉能对全身阳经起到调节的作用。善用特定穴。特定穴位多选用经气相结合的头部及经气留止的四肢部位。其中五输穴、交会穴和原穴是常用的特定穴。五输穴为经气出入与流行、充盛与汇入的部位，交会穴则是两经或数经相交会的部位，原穴则是脏腑的原气经过与留止的部位。再者，中风病的主要症状涉及脸、口、舌，舌属阴，《素问·阴阳应象大论》云："阴病治阳。"故多取阳经经穴，如手阳明大肠经、足少阳胆经、足阳明胃经、手少阳三焦经、手太阳小肠经等。中风病病位在脑，故多取与头面、四肢相关的经络。督脉为阳经之海，头为诸阳之会，阳经循行均至头部、上下肢。取穴以阳经经穴为主，以激发阳经经气，使阴逐渐转化为阳，从而达到治病的目的。这正符合"治痿独取阳明"及"经脉所过，主治所及"的理论。

第三节　其他中医外治法

外治法，是与内服药物方法相对而言。《素问·五常政大论》云："上取下取，内取外取，以求其过。"外取就是外治法的初始概念，指的是利用手法或配合一定的器械、药物，施之于患者的机体外表（患病之处），以达到治疗疾病的目的。其作用范围广泛，方法丰富，治疗部位灵活，一直受到医家的重视。

一、贴敷擦浴疗法

1. 穴位贴敷

穴位贴敷是利用药物的直接和间接作用，通过经络、脏腑发挥药理效应和全身调节作用。可应用丹参、牡丹皮、全蝎、延胡索、三七等随症加减，配制成直径 16mm 的膏药贴敷廉泉、华盖、神阙、涌泉（双）等穴位，使"药性从毛孔而入其腠理，通经贯络，或提而出之，或攻而散之，较之服药尤有力，此至妙之法也"。

2. 酒浴法

《说文解字》云:"医之性然,得酒而使……酒所以治病也。"酒浴的主要成分为黄芪、鸡血藤、伸筋草、透骨草、红花、木瓜、酒,共奏益气活血、化瘀通络的功效。药物通过肌肤、孔窍、经穴等深入腠理、脏腑,以达周身,可使药物的化学成分刺激皮肤感受器发挥直接作用,也可以使药物渗透、吸收和经络传布,发挥药物归经的作用,达到以外治内、以下治上的目的。除了药物以外,还有辅助的温热刺激、酒的推动作用,加快了药物渗透、吸收,使气血运行通畅。经络的特殊联系,正是外治所能奏效的途径,中风的发病部位主要在脑,而人体五脏六腑、四肢九窍、皮肉、筋骨关节、脉络等有机的整体活动,全靠经络的联系和沟通。中风发病后,经脉络道瘀滞不利,阻塞不通,出现手不能握、足不能步、上肢不能抬举、下肢不能行动的半身不遂症状。局部治疗对偏瘫的康复起着重要作用。《理瀹骈文》云:"就病以治病,皮肤隔而毛窍通,不见脏腑,恰直达脏腑也。"

3. 中药熨烫法

中药温熨集物理与药物效应于一体,直接作用于患处或病变局部,达到祛风活血、舒筋通络的治疗目的。可选用生川乌、生草乌、生南星、生半夏、麻黄、桃仁、石菖蒲、川牛膝、苍术、白芷、细辛、鸡血藤、姜黄,将上药共为细末,用白酒调匀,装入布袋,蒸热后于患侧肢体及患侧头部反复温熨。

4. 涂搽

涂搽是利用水剂、粉剂或油剂药物作为引药,然后摩擦局部皮肤,从而促进气血流通,使药性易于渗透而达到治疗目的的一种治疗方法。《千金方》中有外用药酒近百种,目前在中风病的治疗方面除了减轻患肢的肿痛以外,还可以用于危重症、神志障碍或年老需长期卧床的患者预防或治疗褥疮。

5. 蜂针

相较于传统的针灸疗法,蜂针的优点在于既有针刺效应,又有蜂毒的药理效应，同时还有蜜蜂尾刺刺入人体而产生的灼热感，与灸法有相似的功效。蜂针作用于人体相应穴位，能达到扶助正气、活血化瘀、温经通络之功效，故蜂针疗法在取穴方面与传统针刺无区别。

二、导引术

《金匮要略·脏腑经络先后病脉证》云："四肢才觉重滞，即导引、吐纳、针灸、膏摩，勿令九窍闭塞。"导引是中医学众多疗法中极具特色的运动方法，它是一种由意念、呼吸、吐纳、形体动作、按摩等多方面构成的养生术，已经广泛应用到中风患者的康复治疗中。

1. 不息行气法

操作方法：自然站立位，双脚打开，与肩同宽，背靠墙壁，口唇闭气，用鼻呼吸，用意念从颠顶百会穴引气下行，沿身体背部至下肢足部涌泉穴，屏气不息10s，意守其气，然后将气从鼻慢慢呼出，四肢舒展，全身处于放松状态。这样重复练习2～5次，感到脚心稍有热感，即放松足趾，静息回收至自然姿势。

此法主张"以意行气"，即把意念作用于肢体。古人认为，以意行气，闭气不息，可使天地精气尽量停布于体内，可以达到上下气机得通、脉络畅行、气血运行、濡养筋骨、濡养元神、恢复神机的作用。

2. 仰指五息法

操作方法：仰卧位，自然放松，下颌内收，口唇闭气，以鼻吸气，脚背向头部用力，足五趾用力上翘，使得足趾螺面向上，整个背部、大腿、小腿处于被动拉伸的紧张状态，鼻呼气，自然平放，闭目意守。

中医学认为，腹为阴，背为阳，三阳经、督脉为阳脉之海，行走于后背，此法操作中要求腰背伸直，处于肌肉紧张状态。有利于激发阳气，强健四肢，起到疏经通络、运行气血、调整虚实、抵御病邪的作用，从而缓解肌肉紧张痉挛，重建局部神经肌肉的运动协调性，提高肢体运动的平衡能力。

3. 斜身旋转法

操作方法：自然站立，双脚与肩同宽，双臂自然放于躯干两侧，平视前方。左脚向左，形成"丁"字步，双上肢从体前缓慢上举，肘关节伸直，手带肩动，到头顶正上方，两掌平行相对，同时注意呼吸，鼻吸气，然后以腰为轴，头带腰弯，偏向左侧，稍停片刻，保持上肢与躯干的相对位置，同时注意呼吸，口呼气，左右交替重复各 14 次。

斜身旋转的动作导引，可疏通调理督脉、任脉，使任督二脉在动作导引中不断受到松与紧的交替刺激，调动脏腑经络和气血的运行而起到提高肢体肌力的作用，从而改善肢体肌肉萎缩。

4. 五禽戏

南北朝时陶弘景在《养性延命录》中有比较详细的记载，其言："虎戏者，四肢距地，前三踯，却三踯，长引腰，乍前乍却，仰天即返伏距地行，前却各七过也。鹿戏者，四肢距地，引项反顾，左三右二，伸左右脚，伸缩亦三亦二也。熊戏者，正仰，以两手抱膝下，举头，左擗地七，右亦七，蹲地，以手左右托地各七。猿戏者，攀物自悬，伸缩身体，上下一七；以脚拘物倒悬，左右七。坐，左右手钩脚五，按头各七。鸟戏者，双立手，翘一足，伸两臂，扬扇用力，各二七，坐，伸脚起，手挽足趾各七，缩伸二臂各七也。夫五禽戏法，任力为之，以汗出为度，有汗，以粉涂身。轻身，消谷气，益气力，除百病，能存行之者，必得延年。"

五禽戏中的虎、鹿、熊、猿、鸟五种动物分属木、水、土、火、金，对应人体内肝、肾、脾、心、肺五脏。如虎戏，属木，主肝，中医学认为肝主筋、主疏泄、藏血，全身的筋膜都依赖于肝血的滋养，肝血充盈，筋膜才能强韧。虎戏动作主要刺激足厥阴肝经、足少阳胆经等，以达到疏肝理气、舒筋活络的作用。鹿戏，属水，主肾，中医学认为肾主骨，肾有充养骨骼的作用。鹿戏动作主要刺激足少阴肾经和足太阳膀胱经的原穴、腧穴等，同时牵动任脉、督脉，疏通足少阴肾经和足太阳膀胱经，改善肾脏功能。熊戏，属土，主脾，中医学认为脾主肌肉，全身的肌肉都要依靠脾胃所化生的水谷精气来充养，脾气健运，肌肉才能发达。熊戏动作主要刺激足太阴脾经和足阳明胃经等，起到调理脾胃、充实四肢、强身壮体的作用。猿戏，属火，主心，中医学认为心主血脉，心气推动和调节血脉循行于脉中，周流全身，循环不休，发挥营养和滋润作用。猿戏动作主要刺激手少阴心经的神门穴和手厥阴心包经的大陵穴等，起到宁心安神、畅通血脉的作用。鸟戏，属金，主肺，中医学认为肺主皮毛，皮毛依赖肺的精气滋养和温煦，肺的宣发肃降正常，才能润泽肌肤。鸟戏动作主要刺激手太阴肺经和手阳明大肠经，起到清肃宣降、充盈元气的作用。

中风患者多有气血不活、脏腑不调、经脉不畅等病理表现，健身气功五禽戏疗法可以使中风患者达到调和气血、通利脏腑、调畅经脉、舒筋活络的目的。"通则不痛，痛则不通"，中风患者时常选择五禽戏锻炼，可以使肢体僵痛的现象得到缓解，促进肢体运动功能恢复，提高患者日常活动能力，提高生活质量。

5. 八段锦

八段锦为中医学导引按跷中绚丽多彩之瑰宝。八段锦一般有八节，锦者，誉其似锦之柔和优美。正如明朝高濂在其所著《遵生八笺》中所言"子后午前做，造化合乾坤，循环次第转，八卦是良因"。

周稔丰著的《气功导引养生》所收录的立八段锦，其动作为"双手托天理三焦"，通过左右上肢一升一降，往复牵拉，舒胸展体，调理三焦，行气活血。"左右开弓似射雕"，通过左右上肢开弓对拉，展肩扩胸，可刺激背部督脉与腧穴，下肢马步站立，刺激下肢肌力增长。"调理脾胃须单举"，通过左右上肢一松一紧、往复对拉，刺激中焦肝胆，增强脾胃功能。"五劳七伤往后瞧"，通过转头夹脊动作刺激脊柱和大椎穴，调理脏腑经络气血。"摇头摆尾去心火"，通过头颈部和躯干摇曳夹脊动作刺激脊柱、大椎穴与背部督脉，调理脏腑，疏经泄热，祛除心火。"双手攀足固肾腰"，通过运动使脊柱前屈后伸，两掌摩调理经脉，刺激背部督脉和肾俞，强腰固肾，舒展筋骨。"攒拳怒目增气力"，通过刺激足厥阴肝经，可达到丰盈气血筋骨的目的。"背后七颠百病消"，通过十指抓地、颠足动作，刺激足部经脉，调理全身气血。功法柔和缓慢，圆活连贯；松紧结合，动静相兼；神与形合，气寓其中。

八段锦练习要求"神形相合，气寓其中"，即整套动作要达到意动形随，神形兼备，有利于提高锻炼者的注意力，并有效建立神经系统与肢体动作的协调一致，从而使锻炼者对信号的反应能力以及动手操作能力得到协同发展，最终促进脑梗死偏瘫患者肢体功能障碍的康复。

随着我国国民经济的快速发展，人们生活条件和生活方式的明显改变，加之迅速到来的人口老龄化，导致国民的疾病谱、死亡谱发生了很大的变化。目前，中风病已成为危害我国中老年人身体健康和生命的主要疾病，给国家和众多家庭造成了沉重的经济负担。中风病因其较高的发病率、病死率、致残率，其中医药防治工作长期以来备受重视，涉及预防、诊断、辨证论治、调摄护理、康复等多个环节。中医药综合治疗措施远胜于单纯西医治疗。中医药通过辨证施治，结合药物的调理与保健作用，促进患者康复；针灸则通过调整经络气血，缓解症状，改善功能；中药外治则利用中草药外敷或熏蒸，增强局部血液循环，减轻疼痛；导引术通过调节呼吸与身体的柔韧性，帮助患者恢复运动能力。综上所述，这些疗法相辅相成，为中风病的综合治疗提供了有效的方法。

第七章 中风病的预防措施

第一节 中风病治未病理论和中风病的预防

"治未病"理论源自《内经》，是中医学重要的防治思想，在中风病的防治中有广泛应用。以下是关于中风病治未病理论的详细介绍。

一、概念内涵

1. 未病先防

未病先防是指在疾病尚未发生之前，采取各种措施积极预防，避免疾病的发生。主要通过养生保健的方法，增强人体正气，提高机体的抗病能力，同时避免邪气的侵害。例如，保持良好的生活习惯，如规律作息、合理饮食、适度运动、保持心情舒畅等。对中风病而言，首先要重视对危险因素的管控。这些危险因素包括高血压、高脂血症、高血糖、肥胖、吸烟、酗酒等。

中医还强调体质因素在疾病发生中的作用。对于体质偏于痰湿、瘀血等容易导致中风的人群，可以通过中药调理体质。如对于痰湿体质者，可采用化痰祛湿的中药方剂，如二陈汤等进行调理，改善其体内痰湿积聚的状态，减少中风的发病几率。

2. 既病防变

在疾病已经发生后，应早期诊断、早期治疗，防止疾病的发展和传变。疾病在发生发展过程中，会有不同的阶段和变化趋势，及时采取有效的治疗措施，可以截断疾病的传变途径，防止病情加重。比如，在感冒初期，若能及时治疗，就可以避免病情进一步发展为咳嗽、肺炎等。

一旦发生某些可能导致中风的疾病或出现中风先兆，要及时治疗，防止病情进一步发展。对于已经患有高血压、糖尿病等基础疾病的患者，要积极控制病情进展。

3. 瘥后防复

在疾病痊愈后，要注意调养，防止疾病复发。疾病初愈时，人体正气尚未完全恢复，邪气可能未尽，若不注意调养，容易导致旧病复发。因此，病后应注意饮食、起居、情志等方面的调摄，促进身体康复。

在中风病情得到缓解或临床治愈后，要采取措施防止疾病复发。中风患者经过治疗后，往往会遗留一些后遗症，如肢体运动障碍、言语障碍等，同时身体仍处于易复发的状态。在康复阶段，除了进行康复训练（如物理治疗、言语治疗等）改善肢体和言语功能外，还要注意继续对危险因素进行控制。例如，患者在康复过程中仍要坚持低盐、低脂饮食，保持适当运动，并按医嘱继续服用药物。

中医在中风后的康复和预防复发方面也有独特的方法。如采用中药调理气血、滋补肝肾等。对于气血亏虚的患者，可以用八珍汤等方剂进行调理，增强患者的体质，提高机体的抗邪能力，从而减少中风复发的可能。同时，中医的针灸、推拿等治法对于中风后遗症的康复和预防复发也有很好的效果。例如，通过针刺头部的穴位（如百会、四神聪等）和肢体的穴位（如曲池、合谷、足三里等），可以改善脑部血液循环，促进肢体的恢复，并且有助于调节机体的整体功能状态，预防中风再次发生。

二、理论基础

1. 中医整体观念

（1）人体是一个有机整体

中医学认为，人体各个脏腑、组织、器官之间通过经络相互联系、相互影响。在中风病的发生发展过程中，并非单一脏腑或器官的病变，而是整体功能失调的结果。例如，肝主疏泄，调畅气机，若肝气郁结，可导致气血运行不畅，进而影响心、脑等脏腑的功能。心主血脉，心气推动血液在脉道中运行，若心气不足或心血瘀阻，也会影响脑部的血液供应。脾主运化，为气血生化之源，脾虚则气血生化乏源，不能上荣于脑，也易引发中风。因此，在中风病的治未病中，要综合考虑人体各个脏腑的功能状态，通过调整整体功能来预防中风的发生。

（2）人与自然界的统一

人生活在自然界中，与自然界的变化息息相关。自然界的气候变化、季节更替等都会对人体产生影响。例如，冬季气候寒冷，人体阳气内敛，易致气血凝滞，素体阳虚或有瘀血内阻之人，在冬季更容易发生中风。夏季气候炎热，人体多汗，易伤津耗气，若心气不足或阴虚火旺之人，在夏季也可能增加中风的风险。此外，不同地域的气候、环境、生活习惯等也会影响中风的发病。

所以，在中风病的治未病中，要顺应自然界的变化规律，调整生活方式和养生方法，以适应自然环境，预防中风的发生。

2. 中医病因病机学说

（1）内伤积损

随着年龄的增长，人体正气逐渐虚弱，脏腑功能减退。尤其是肝肾阴虚，肝阳上亢，易致气血逆乱，发为中风。长期的过度劳累、思虑过度、饮食不节等不良生活习惯，也会损伤人体正气，导致脏腑功能失调，为中风的发生埋下隐患。例如，长期熬夜、工作压力大的人，容易出现肝肾阴虚、肝阳上亢的情况，增加中风的发病风险。

（2）劳欲过度

过度劳累、房事不节等易耗伤人体正气，尤其是肾精。肾为先天之本，主藏精，肾精不足则髓海空虚，脑失所养，易致中风。同时，过度劳累还可使气血耗损，运行不畅，瘀血内生，阻塞脉络，引发中风。

（3）饮食不节

过食肥甘厚味、辛辣刺激之品，可损伤脾胃，导致痰湿内生。痰湿阻于脉络，气血运行不畅，易引发中风。长期饮酒过度，可致湿热内生，熏蒸肝胆，影响气血运行，增加中风的发病几率。

（4）情志所伤

七情失调，尤其是长期的愤怒、忧郁、焦虑等不良情绪，可影响脏腑功能，导致气机紊乱、气血逆乱。如怒则气上，肝阳暴亢，血随气逆，上冲于脑，可引发中风。忧思过度则伤脾，脾虚则气血生化乏源，痰浊内生，也易诱发中风。

（5）外邪侵袭

风、寒、暑、湿、燥、火等外邪侵袭人体，可致经络痹阻，气血运行不畅。若邪气入里化热，热极生风，或引动内风，也可发为中风。例如，外感风邪，风邪善行而数变，可侵袭经络，导致气血运行失常，引发中风。

3. 中医体质学说

（1）体质与中风的易感性

中医体质学说认为，不同的体质类型对疾病的易感性不同。例如，阳虚体质的人易感受寒邪，阴虚体质的人易感受热邪，痰湿体质的人易生痰湿之邪。

对于中风病来说，痰湿体质、气虚体质、阴虚体质等人群相对更容易发病。痰湿体质的人多肥胖，体内痰湿较重，容易阻滞经络，影响气血运行；气虚体质的人正气不足，推动无力，也容易导致气血瘀滞；阴虚体质的人阴液亏虚，虚火内生，易致肝阳上亢，引发中风。

（2）体质的可调性

中医体质具有相对稳定性和可变性。通过合理的养生保健和治疗干预，可以调整体质，增强人体的抗病能力，从而预防中风的发生。例如，痰湿体质的人可以通过饮食调理，多吃一些健脾利湿的食物，如薏苡仁、茯苓、山药等，同时加强运动，促进体内痰湿的排出。气虚体质的人可以服用一些补气的中药，如黄芪、党参等，同时注意休息，避免过度劳累。阴虚体质的人，可以食用一些滋阴降火的食物，如百合、银耳、枸杞子等，同时保持心情舒畅，避免情绪激动。

4. 中医经络学说

（1）经络与气血运行

经络是人体气血运行的通道，经络通畅则气血运行正常，人体各脏腑、组织、器官功能协调。若经络痹阻，则气血运行不畅，可导致疾病的发生。在中风病的发生发展过程中，经络痹阻是一个重要的病理环节。风、火、痰、瘀等邪气阻滞经络，气血不通，脑失所养，发为中风。

（2）经络的诊断与治疗作用

通过经络的诊断方法，如望、闻、问、切中的切脉、按诊等，可以了解经络气血的运行情况，判断疾病的部位和性质。在中风病的治未病中，可以通过针灸、推拿、艾灸等经络治疗方法，刺激经络穴位，调节经络气血，达到预防中风的目的。例如，艾灸足三里、关元等穴位可以补益正气，增强人体的抗病能力；按摩风池、百会等穴位可以平肝潜阳，预防中风。

5. 阴阳五行学说

阴阳平衡是人体健康的基础，阴阳失调则会导致疾病的发生。治未病的目的就是通过调整人体的阴阳平衡，预防疾病的发生。例如，阳虚体质的人可以通过食用温热性的食物、进行艾灸等方法来温阳散寒；阴虚体质的人则可以食用滋阴润燥的食物，如百合、银耳等。

五行学说认为，木、火、土、金、水五种物质相互生克，分别对应着人体的五脏（肝、心、脾、肺、肾）。在治未病中，可以根据五行生克的规律，调整脏腑之间的关系，预防疾病的发生和传变。例如，肝属木，脾属土，木克土，当肝脏功能过强时，可能会影响脾脏的功能，此时可以通过疏肝理气的方法来保护脾脏。

综上所述，中风病治未病的理论基础涵盖了中医整体观念、病因病机学说、体质学说和经络学说等多个方面，这些理论为中风病的预防提供了重要的指导依据。

第二节　中风病的预防方法

一、未病先防

1. 调节情志

保持心情舒畅，避免过度喜、怒、忧、思、悲、恐等情志刺激。长期的精神紧张、焦虑、抑郁等不良情绪可导致肝气郁结、肝阳上亢，进而引发中风。可以通过听音乐、阅读、旅游、参加社交活动等方式调节情绪，保持心态平和。

2. 合理饮食

饮食宜清淡，避免过食肥甘厚味、辛辣刺激之品。肥甘厚味易生痰湿，辛辣刺激之品易化热生火，均可导致气血运行不畅，增加中风的发病风险。同时应因地制宜、因时制宜，根据个人体质和季节、区域的变化，合理选择食物。

北方地区气候寒冷干燥，冬季漫长，寒冷的气候容易使人体阳气内敛，气血运行相对不畅。同时，干燥的环境可能导致人体津液不足。长期处于这种环境下，人体易出现阳虚、血瘀、津液亏虚等体质特点，从而增加中风的发病风险。例如，阳虚体质的人可能出现畏寒怕冷、四肢不温、腰膝酸软等症状；血瘀体质的人可能出现面色晦暗、口唇紫暗、舌下脉络曲张等症状。

北方地区的人们在饮食上可以适当增加一些温热性的食物，如羊肉、牛肉、核桃、栗子等，以温阳散寒，促进气血运行。同时，要注意补充津液，可以多吃一些具有滋阴润燥作用的食物，如银耳、百合、雪梨等。此外，北方地区人们的饮食口味相对较重，应减少盐的摄入，以降低高血压等疾病的风险，从而预防中风。

南方地区气候炎热潮湿，夏季时间长且气温高。炎热潮湿的气候容易使人体湿热内生，尤其在夏季，暑湿之邪较重，容易困阻脾胃，导致脾胃功能失调。长期处于这种环境下，人体易出现湿热、痰湿等体质特点，也会增加中风的发病几率。例如，湿热体质的人可能出现面部油腻、口苦口干、大便黏滞等症状；痰湿体质的人可能出现痰多、胸闷等症状。

南方地区的人们在饮食上可以多吃一些具有清热利湿作用的食物，如绿豆、赤小豆、冬瓜、苦瓜、荷叶等。同时，要注意健脾利湿，可以适当食用山药、薏苡仁、芡实等食物，以增强脾胃功能，促进湿气排出。此外，南方地区的人们食用海鲜等寒性食物较多，应注意避免过度食用，以免损伤脾胃阳气。

西部地区地势高，气候干燥，昼夜温差大。高海拔地区氧气相对稀薄，人体为了适应这种环境，会出现红细胞增多、血液黏稠度增加等生理变化。干燥的气候和较大的昼夜温差也容易使人体出现阴虚、燥热等体质特点。这些因素都可能增加中风的发病风险。例如，阴虚体质的人可能出现五心烦热、口干咽燥、失眠多梦等症状；燥热体质的人可能出现口鼻干燥、皮肤瘙痒、大便干结等症状。

西部地区的人们在饮食上可以多吃一些具有滋阴润燥、养血活血作用的食物，如枸杞子、桑椹、黑木耳、红枣等。同时，要注意补充水分，多喝一些温开水或淡茶水。由于西部地区气候干燥，人们可以适当食用一些滋润的食物，如蜂蜜、牛奶、核桃油等。此外，西部地区的人们食用肉类相对较多，应注意搭配蔬菜和水果，以保证营养均衡。

东部地区气候相对温和，四季分明，沿海地区海洋性气候特征明显。温和的气候和四季分明的特点使得东部地区人们的体质相对平和。但沿海地区的人们由于长期食用海鲜等海产品，容易出现寒湿体质，同时海洋性气候也可能导致人体湿气较重。例如，寒湿体质的人可能出现关节疼痛、畏寒怕冷、大便溏稀等症状。

东部地区的人们可以根据季节的变化在饮食上进行调整。春季多吃一些具有升发阳气作用的食物，如韭菜、豆芽、香椿等；夏季多吃一些清热解暑的食物，如西瓜、黄瓜、西红柿等；秋季多吃一些润肺生津的食物，如梨、百合、银耳等；冬季多吃一些温补肾阳的食物，如羊肉、核桃、板栗等。沿海地区的人们要注意避免过度食用海鲜，可以适当食用一些具有健脾利湿、温中散寒作用的食物，如生姜、大蒜、紫苏、白扁豆等。

从体质上来说，体质偏寒的人可多食用温热性食物，如羊肉、核桃等；体质偏热的人可多食用凉性食物，如绿豆、苦瓜等。

除了考虑地区因素外，还要根据季节变化调整饮食。比如：

春季多风，风邪易侵袭人体，引动内风，增加中风的发病风险。尤其是对于肝阳上亢、阴虚火旺体质的人来说，更容易在春季出现头晕、头痛等症状，进而引发中风。可以多吃一些具有升发阳气、清肝泻火作用的食物。如韭菜、豆芽、菠菜、芹菜、荠菜等蔬菜，有助于疏肝理气，平肝清热。还可以适当食用一些酸味食物，如山楂、乌梅等，可以收敛肝气，防止肝阳上亢。但酸味食物不宜过量，以免影响脾胃功能。

夏季气候炎热，暑气当令，容易使人心情烦躁，情绪激动，导致血压升高，增加中风的风险。此外，大量出汗会使血液黏稠度增加，不利于血液循环。可以多吃一些清热解暑、生津止渴的食物。如西瓜、黄瓜、苦瓜、绿豆等，可以清热泻火，补充体内水分。还可以适当食用一些具有益气养阴作用的食物，如山药、百合、莲子等，以补充因出汗过多而损耗的气阴。

秋季气候干燥，天气逐渐转凉，阳气渐收，阴气渐长。易伤肺津，导致肺燥咳嗽、咽干口渴等症状。肺与大肠相表里，肺燥会影响大肠的传导功能，使大便干结、排便困难，从而引起血压升高，增加中风的风险。可以多吃一些滋阴润燥的食物，如梨、银耳、蜂蜜、芝麻等，这些食物可以润肺生津，缓解秋燥症状。还可以适当食用一些具有养血润燥作用的食物，如红枣、桂圆、核桃等，以补充体内阴血。

冬季气候寒冷，万物收藏，人体阳气内敛，血管收缩，血压升高，容易导致脑血管破裂或堵塞，从而引发中风。同时，冬季人们活动减少，饮食量相对较大，容易导致肥胖，也增加了中风的发病风险。可以多食用一些温热、补肾助阳的食物，如羊肉、牛肉、核桃、栗子等，以温暖身体，增强人体阳气。还可以适当食用一些具有活血化瘀作用的食物，如山楂、黑木耳、洋葱等，以促进血液循环，防止血栓形成。同时应控制饮食量，避免暴饮暴食，保持饮食规律。

3. 适度运动

坚持适度的体育锻炼，可增强体质，促进气血运行，预防中风。适合的运动方式有散步、慢跑、太极拳、八段锦等。运动强度要适中，避免过度劳累。根据自身情况选择合适的运动时间和运动强度，循序渐进，持之以恒。

4. 起居有常

生活作息要规律，早睡早起，避免熬夜。充足的睡眠有助于恢复体力，调节脏腑功能，预防中风。注意季节变化，适时增减衣物，避免外邪侵袭。冬季要注意保暖，避免受寒；夏季要注意防暑，避免中暑。

5. 戒烟限酒

吸烟可损伤血管内皮细胞，导致动脉硬化，增加中风的发病风险。应尽量戒烟，避免吸入二手烟。

过量饮酒可导致血压升高、心律失常等，也会增加中风的发病几率。应适量饮酒，男性每天饮酒量不超过25g，女性每天饮酒量不超过15g。

二、既病防变

1. 早期诊断

对于有高血压、糖尿病、高脂血症、心脏病等中风危险因素的人群，应定期进行体检，及早发现潜在的疾病，采取相应的治疗措施。

注意观察身体的变化，如出现头痛、头晕、肢体麻木、无力、言语不清等症状，应及时就医，进行相关检查，以便早期诊断中风。

2. 中医药干预

对于有中风危险因素的人群，可以在医生的指导下服用中药进行预防。如具有活血化瘀、平肝潜阳、益气养阴等功效的中药，可根据个人体质和病情进行辨证论治。

针灸、推拿、艾灸等中医理疗方法也可以辅助预防中风。例如，艾灸足三里、关元等穴位可以补益正气，增强体质；按摩风池、百会等穴位可以平肝潜阳，预防中风。

三、瘥后防复

1. 康复治疗

中风患者在病情稳定后，应及时进行康复治疗，促进肢体功能的恢复，提高生活自理能力。康复治疗包括物理治疗、作业治疗和言语治疗等。

2. 饮食调理

中风患者康复期间的饮食应清淡、易消化，避免过食肥甘厚味、辛辣刺激之品。多吃富含维生素、膳食纤维的食物，保持大便通畅。

根据患者的体质和病情，适当给予具有补益气血、活血化瘀、平肝潜阳等功效的食物，如山药、红枣、山楂、芹菜等。

3. 心理疏导

中风患者常伴有焦虑、抑郁等心理问题，应给予心理疏导，帮助患者树立战胜疾病的信心，积极配合康复治疗。家人和朋友要给予患者关心和支持，营造良好的家庭氛围和社会环境。

4.定期复查

中风患者在康复期间应定期复查，包括血压、血糖、血脂、心电图等检查，以便及时发现问题，调整治疗方案。同时，要遵医嘱按时服药，不得擅自停药或减药。

总之，中医在预防中风病方面具有独特的优势，通过未病先防、既病防变、瘥后防复等措施，可以有效地降低中风的发病风险，提高患者的生活质量。

第三节　现实意义

一、降低医疗成本

治未病强调预防为主，通过养生保健和早期干预，可以减少疾病的发生和发展，从而降低医疗费用。例如，通过健康教育和健康促进活动，增强人们的健康意识，养成良好的生活习惯，可以减少慢性病的发生，减轻医疗负担。

二、提高人群健康水平

治未病注重整体调节和个体化治疗，可以提高人体的抗病能力和自我修复能力，从而提高人群的健康水平。例如，通过中医体质辨识和养生指导，可以针对不同体质的人群提供个性化的健康管理方案，促进人们的身心健康。

三、推动医学模式转变

治未病理念符合西医学从"以疾病为中心"向"以健康为中心"转变的趋势，有助于推动医学模式的转变。西医学不仅要关注疾病的治疗，还要重视疾病的预防和健康的维护，治未病理论为实现这一目标提供了重要的理论和实践支持。

总之，治未病理论是中医学的瑰宝，对于预防疾病、提高人群健康水平、降低医疗成本具有重要的现实意义。在现代社会，我们应该充分发挥治未病理论的优势，积极推广中医养生保健方法，促进人类健康事业的发展。

第四节　西医预防措施

在西医学领域，西医的现场急救和临床防治有效降低了中风病的发病率，其提出了脑卒中健康管理工作模式，旨在通过"防、治、管、康"四个方面来降低中风的发病率、致残率、复发率、病死率，并减轻其带来的经济负担，提高患者的生活质量。这一模式涵盖了中风病预防、治疗、管理和康复等多个环节，形成了一个闭环的管理体系。

在预防方面，脑卒中健康管理强调通过健康教育和生活方式的改善来降低中风的风险。包括适量运动、合理膳食、戒烟限酒、心理平衡等健康生活方式的推广，以及定期进行中风危险因素筛查，实现早预防、早发现、早诊断和早治疗。对于有相关疾病的患者，如高血压、高脂血症、糖尿病患者，强调按医嘱服药控制病情。在治疗方面，脑卒中健康管理注重中风的及时救治。中风发生后，强调"时间就是大脑"的原则，要求在中风发生后尽快进行溶栓等治疗，以减少脑损伤和残疾。卒中中心的建设也是提高中风救治能力的重要措施，通过集中资源和专业力量，为中风患者提供规范化、同质化的诊疗服务。在管理方面，脑卒中健康管理通过建立脑卒中数据库和监测网络，持续监测中风及相关危险因素的流行情况，掌握中风流行特征及变化趋势，还通过社区和基层医疗机构加强"三高共管"，即对血压、血糖、血脂的综合管理，提高治愈率和控制率。在康复方面，脑卒中健康管理强调中风后康复治疗的重要性。

中风后约 2/3 的患者会出现各种后遗症，康复治疗通过功能、任务和目标训练加强神经重塑，尽可能减少中风后各种后遗症的发生，提高患者的生活自理能力和生活质量。中风后康复治疗的最佳时间是发病后 3 个月以内，应尽早开展。

关于中风病，西医认为在致病因素方面，其发生往往不是单一因素作用的结果，而是多种致病因素共同作用的结果。在中风病发生前的一段时间内，患者往往会表现出多种先兆症状，这些症状在临床上可以被观察到，为中风病的预防提供了可能。中风病的预防主要是基于这些先兆症状，针对已经确定的危险因素进行干预。涉及的方面包括地理环境、年龄、性别、生活习惯、季节气候变化、社会地位、经济收入以及遗传种族等。

一、不可控因素

这些因素中，有些是先天决定的，比如年龄和性别，这些因素是难以改变甚至是不能改变的。

二、可控因素

有些危险因素则是由环境造成的，比如在寒冷的地方，由于气温较低，人体的生理机能会发生一系列变化，血管收缩、血压波动等因素使得中风的风险增加。这些因素是可以通过改善环境条件或者针对环境来进行自我调节来预防的。

1. 保暖措施

（1）全身保暖

寒冷天气外出时要穿戴足够暖和的衣物，包括厚棉衣、围巾、帽子、手套和保暖的鞋子。

尽量减少皮肤暴露在寒冷空气中的面积，因为当皮肤暴露在低温环境中时，体表血管会收缩，导致血压升高。

（2）室内保暖

保持室内适宜的温度非常重要，一般建议室内温度保持在 18 ～ 24℃。可以使用暖气、空调等取暖设备，但要注意保持室内空气流通，避免因空气干燥等问题引发其他健康问题。

2. 合理运动

在寒冷天气，尽量选择室内运动，如在室内健身房进行跑步机跑步、骑自行车、瑜伽等运动。如果要进行户外运动，应避免在清晨或者气温最低的时候出门，最好选择在阳光充足、气温相对较高的时段，如上午 10 点到下午 3 点之间。运动强度要适中，避免过度劳累。例如，在户外散步时，速度不宜过快，时间也不宜过长，以身体微微出汗为宜。过度运动可能导致血压急剧上升，增加中风的风险。

3. 合理饮食

适当增加热量摄入，以帮助身体抵御寒冷。可以多吃一些富含蛋白质、维生素和矿物质的食物，如瘦肉、鱼类、豆类、新鲜蔬菜和水果等。这些食物有助于维持身体的正常生理功能。

4. 情志

当人处于情绪激动状态时，如愤怒、焦虑、紧张等，身体会启动应激反应。大脑会发出信号，促使体内分泌肾上腺素、去甲肾上腺素等激素。这些激素会使心跳加快、血管收缩。例如，在极度愤怒时，血压可能会急剧上升，收缩压可升高 20 ～ 80mmHg，舒张压可升高 10 ～ 40mmHg。长期的情绪波动会导致血压长期处于不稳定状态。高血压是中风的主要危险因素之一，血压突然升高会增加血管壁的压力，使血管壁受损的可能性增大。特别是对于那些本身就有高血压基础疾病的人群，这种血压的急剧变化更容易导致脑血管破裂，引发出血性中风。另外，持续的负面情绪会对血管内皮细胞产生不良影响。情绪应激会引起血管内皮细胞的炎症反应，使内皮细胞释放一些炎症介质。这些炎症介质会破坏血管内皮的完整性，使血管内皮的屏障功能减弱。同时，血管内皮功能受损会影响血管的舒张和收缩功能，导致血管痉挛，进一步减少脑组织的血液供应，增加中风的发病几率。所以，我们要学会自我调节情绪，保持积极乐观的心态。可以通过听音乐、阅读、与朋友聊天等方式来缓解压力和不良情绪。如果情绪问题比较严重，影响到日常生活，可寻求专业心理医生的帮助。

5. 其他

还有一些危险因素是人们生活方式的结果，比如吸烟和饮酒、久坐久站、饮食不规律、作息时间混乱等，这些完全可以通过改变个人行为来控制。还有一些危险因素是家族遗传和环境因素的结合，比如高血压、糖尿病、高脂血症等，这些因素通常是可以通过治疗来控制的。

三、从人群的分类做出细化

1. 健康人预防中风病

80% 的中风是可以预防的，预防中风可以从饮食习惯、身体活动、睡眠、心理健康、社交活动等多个方面入手，形成健康的生活方式。在饮食方面，应该追求均衡的营养摄入，增加蔬菜和水果的比例，减少高脂肪、高糖分和高盐分的食物，特别是对于血压偏高的人群，高血压是中风的主要危险因素，通过改善生活方式和药物治疗，可以将血压控制在一个健康的范围内。对于糖尿病患者来说，控制血糖水平可以显著降低中风的风险。而对于血脂异常的人群，使用他汀类药物可以帮助控制胆固醇水平，降低动脉硬化的风险。高钠饮食、红肉摄入量高、水果和蔬菜摄入量少、全谷物摄入量少以及饮酒都与中风风险增加有关，推荐使用代盐，即 75% 氯化钠和 25% 氯化钾的混合盐来代替普通食盐。地中海饮食模式强调食用大量的坚果和橄榄油，这些都有助于降低中风的风险。

建议每周至少进行简单的有氧运动，如"心花开"（双脚站立，脚趾抓地，脚跟提起，双手握拳举高，然后张开手掌同时放下脚跟），它可以改善末梢循环，促进全身血液循环，对高血压和中风患者都有益处。快走、慢跑、游泳或骑自行车等有助于提高心肺功能，增强血管弹性，促进血液循环，同时还能减轻体重和改善胰岛素抵抗。除了有氧运动，力量训练和灵活性训练也是重要的，它们有助于维持肌肉力量和关节灵活性，特别是对于老年人来说，这些训练可以降低跌倒的风险。

良好睡眠习惯的建立也有助于降低中风风险。有打鼾或阻塞性睡眠呼吸暂停症状的人，使用呼吸机治疗有助于改善睡眠质量，从而降低中风风险。保持良好的体姿和加强脊柱健康对预防和控制高血压有效，深呼吸练习和脊柱健康可以减轻心脏负担，帮助控制血压。过度劳累可能引发中风，因此劳逸结合、生活规律、适当参加文体活动对预防中风至关重要。长期的压力和焦虑可能会导致血压升高和心率加快，从而增加中风的风险。我们应该学会通过运动、冥想、瑜伽或其他放松技巧来管理压力。这可以帮助降低心率，减轻心脏压力，对高血压患者尤其有益。通过延长吐气时间可以有效降低心率，这种方法适合所有人，能帮助控制血压，保持积极乐观的心态，培养健康的应对机制，从而提升整体的心理健康水平。

参与社交活动可以有效减少孤独感和社会隔离，释放心理压力，提高生活质量，这些因素与心脏病和中风的发生息息相关。通过定期检查血压、血糖、血脂和心肺功能，特别是针对中风的专项体检，我们可以及时发现潜在的健康问题，并采取相应的措施来预防中风的发生，提高生活质量，为自己和家人的健康负责。

2. 三高人群预防中风病

高血压、高脂血症、高血糖等是增加中风风险的慢性病。除了上述健康人群的体重控制、合理膳食、适量运动、戒烟限酒以外，三高人群更需要强调早期、科学、有效、长期的生活方式。研究表明，体重指数（BMI）与缺血性中风的风险几乎呈线性关系，BMI每增加5个单位，脑卒中风险增加1.10倍。肥胖患者常合并血脂异常，尤其是甘油三酯水平增高，这与肥胖程度呈正相关。其脂肪组织增加与加速动脉粥样硬化的形成有关，这可能导致血管狭窄，增加心脑血管事件发生的风险。这也可能与慢性炎症有关，从而促进血栓形成。肥胖症患者常合并高血压，肥胖相关性高血压的病理生理机制涉及心排血量增加、血浆容量扩张和钠潴留等多个方面。超重和肥胖症是糖尿病前期和 2 型糖尿病的成因之一，而糖尿病是中风的一个独立危险因素。肥胖程度越高，发生糖尿病前期和 2 型糖尿病的风险越大。肥胖症患者中心脑血管疾病的患病率较高，这会通过影响肝脏的代谢功能，间接增加中风风险。

治疗肥胖症可通过行为和心理干预帮助患者建立健康的饮食习惯和积极的生活方式。通过心理咨询和行为疗法，患者可以学习如何控制饮食、增加身体活动，以及如何应对情绪性进食等问题。运动干预是治疗肥胖症不可或缺的一部分。通过定期的有氧运动和力量训练，患者能够增加能量消耗，促进脂肪燃烧，同时也有助于改善心血管健康和增强肌肉力量。在医学营养治疗方面，专业的营养师会为患者提供定制的饮食计划，旨在通过调整饮食结构来减少高热量食物的摄入，同时确保患者获得必要的营养素。药物治疗也是肥胖症治疗的一部分，在中国，有几种药物被批准用于治疗成年原发性肥胖症患者，包括奥利司他、利拉鲁肽、贝那鲁肽、司美格鲁肽及替尔泊肽。这些药物通过不同的机制帮助控制体重，但必须在医生的指导下使用。对于极度肥胖的患者，如果其他方法无效，可能会考虑外科手术治疗，如胃旁路手术或胃束带手术，这些手术能够显著减少胃容量，从而限制食物摄入。

高血压是暂时性脑缺血发作、缺血性中风和局限性脑出血的危险因素，其致病机制是血压过高会导致血管壁长期受到高压力，引起血管壁的损伤和重塑，增加脑动脉瘤的风险以升高出血性中风的风险。对于心血管高危患者，即使血压降至 130/80mmHg 也是有益的。降低血压可以进一步降低心脑血管事件发生的风险。对于血压 ≥ 150/95mmHg 的患者，可以考虑开始联合治疗，即同时使用两种或两种以上的降压药物以达到更好的控制效果。对于一般高血压患者，初始治疗可以使用常规剂量的降压药物。降压的目标是使血压低于 140/90mmHg，对于能够耐受的患者，可以进一步降至 130/80mmHg 左右。

除了针对引起高血压的原发性和继发性两大类病因进行治疗外，

许多研究都是以控制血压作为干预措施。常用的降压药物为血管紧张素转化酶抑制剂（ACEI），如贝那普利、卡托普利等，适用于伴慢性心力衰竭、心肌梗死后心功能不全、房颤预防、糖尿病肾病等患者。血管紧张素Ⅱ受体拮抗剂（ARB）如缬沙坦、氯沙坦等，适用于伴左心室肥厚、心力衰竭、糖尿病肾病等患者。利尿剂如氢氯噻嗪、吲达帕胺等，适用于老年高血压、单纯收缩期高血压或伴心力衰竭患者。钙通道阻滞剂如硝苯地平、氨氯地平等，适用于老年高血压、单纯收缩期高血压等患者。

服用降压药物时需要注意：高血压患者需要长期甚至终身服药，没有症状的时候不能随意停药或改变剂量，一些高血压患者平时不服药，当出现头昏或测血压升高时才服用降压药，一旦症状消失或测血压恢复正常又不服用降压药了，这种做法是错误的，也是十分危险的。因为停服降压药后血压会再升高，这样反复升降最终将导致病情恶化。否则可能导致血压波动，增加心血管事件的风险。任何药物都有可能产生副作用，如 ACEI 可能导致咳嗽，钙通道阻滞剂可能导致踝部水肿等。常见的不良反应有高钾血症、血肌酐升高及血管神经性水肿。使用 ACEI 出现咳嗽的不良反应时，可以选择 ARB 替代治疗。双侧肾动脉狭窄、妊娠、高血钾患者禁用这两类药物。切记如果出现严重副作用，应及时就医调整药物；不同降压药物的作用机制不同，患者不应自行更换药物，以免导致血压控制不稳定；某些药物可能与降压药存在相互作用，如非甾体抗炎药可能减弱钙通道阻滞剂的降压作用，因此在服用其他药物时应咨询医生。老年患者应特别注意，老年人出现不良反应的可能性较大，在初始治疗时应从小剂量开始，宜选用作用平和、缓慢的制剂，降压不能太快，降压程度不宜太大，剂量调整应缓慢。

高脂血症，通常指血浆中甘油三酯和（或）总胆固醇升高，低密度脂蛋白胆固醇升高和高密度脂蛋白胆固醇降低。该症常见于50～69岁人群，有明显的遗传倾向。典型症状包括黄色瘤、早发性角膜环、眼底改变，但在大多数情况下，症状并不明显，通常在因其他疾病就诊或常规体检时被发现。特别是高胆固醇血症，会导致动脉粥样硬化，即动脉壁内脂肪、胆固醇等沉积形成的斑块，这

265 第七章 中风病的预防措施 265

些斑块会增加血管狭窄和血栓形成的风险，从而增加缺血性中风的风险。高甘油三酯血症与动脉粥样硬化的关系不如胆固醇密切，它是通过影响血液流变学特性和促进炎症等途径间接增加中风风险。

高脂血症的药物治疗包括他汀类药物，能显著降低总胆固醇（TC）、低密度脂蛋白胆固醇（LDL-C）水平，并轻度降低甘油三酯（TG）水平，同时轻度升高高密度脂蛋白胆固醇（HDL-C）水平；贝特类药物，适用于高甘油三酯血症或以 TG 升高为主的混合型高脂血症和低 HDL-C 血症。这类药物能增强脂蛋白脂酶的活性，加速极低密度脂蛋白（VLDL）的分解代谢，并能抑制肝脏中VLDL 的合成和分泌；胆固醇吸收抑制剂，如依折麦布，可以减少肠道内胆固醇的吸收，降低 LDL-C 水平。对于无法耐受他汀类药物的患者，PCSK9 抑制剂因其显著降低低密度脂蛋白胆固醇的作用，成为未来可能的治疗选择。上述药物的副作用也要注意，如出现不适症状应尽快更换药物。他汀类药物可能引起肝功能异常和肌肉相关副作用，如肌痛、肌炎和横纹肌溶解等。开始治疗前应检测肝转氨酶和肌酸激酶，并在治疗期间定期监测。贝特类药物的常见不良反应有消化不良、胆石症等，也可引起转氨酶升高和肌病。PCSK9 抑制剂的副作用相对较少，但可能会有注射部位反应和过敏反应。

高血糖患者越来越年轻化了，可能和现在的食物糖分和添加剂太多有关系。与高血压、高脂血症患者一样，高血糖患者除了需要调整生活方式（包括健康饮食、适量运动、控制体重、戒烟限酒等）外，还需要严格控制饮食中的糖分和总热量摄入。多食用粗粮、荞麦面之类的主食。治疗高血糖的药物包括二甲双胍，作为一线治疗药物，可以减轻胰岛素抵抗，促进外周组织对葡萄糖的利用，抑制肝糖输出来降低血糖；磺胺类药物，刺激胰岛 β 细胞分泌胰岛素，适用于有一定胰岛素分泌能力的患者；胰岛素增敏剂，可增强组织对胰岛素的敏感性，减轻胰岛素抵抗；格列奈类药物，作为新一代促胰岛素分泌剂，模拟餐时胰岛素生理性分泌，有效降低餐后高血糖；DPP-4 抑制剂，降低肠促胰岛激素的失活速率，提高其血液浓度，从而以葡萄糖依赖性的方式降低 2 型糖尿病患者空腹和餐后的血糖浓度；SGLT-2 抑制剂，通过抑制 SGLT-2 活性，减少肾脏对葡萄糖的重吸收，增加尿糖的排出，从而降低血糖。治疗高血糖药物的副作用比较明显，二甲双胍和 α-糖苷酶抑制剂常见不良反应有恶心、呕吐、腹胀、腹泻等，长期服用二甲双胍可能引起乳酸性酸中毒，尤其是肾功能减退的患者；胰岛素治疗和某些口服降糖药物可能导致体重增加或过敏反应，如皮疹等；噻唑烷二酮类药物可能增加心力衰竭的风险；SGLT-2 抑制剂可能增加泌尿生殖系统感染的风险。上述用药一定要谨遵医嘱，不然可能导致低血糖，表现为心慌、头晕、心悸、出汗、手抖、无力等。

3. 对再次中风的预防

中风后再次发生中风的患者被称为复中，这类患者的死亡率和致残率相较于初次中风的患者有明显升高的趋势。在西医领域，预防复中的措施是全面且系统的，涉及从诊断到治疗的各个阶段，并且强调早期介入的重要性。中风康复的目标是改善患者的康复结果，提高其生活质量，并减轻中风带来的长期负担。

中风康复的起点在于全面的临床评估，这包括对患者神经系统状态的详细评估，如运动功能、感觉、协调和认知能力的检查。在治疗策略上，西医中风康复不仅局限于药物治疗，还结合了物理治疗、职业治疗、言语和语言治疗及认知康复等多种方式。物理治疗着重于提高患者的力量、协调性、平衡性和活动能力；职业治疗帮助患者恢复执行日常任务的能力；言语和语言治疗则针对沟通和吞咽困难进行干预；认知康复则专注于解决执行功能方面的缺陷，如计划、解决问题和决策等。科技进步为中风康复带来了革命性的变化，尤其是机器人技术、虚拟现实（VR）和增强现实（AR）的应用。机器人技术通过提供精准和密集的治疗，帮助患者改善运动控制和扩大活动范围。VR 和 AR 技术则通过创建模拟真实场景的计算机生成环境，让患者沉浸在互动练习中，从而刺激神经可塑性和运动学习。神经刺激技术如 TMS 和 tDCS 也被用于调节皮质兴奋性，促进神经可塑性变化，改善运动恢复。这些技术通过不同的机制影响大脑活动，为中风康复提供了新的治疗途径。西医推荐采用地中海饮食，这是一种富含新鲜水果、蔬菜、全谷物、鱼类和健康脂肪的饮食方式。这种饮食结构不仅可以帮助患者维持健康的体重，还能有效降低心脑血管疾病的风险。美国运动医学会建议，每周至少进行 150 分钟的中等强度运动，如快走、游泳或骑自行车。结合 75 分钟的高强度运动也可以大幅降低中风的发生率。

参考文献

［1］吴勉华，石岩．中医内科学［M］．北京：中国中医药出版社，2021．

［2］张斐，周胜红．魏晋以前医籍文献对中风的认识［J］．山东中医杂志，2014，33（12）：962-963．

［3］窦志芳，郭蕾．中医对中风病证认识和治疗的演变［J］．中国医史杂志，2007，37（4）：212-212．

［4］李澎涛，王永炎，黄启福．"毒损脑络"病机假说的形成及其理论与实践意义［J］．北京中医药大学学报，2001，（1）：1-6．

［5］梁伟雄，黄培新，刘茂才，等．中风病急性期中医证候分布规律的研究［J］．广州中医药大学学报，1997，（2）：8-12．

［6］王伟民，张社峰，王松龄．综合治疗高血压性脑出血（急性期）优化方案的研究［J］．中华中医药杂志，2009，24（7）：859-861．

［7］王新志．中风证治［J］．河南中医，2001，（4）：1-3．

［8］丁元庆．卢尚岭调气为主治疗急性中风经验［J］．山东中医药大学学报，2000，（1）：44-45．

［9］丁元庆．邪实治肝胃与正虚补脾肾是中风病的基本证治规律［J］．中国中医基础医学杂志，2001，（8）：4-5．

［10］张静，任吉祥，赵建军．赵建军教授运用破血化瘀、填精补髓法治疗脑出血［J］．长春中医药大学学报，2017，33（5）：723-725．

［11］夏永潮，侯志民．窦伯清老中医运用益气活血法治疗急性中风病的经验［J］．辽宁中医杂志，1984，（9）：18-19．

［12］GBD 2021 nervous System Disorders Collaborators.Global，regional，and national burden of disorders affecting the nervous system，1990-2021：a systematic analysis for the Global Burden of Disease Study 2021.Lancet Neurol.2024 Apr；23（4）：344-381．

［13］《中国脑卒中防治报告2021》概要［J］．中国脑血管病杂志，2023，

20（11）：783-793.

［14］唐春花，郭露，李琼，等.2022 年全球卒中数据报告解读［J］.诊断学理论与实践，2023，22（3）：238-246.

［15］Chen Y，Wright N，Guo Y，et al.Mortality and recurrent vascular events after first incident stroke：a 9-year community-based study of 0.5 million Chinese adults. Lancet Glob Health. 2020 Apr；8（4）：e580-e590.

［16］国家卫生健康委员会. 中国卫生健康统计年鉴 2020［M］. 北京：中国协和医科大学出版社，2020：279-295.

［17］Chen HS，Cui Y，Zhou ZH，et al.ARAMIS Investigators. Dual Antiplatelet Therapy vs Alteplase for Patients With Minor Nondisabling Acute Ischemic Stroke：The ARAMIS Randomized Clinical Trial. JAMA. 2023 Jun 27；329（24）：2135-2144.

［18］中华医学会神经病学分会，中华医学会神经病学分会脑血管病学组. 中国急性缺血性卒中诊治指南 2023［J］. 中华神经科杂志，2024，57（6）：523-559.

［19］饶旺福，高丽，饶凯华，等. 论中风病之"风"［J］. 江西中医学院学报，2009，21（6）：11-14.

［20］田代华（整理）.黄帝内经·素问［M］. 北京：人民卫生出版社，2005：119.

［21］河北医学院（校释）.灵枢经校释［M］. 北京：人民卫生出版社，2009：744.

［22］张仲景.金匮要略［M］.北京：人民卫生出版社，2005：43-45.

［23］巢元方.诸病源候论［M］.北京：人民卫生出版社，2011：233.

［24］王树泽.金元四大家医学全书［M］.天津：天津科学技术出版社，1994.

［25］郜峦，王键.中风病病因病机的源流及发展［J］.中国中医急症，2009，18（8）：1279-1281.

［26］张伯礼，吴勉华.中医内科学［M］.北京：中国中医药出版社，2017：127-134.

［27］王永炎，严世芸.实用中医内科学·脑系病证（第 2 版）［M］.上海：上海科学技术出版社，2009：430-441.

［28］田金洲.王永炎院士查房实录［M］.北京：人民卫生出版社，2015：48-53.

［29］张久亮，柳翼，王君.对缺血性脑卒中病位、病机及治疗方法的新见解［J］.中华中医药杂志，2008，（8）：709-712.

［30］金栋.“怒则气逆伤脑”病机探讨［J］.甘肃中医，2010，23（2）：9-10.

［31］张艾嘉，王爽，王萍，等.缺血性脑卒中的病理机制研究进展及中医药防治［J］.中国实验方剂学杂志，2020，26（5）：227-240.

［32］吴江，贾建平.神经病学：第3版［M］.北京：人民卫生出版社，2015.

［33］韩露，赵威，王奇.缺血性脑卒中的病理损伤机制及华佗再造丸治疗相关研究进展［J］.中药药理与临床，2023，39（1）：112-118.

［34］张英睿，王建，董泰玮，等.冰片对血脑屏障通透性影响机制的研究进展［J］.中成药，2020，42（12）：3236-3240.

［35］赵洋洋，郭玉洪，黄汕梅，等.冰片引经作用的探讨及其分子机制研究进展［J］.南京中医药大学学报，2021，37（1）：150-155.

［36］杜仁峰，陈阳，林富春，等.免疫细胞与缺血性脑卒中的相关性研究进展［J］.卒中与神经疾病，2021，28（3）：346-350.

［37］高家乐，姚明江，徐立，等.脑缺血后神经发生与修复及中药对其作用研究的进展［J］.中国药理学通报，2021，37（3）：313-317.

［38］Bisht K，Sharma K P，Lecours C，et al.Dark microglia：A new phenotype predominantly associated with pathological states［J］.Glia，2016，64（5）：826-839.

［39］韩光远，宋丽娟，丁智斌，等.星形胶质细胞在脑缺血诱导的炎症反应中的作用及其机制［J］.中国免疫学杂志，2022，38（1）：118-123.

［40］苏晓梅，张丹参.细胞间线粒体转移治疗缺血性脑卒中研究进展［J］.中国药理学与毒理学杂志，2021，35（6）：462-470.

［41］Chauhan N R，Kumar R，Gupta A，et al.Heat stress induced oxidativedamage and perturbation in BDNF/ERK1/2/CREB axis in hippocampus impairs spatial memory［J］.Behavioural Brain Research，2021，396.

［42］张晓放，李思琦，张强，等.Parkin介导的线粒体自噬及细胞器互作

机制［J］.生物化学与生物物理进展，2021，48（11）：1253-1259.

［43］Zheng H，Chen C，Zhang J，et al.Mechanism and Therapy of Brain Edema after Intracerebral Hemorrhage［J］.CerebrovascDis，2016，42（3/4）：155-169.

［44］陈勇安，梁洪生，王森，等.脑出血后病理生理机制的研究进展［J］.解剖科学进展，2021，27（3）：381-384.

［45］宿淑芝，刘冰，潘晓彦.基于五运六气理论指导脐灸的中风病气虚血瘀证便秘患者的康复管理效果［J］.当代护士（中旬刊），2024，31（9）：100-103.

［46］张云帆，梁晓，魏竞竞，等.中风病病证结合诊断标准的发展概述与思考［J］.中华中医药杂志，2024，39（9）：4527-4533.

［47］顾红岩，苏凤哲.五脏通腑法治疗中风病验案3则［J］.中国中医药现代远程教育，2024，22（17）：81-84.

［48］邱月华，周冉冉，张聪，等.中风病古籍病名考辨［J］.中国中医基础医学杂志，2024，30（4）：639-643.

［49］SakaiR，Hara S，Inaji M，et al.Stroke and disease progression during long-term follow-up of patients with moyamoya disease older than 50 years.［J］.World neurosurgery，2024，187e898-e907.

［50］陈天竹，陈天岩，张勇，等.易和康复技术分期论治中风后偏瘫理论初探［J］.北京中医药大学学报，2024，47（1）：24-29.

［51］Kang K，Sun L.Discussion on prevention and treatment of ischemic stroke from the phlegm-dampness constitution［J］.MEDS Chinese Medicine，2023，5（9）：1-3.

［52］马鹏珍，古金晓，何丽丽，等.缺血性中风病始发态痰热证与痰热伴气虚证的差异探索［J］.现代中西医结合杂志，2023，32（22）：3079-3086.

［53］陈助明，刘淼，吴桐，等.基于数据挖掘探讨中风病急性期痰热腑实证用药规律［J］.现代中西医结合杂志，2023，32（21）：3007-3012.

［54］Anadani M，Turan T N，Yaghi S，et al.Change in Smoking Behavior and Outcome After Ischemic Stroke：Post-Hoc Analysis of the SPS3 Trial［J］.Stroke，2023 Apr；54（4）：921-927.

［55］杜雨轩，古金晓，于海青，等.缺血性中风病始发态气虚证的临床

特点研究［J］. 中医药学报，2023，51（9）：78-81.

［56］梁笑笑，马鹏珍，古金晓，等. 缺血性中风始发态不同严重程度气虚证临床特征研究［J］. 现代中西医结合杂志，2023，32（14）：1978-1981.

［57］何雪婷，马进. 缺血性中风的中医证治探析［J］. 中国民间疗法，2023，31（6）：1-4.

［58］康紫厚，王新志. 王新志从舌诊辨治中风病经验介绍［J］. 新中医，2023，55（6）：201-203.

［59］Matthias E，A.M M，H.C N，et al.Immune Pathways in Etiology，Acute Phase，and Chronic Sequelae of Ischemic Stroke［J］.CirculationResearch，2022，130（8）：1167-1186.

［60］赵乔乔，周守贵. 缺血性卒中全脑血管造影血管病变与中医证型相关性分析［J］. 中医药临床杂志，2022，34（7）：1306-1309.

［61］Kim K，Cox N，Witt M D.Stroke diagnosis associated with thrombophilia testing overutilization［J］.Thrombosis Research，2017，157139-157141.

［62］董子源，王长德. 缺血性中风急性期中医辨证论治的研究进展［J］. 世界中医药，2021，16（24）：3708-3712.

［63］中国卒中学会，中国卒中学会神经介入分会，中华预防医学会卒中预防与控制专业委员会介入学组. 急性缺血性卒中血管内治疗中国指南 2023［J］. 中国卒中杂志，2023，18（6）：684-711.

［64］中华医学会神经病学分会，中华医学会神经病学分会脑血管病学组. 中国脑出血诊治指南（2019）［J］. 中华神经科杂志，2019，52（12）：994-1005.

［65］Xiong Y，Campbell BCV，Schwamm LH，et al.Tenecteplase for Ischemic Stroke at 4.5 to 24 Hours without Thrombectomy.N Engl J Med.2024，391（3）：203-212.

［66］张谦，冀瑞俊，赵萌，等. 中国脑血管病临床管理指南（第 2 版）［J］. 中国卒中杂志，2023，18（9）：1014-1023.

［67］张桂茹，于忠锋. 浅释卒中单元［J］. 中国现代药物应用，2009，3（7）：191-192.

［68］陈红斌，苏会璇. 脑卒中单元的研究进展［J］. 医学综述，2013，19

（12）：2157-2159.

［69］王艳竹，黄庆梅，王丹，等．卒中单元与普通病房治疗急性脑血管病并发症比较［J］.齐齐哈尔医学院学报，2012，33（15）：2017-2018.

［70］胥青梅，唐红梅，白雪．中西医结合卒中单元模式对急性缺血性脑卒中的影响［J］.中医临床研究，2021，13（11）：70-74.

［71］王拥军．卒中单元的模式及建立［J］.中国医刊，2004，（1）：11-12.

［72］阮静．中医学理论在康复卒中单元中的运用［J］.新中医，2014，46（6）：247-249.

［73］杨楠，郑利群．中西医结合卒中单元治疗缺血性脑卒中临床研究［J］.中国中医急症，2009，18（3）：345-347.

［74］高远，刘凯，李亚鹏，等．卒中中心建设及质量控制研究进展［J］.中国卒中杂志，2023，18（9）：979-985.

［75］齐瑞，鲍春龄，曲红．发挥中医特色，开展中西医结合卒中单元［J］.中国中医急症，2008，（8）：1033-1035.

［76］杨楠，李国辉，张志强，等．中西医结合卒中单元对缺血性中风急性期临床疗效观察［J］.中华中医药学刊，2008，26（12）：2750-2752.

［77］Bains N K，Huang W，French B R，et al.Hyperglycemic control in acute ischemic stroke patients undergoing endovascular treatment：post hoc analysis of the Stroke Hyperglycemia Insulin Network Effort trial［J］.J Neurointerv Surg，2023，15（4）：370-374.

［78］Johnston K C，Bruno A，Pauls Q，et al.Intensive vs Standard Treatment of Hyperglycemia and Functional Outcome in Patients With Acute Ischemic Stroke：The SHINE Randomized Clinical Trial［J］.Jama，2019，322（4）：326-335.

［79］Mccormick M，Hadley D，Mclean J R，et al.Randomized，controlled trial of insulin for acute poststroke hyperglycemia［J］.Ann Neurol，2010，67（5）：570-578.

［80］Katzan I L，Cebul R D，Husak S H，et al.The effect of pneumonia on mortality among patients hospitalized for acute stroke［J］.Neurology，2003，60（4）：620-625.

［81］Finlayson O，Kapral M，Hall R，et al.Risk factors，inpatient care，and outcomes of pneumonia after ischemic stroke［J］.Neurology，2011，77（14）：

1338-1345.

［82］Sui R，Zhang L.Risk factors of stroke-associated pneumonia in Chinese patients［J］.Neurol Res，2011，33（5）：508-513.

［83］Hilker R，Poetter C，Findeisen N，et al.Nosocomial pneumonia after acute stroke：implications for neurological intensive care medicine［J］.Stroke，2003，34（4）：975-981.

［84］Dziewas R，Ritter M，Schilling M，et al.Pneumonia in acute stroke patients fed by nasogastric tube［J］.J Neurol Neurosurg Psychiatry，2004，75（6）：852-826.

［85］Heuschmann P U，Kolominsky-Rabas P L，Misselwitz B，et al.Predictors of in-hospital mortality and attributable risks of death after ischemic stroke：the German Stroke Registers Study Group［J］.Arch Intern Med，2004，164（16）：1761-1768.

［86］Mulder M，Ergezen S，Lingsma H F，et al.Baseline Blood Pressure Effect on the Benefit and Safety of Intra-Arterial Treatment in MR CLEAN（Multicenter Randomized Clinical Trial of Endovascular Treatment of Acute Ischemic Stroke in the Netherlands）［J］.Stroke，2017，48（7）：1869-1876.

［87］Maïer B，Gory B，Taylor G，et al.Mortality and Disability According to Baseline Blood Pressure in Acute Ischemic Stroke Patients Treated by Thrombectomy：A Collaborative Pooled Analysis［J］.J Am Heart Assoc，2017，6（10）：10.

［88］中华医学会神经病学分会，中华医学会神经病学分会脑血管病学组，中华医学会神经病学分会神经血管介入协作组.中国急性缺血性卒中早期血管内介入诊疗指南2022［J］.中华神经科杂志，2022，55（6）：565-580.

［89］Nam H S，Kim Y D，Heo J，et al.Intensive vs Conventional Blood Pressure Lowering After Endovascular Thrombectomy in Acute Ischemic Stroke：The OPTIMAL-BP Randomized Clinical Trial［J］.Jama，2023，330（9）：832-842.

［90］Mistry E A，Hart K W，Davis L T，et al.Blood Pressure Management After Endovascular Therapy for Acute Ischemic Stroke：The BEST-II Randomized Clinical Trial［J］.Jama，2023，330（9）：821-831.

［91］Yang P，Song L，Zhang Y，et al.Intensive blood pressure control after endovascular thrombectomy for acute ischaemic stroke（ENCHANTED2/MT）：a multicentre，open-label，blinded-endpoint，randomised controlled trial［J］. Lancet，2022，400（10363）：1585-1596.

［92］Mazighi M，Richard S，Lapergue B，et al.Safety and efficacy of intensive blood pressure lowering after successful endovascular therapy in acute ischaemic stroke（BP-TARGET）：a multicentre，open-label，randomised controlled trial［J］.Lancet Neurol，2021，20（4）：265-274.

［93］Van Der Steen W，Van De Graaf R A，Chalos V，et al.Safety and efficacy of aspirin，unfractionated heparin，both，or neither during endovascular stroke treatment（MR CLEAN-MED）：an open-label，multicentre，randomised controlled trial［J］.Lancet，2022，399（10329）：1059-1069.

［94］Qiu Z，Li F，Sang H，et al.Effect of Intravenous Tirofiban vs Placebo Before Endovascular Thrombectomy on Functional Outcomes in Large Vessel Occlusion Stroke：The RESCUE BT Randomized Clinical Trial［J］.JAMA，2022，328（6）：543-553.

［95］陈正文，李沛城，刘一之，等.静脉溶栓桥接血管内治疗术中使用替罗非班治疗急性前循环大血管闭塞性脑梗死的安全性研究［J］.中华神经医学杂志，2023（2）：149-156.

［96］Wang Y，Zhao X，Liu L，et al.Prevalence and outcomes of symptomatic intracranial large artery stenoses and occlusions in China：the Chinese Intracranial Atherosclerosis（CICAS）Study［J］.Stroke，2014，45（3）：663-669.

［97］Powers W J，Rabinstein A A，Ackerson T，et al.Guidelines for the Early Management of Patients With Acute Ischemic Stroke：2019 Update to the 2018 Guidelines for the Early Management of Acute Ischemic Stroke：A Guideline for Healthcare Professionals From the American Heart Association/American Stroke Association［J］.Stroke，2019，50（12）：e344-e418.

［98］Hua X，Liu M，Wu S.Definition，prediction，prevention and management of patients with severe ischemic stroke and large infarction［J］.Chin Med J（Engl），2023，136（24）：2912-2922.

［99］Kurland D B，Khaladj-Ghom A，Stokum J A，et al.Complications Associated with Decompressive Craniectomy：A Systematic Review［J］.Neurocrit

Care，2015，23（2）：292-304.

［100］中国研究型医院学会神经再生与修复专业委员会心脏重症脑保护学组，中国研究型医院学会神经再生与修复专业委员会神经重症护理与康复学组．亚低温脑保护中国专家共识［J］．中华危重病急救医学，2020（4）：385-391.

［101］中华医学会神经病学分会神经重症协作组．神经重症低温治疗中国专家共识［J］．中华神经科杂志，2015（6）：453-458.

［102］Jüttler E，Unterberg A，Woitzik J，et al.Hemicraniectomy in older patients with extensive middle-cerebral-artery stroke［J］.N Engl J Med，2014，370（12）：1091-1095.

［103］Vahedi K，Hofmeijer J，Juettler E，et al.Early decompressive surgery in malignant infarction of the middle cerebral artery：a pooled analysis of three randomised controlled trials［J］.Lancet Neurol，2007，6（3）：215-222.

［104］Su Y，Fan L，Zhang Y，et al.Improved Neurological Outcome With Mild Hypothermia in Surviving Patients With Massive Cerebral Hemispheric Infarction［J］.Stroke，2016，47（2）：457-463.

［105］中华医学会神经外科学分会，国家卫健委脑卒中筛查与防治工程委员会，海峡两岸医药卫生交流协会神经外科分会缺血性脑血管病学组．大面积脑梗死外科治疗指南［J］．中华医学杂志，2021（45）：3700-3711.

［106］Wu S，Wang Y，Yuan R，et al.Predicting the emergence of malignant brain oedema in acute ischaemic stroke：a prospective multicentre study with development and validation of predictive modelling［J］.EClinicalMedicine，2023，59：1019.

［107］Ong C J，Gluckstein J，Laurido-Soto O，et al.Enhanced Detection of Edema in Malignant Anterior Circulation Stroke（EDEMA）Score：A Risk Prediction Tool［J］.Stroke，2017，48（7）：1969-1972.

［108］Cheng Y，Wu S，Wang Y，et al.External Validation and Modification of the EDEMA Score for Predicting Malignant Brain Edema After Acute Ischemic Stroke［J］.Neurocrit Care，2020，32（1）：104-112.

［109］Zha A M，Sari M，Torbey M T.Recommendations for management of large hemispheric infarction［J］.Curr Opin Crit Care，2015，21（2）：91-8.

［110］Lin T K，Chen S M，Huang Y C，et al.The Outcome Predictors of

Malignant Large Infarction and the Functional Outcome of Survivors Following Decompressive Craniectomy［J］.World Neurosurg，2016，93：13.

［111］Davoli A，Motta C，Koch G，et al.Pretreatment predictors of malignant evolution in patients with ischemic stroke undergoing mechanical thrombectomy［J］.J Neurointerv Surg，2018，10（4）：340-344.

［112］康志明，梅斌.急性大血管闭塞性卒中机械取栓术后出血转化的研究进展［J］.中国卒中杂志，2024，19（1）：94-104.

［113］中国急性脑梗死后出血转化诊治共识2019［J］.中华神经科杂志，2019（4）：252-265.

［114］刘鸣.急性脑梗死后出血转化诊断与处理［J］.中华神经科杂志，2020（3）：213-216.

［115］杨逸昊，陆靖，童婧怡，等.急性缺血性脑卒中后自发性出血转化风险预测研究的进展［J］.中华神经医学杂志，2023（4）：414-417.

［116］中华医学会物理医学与康复学分会，岳寿伟，何成奇.物理医学与康复学指南与共识［M］.北京：人民卫生出版社，2019.

［117］张玉梅，贾杰，公维军.脑卒中诊治与康复理论新进展［M］.北京：科学技术文献出版社，2022.

［118］于兑生.偏瘫康复治疗技术图解［M］.北京：华夏出版社，2005.

［119］卡尔.脑卒中康复：优化运动技巧的练习与训练指南［M］.北京：北京大学医学出版社，2004.

［120］吉泽正道，李建军.康复治疗新Bobath治疗［M］.北京：人民军医出版社，2013.

［121］张先卓，吕萌，罗旭飞，等.脑卒中康复临床实践指南推荐意见研究［J］.中国康复理论与实践，2020，26（2）：170-180.

［122］周书娅，杨墅，郑天会.脑卒中患者早期康复活动的研究进展［J］.预防医学，2024，36（2）：127-130.

［123］巫嘉陵.脑卒中急性期康复治疗［J］.中国现代神经疾病杂志，2017，17（4）：241-244.

［124］刘莉，王宝兰.缺血性脑卒中后超早期康复探讨［J］.中国医刊，2022，57（5）：481-484.

［125］朱冉冉，王津翔，潘蓓，等.脑卒中中西医结合康复临床循证实践

指南［J］.上海中医药杂志，2024，58（6）：1-11.

［126］陈莉，赵美英，汪桂青.早期强化认知功能训练对脑卒中后认知功能障碍患者认知功能、血清 S100β 及 NSE 水平的影响［J］.黑龙江医学，2024，48（3）：332-335.

［127］许梦雅，谭琳琳，鲁评，等.前庭康复训练对脑卒中患者平衡功能及步行能力的影响［J］.中国实用神经疾病杂志，2024，27（6）：758-761.

［128］王昙如，樊蕊.早期心理干预对脑卒中后情感障碍的影响［J］.中外医学研究，2017，15（25）：75-77.

［129］张通.中国脑卒中康复治疗指南（2011 完全版）［J］.中国康复理论与实践，2012，18（4）：301-318.

［130］中国卒中学会血管性认知障碍分会，汪凯，董强，等.卒中后认知障碍管理专家共识 2021［J］.中国卒中杂志，2021，16（4）：376-389.

［131］肖卫红，吴碧玉.脑卒中后吞咽障碍的康复研究进展［J］.中国康复理论与实践，2017，23（7）：783-787.

［132］牛丽，李彦杰，秦合伟，等.脑卒中后吞咽障碍康复评估和治疗研究进展［J］.中国医药导报，2020，17（28）：48-51.

［133］李欣，胡鸢娇，全凤英.肺康复在脑卒中早期康复中的研究进展［J］.中国医药导报，2022，19（10）：46-50.

［134］孙文娟，李妍，段毅飞，等.脑卒中患者上肢功能恢复物理因子疗法的应用现状［J］.现代中西医结合杂志，2021，30（7）：782-787.

［135］陈思，陈汉波，廖秋霞，等.经颅直流电刺激联合上肢康复治疗对脑卒中偏瘫患者上肢功能影响的应用进展［J］.中国康复医学杂志，2021，36（10）：1302-1306.

［136］吴毅.重复经颅磁刺激在脑卒中康复中的临床应用与作用机制的研究进展［J］.中国康复医学杂志，2023，38（2）：147-150.

［137］王文威，潘翠环，陈艳，等.步态中枢模式发生器对脑卒中偏瘫患者步行能力的影响［J］.中国康复医学杂志，2011，26（6）：529-532.

［138］王斌，王静.减重步行训练在国内的应用进展［J］.中国康复医学杂志，2010，25（8）：815-818.

［139］严小青，李玉静，李怡璇，等.机器人辅助步态训练对脑卒中患者步行功能康复效果的范围综述［J］.医疗卫生装备，2024，45（7）：105-111.

［140］曹慧芳，李红玲，张玉淼，等.抗痉挛治疗仪在治疗脑卒中后上肢痉挛中的作用［J］.脑与神经疾病杂志，2016，24（5）：281-284.

［141］薛研，吴杰，唐洪俊，等.中医“治未病”服务的发展现状与问题探讨［J］.中医药管理杂志，2024，32（3）：179-181.

［142］赵维婷.中共中央、国务院印发《“健康中国2030”规划纲要》建设健康中国须充分发挥中医药独特优势［J］.中医药管理杂志，2016，24（21）：174.

［143］靳琦，王琦.中医“治未病”说略［J］.北京中医药大学学报，2007，（11）：725-728.

［144］张芳芳，金丽丽，陆佰汇.中医“治未病”理论下健康服务体系的构建［J］.中医药管理杂志，2021，29（4）：203-204.

［145］赵国敏.中医“治未病”理论与中风病防治探讨［J］.世界最新医学信息文摘，2019，19（27）：175-170.

［146］王欢.中医“治未病”理论在老年中风患者护理中的应用效果分析［J］.医药前沿，2017，7（18）：338-339.

［147］陈银燕.中医治未病理论在脑卒中健康教育的效果观察［J］.中国中医药现代远程教育，2014，12（13）：105-106.

［148］陈子睿，万沁清，王慧萍.“治未病”思想是防治缺血性卒中的精髓［J］.长春中医药大学学报，2012，28（2）：244-246.

［149］徐瑾.中医治未病理论指导下艾灸疗法对中风高危状态效果观察［J］.亚太传统医药，2017，13（9）：130-131.

［150］康存虎.脑中风预防应用中医治未病理论的临床应用分析［J］.中国保健营养，2017，27（5）：117-118.

［151］《中国脑卒中防治报告2019》概要［J］.中国脑血管病杂志，2020，17（5）：272-281.

［152］王陇德，彭斌，张鸿祺，等.《中国脑卒中防治报告2020》概要［J］.中国脑血管病杂志，2022，19（2）：136-144.

［153］王拥军，李子孝，谷鸿秋，等.中国卒中报告2020（中文版）（1）［J］.中国卒中杂志，2022，17（5）：433-447.

［154］Zhang H，Liu F，Lu X.Efficacy and safety of different oral anticoagulants for stroke prevention in older patients with atrial fibrillation：A network meta-analysis.［J］.Medicine，2024，103（42）：e39937.

［155］许蓬娟，章明星，高青，等.中西医结合预防中风的文献研究［J］.光明中医，2019，34（8）：1297-1302.

［156］陈福新.预防中风，调控情绪是关键［J］.中南药学（用药与健康），2017，（10）：52.

［157］田啸，薛振忠.常见日常急症处置——中风的处置与预防［J］.现代职业安全，2022，（11）：99.

［158］孔利敏，肖丽姣.脑血管病病人的二级预防对中风患者睡眠质量及复发率的影响［J］.黑龙江医药，2022，35（1）：225-227.